Diagnose Krebs

Barbara Leu

Diagnose Krebs

Existenzielle Fragen zwischen Leben und Tod. Ein Ratgeber

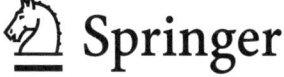

Barbara Leu
Zürich, Schweiz

ISBN 978-3-662-62845-4   ISBN 978-3-662-62846-1 (eBook)
https://doi.org/10.1007/978-3-662-62846-1

Die Deutsche Nationalbibliothek verzeichnet diese Publikation in der Deutschen Nationalbibliografie; detaillierte bibliografische Daten sind im Internet über http://dnb.d-nb.de abrufbar.

© Springer-Verlag GmbH Deutschland, ein Teil von Springer Nature 2021
Das Werk einschließlich aller seiner Teile ist urheberrechtlich geschützt. Jede Verwertung, die nicht ausdrücklich vom Urheberrechtsgesetz zugelassen ist, bedarf der vorherigen Zustimmung des Verlags. Das gilt insbesondere für Vervielfältigungen, Bearbeitungen, Übersetzungen, Mikroverfilmungen und die Einspeicherung und Verarbeitung in elektronischen Systemen.
Die Wiedergabe von allgemein beschreibenden Bezeichnungen, Marken, Unternehmensnamen etc. in diesem Werk bedeutet nicht, dass diese frei durch jedermann benutzt werden dürfen. Die Berechtigung zur Benutzung unterliegt, auch ohne gesonderten Hinweis hierzu, den Regeln des Markenrechts. Die Rechte des jeweiligen Zeicheninhabers sind zu beachten.
Der Verlag, die Autoren und die Herausgeber gehen davon aus, dass die Angaben und Informationen in diesem Werk zum Zeitpunkt der Veröffentlichung vollständig und korrekt sind. Weder der Verlag, noch die Autoren oder die Herausgeber übernehmen, ausdrücklich oder implizit, Gewähr für den Inhalt des Werkes, etwaige Fehler oder Äußerungen. Der Verlag bleibt im Hinblick auf geografische Zuordnungen und Gebietsbezeichnungen in veröffentlichten Karten und Institutionsadressen neutral.

Planung/Lektorat: Heiko Sawczuk
Springer ist ein Imprint der eingetragenen Gesellschaft Springer-Verlag GmbH, DE und ist ein Teil von Springer Nature.
Die Anschrift der Gesellschaft ist: Heidelberger Platz 3, 14197 Berlin, Germany

„Man muss ertragen lernen,

was man nicht vermeiden kann."
(Michel de Montaigne)

Das Buch ist meinen verstorbenen Eltern Adeline und Walter Leu-Behler gewidmet.

Beide haben mich in je unterschiedlicher Weise das Existenzielle im Leben erfahren lassen:

Meine Mutter in ihrer Sorge um ihre Eltern und vor allem meinen Großvater, der zehn Jahre unter den schlimmsten Bedingungen in stalinistischen Gefangenenlagern verbringen musste. In vielen gemeinsamen Stunden und Gesprächen hat mir meine Mutter das Gespür für Menschen und ihre Lebens-Bedingungen mitgegeben. Sie hat mir das Reden gelehrt.

Mein Vater, vor seinem biografischen Hintergrund als Waise und Pflegekind, der oft in seiner eigenen inneren Welt lebte, hat mich als Kind und als Beifahrerin auf seinen geliebten Lastwagentouren als Chauffeur seine Treue und Ruhe erfahren lassen. Er hat mir das Schweigen gelehrt.

Geleitwort

Vor Ihnen liegt kein gewöhnlicher Ratgeber zum Thema Krebs für Betroffene und Angehörige, sondern ein Buch, das darüber hinaus Antworten auf existenzielle Themen sucht und findet. Das ist nicht unwesentlich, da die Psychoonkologin oft mit schwer erkrankten Menschen spricht, die sich palliativmedizinisch in Grenzsituationen befinden.

Das Buch eignet sich auch hervorragend für interessierte Fachpersonen verschiedener Professionen, die sich mit Patienten in Palliativsituationen beschäftigen. Dazu gehören Pflegende genauso wie Seelsorgende, Therapeuten und Ärzte.

Seit 3 Jahren arbeitet Barbara Leu in einem Hospiz eng mit mir zusammen. Als ausgebildete Psychologin und Psychotherapeutin hat sie zusätzlich die Weiterbildung zur Psychoonkologin absolviert. Neben ihrer langjährigen Erfahrung durch ihre Tätigkeit im Spital und in der Praxis hat sie bewusst eine Stelle in einem Hospiz gesucht. Ich habe nach dem Lesen dieses Buches noch viel besser verstanden, warum der Ansatz der existenziellen Psychoonkologie so passend für die Arbeit in einer spezialisierten Palliativeinrichtung ist.

Die Autorin beschreibt sehr anschaulich mit Hilfe eindrücklicher Beispiele, in welchen Situationen sich Krebserkrankte und ihre Angehörigen befinden. Als Leser erhalte ich schnell einen Überblick mich interessierender Fragen, das Buch geht aber noch weiter: Es stellt Fragen zum Sinn im Leben und beschreibt die anerkennende und akzeptierende Möglichkeit der Haltung bezogen auf die Diagnose Krebs und wie ihr begegnet werden kann.

Das Buch besticht durch seine Klarheit, viele Fakten und den Bezug zur Philosophiegeschichte. Es zeigt auf, was Krebspatienten in Grenzsituationen beschäftigt – geradlinig, ehrlich, auch versöhnlich. Mich hat das Buch an vielen Stellen sehr berührt. Es ist nicht nur ein Buch für Betroffene und Angehörige mit der Diagnose Krebs – auch ein Buch für all die, die sich mit grundlegenden Fragen auseinandersetzen möchten und das Abschiednehmen bzw. Sterben in ihr alltägliches Leben mit einbeziehen wollen.

Dr. med. Susanne Hedbom
Leitende Ärztin, Kompetenzzentrum
für Palliative Pflege und Medizin der
Stiftung Zürcher Lighthouse, Schweiz

Inhaltsverzeichnis

1	**Einleitung**	1
2	**Vom Umgang mit existenziellen Themen**	7
2.1	Anerkennen der Begebenheiten, so, wie sie sind	9
2.2	Benennen der Begebenheiten	10
2.3	Akzeptieren, dass es so ist, wie es ist	10
2.4	Integration der Endlichkeit menschlichen Lebens	12
2.5	Ein Gespür dafür entwickeln, wie es mir mit der Situation geht	13
2.6	Eine Stellungnahme entwickeln und formulieren	13
2.7	Eine Haltung entwickeln, um handlungsfähig zu werden	14
2.8	Die Bedeutung der existenziellen Psychoonkologie	14
	Literatur	16

Teil I Betroffene Menschen

3 Nichts mehr ist so, wie es war! – Der Diagnose-Schock Krebs 19
   3.1 Das Leben ist aus der Bahn geraten 21
   3.2 Das Glück scheint für immer abhandengekommen zu sein 23
   3.3 Kann das Leben überhaupt noch weitergehen? 24
   Literatur 26

4 Vergänglichkeit – Abschiedlich leben 27
   4.1 „Hätte ich doch nur …!" – Das nicht gelebte Leben 29
   4.2 Was ich am meisten bereue 31
   4.3 Unerledigtes 32
      4.3.1 Unerledigtes Organisatorisches 33
      4.3.2 Unerledigtes Emotionales 34
   4.4 Mein eigenes, gelebtes Leben und das Leben, das hätte sein können 36
   4.5 Abschiedlich leben 37
   Literatur 40

5 Eine Krebserkrankung betrifft zutiefst die eigene Existenz 43
   5.1 Ein wenig Theorie vorab: Irvin D. Yalom und Jean-Paul Sartre 44
   5.2 „Muss ich jetzt sterben?" – Das Thema „Tod" 45
   5.3 Eine Krebserkrankung beschneidet die Freiheit – Das Thema „Freiheit" 45
   5.4 Eine Krebserkrankung isoliert – Das Thema „Isolation" 48

5.5	Sinn oder Sinnlosigkeit einer Krebserkrankung – Das Thema „Sinn" und „Sinnlosigkeit"	50
5.6	Ist eine Krebserkrankung reiner Zufall? – Das Thema „Zufall"	51
5.7	Trage ich selbst Schuld an meiner Krebserkrankung?	53
5.8	Wenn das Leben zuschlägt	55
5.9	Wenn erwachsene „Kinder" an Krebs erkranken	57
Literatur		59

6 Symptome einer Krebserkrankung — 61
- 6.1 Hauptsymptome — 62
- 6.2 Krankheitssymptome und Nebenwirkungen von Therapien — 63
- 6.3 Chronische Müdigkeit bei einer Krebserkrankung oder Cancer Related Fatigue (CRF) — 63
  - 6.3.1 Typische Anzeichen einer Cancer Related Fatigue — 67
  - 6.3.2 Was hilft bei einer Cancer Related Fatigue? — 69
- 6.4 Geschmacksveränderungen — 70
- 6.5 Appetitlosigkeit und Gewichtsverlust — 71
- 6.6 Schlafstörungen — 72
  - 6.6.1 Fragen zum Schlaf generell — 73
  - 6.6.2 Was kann man tun bei schlechtem Schlaf? — 74
- 6.7 Verändertes Körpergefühl — 76
- 6.8 Haarverlust — 76
- 6.9 Veränderungen an Haut und Nägeln — 77
- 6.10 Emotionale Instabilität und Dünnhäutigkeit — 78

6.11	Beeinträchtigung von inneren Organen und Knochen	79
6.12	Blutbildveränderungen	79
6.13	Anfälligkeit für Infektionen	80
6.14	Was tun gegen die Symptome? – Symptommanagement	80
6.15	Methoden gegen Krebs	81

7 Angst — 85

7.1	Was ist Angst überhaupt?	86
7.2	Das Dreigespann Krebs – Angst – Tod	87
7.3	Angst vor Kontrollverlust und Fremdbestimmung	90
7.4	Angst vor dem, was eintreten könnte (Progredienzangst)	94
7.5	Angst, dass der Krebs wieder kommt (Rezidivangst)	96
7.6	Angst vor körperlicher Beeinträchtigung	97
7.7	Angst vor sexueller Beeinträchtigung	98
7.8	Angst vor Überforderung	99
7.9	Angst vor Schmerzen und vor dem Ersticken	100
7.9.1	Palliative Sedierung	101
7.9.2	Beihilfe zum Suizid	102
7.10	Angst, dass die Partnerschaft durch die Krankheit gefährdet ist	104
7.11	Angst, dass Freundschaften zerbrechen	105
7.12	Angst vor den Reaktionen der anderen	105
7.13	Angst, anderen zur Last zu fallen	107
7.14	Angst, den Arbeitsplatz zu verlieren	108
7.15	Angst vor finanziellen Engpässen	109
7.16	Angst, als Mensch durch die Krankheit nicht mehr vollwertig zu sein	110
7.17	Angst am Lebensende	112

7.18		Angst vor dem Sterben	113
7.19		Angst vor dem Tod	115
7.20		Was tun gegen die Angst? – Was kann helfen?	118
	7.20.1	Anpassungsleistung	118
	7.20.2	Gegen den Krebs ankämpfen?	120
	7.20.3	Therapieren bis zuletzt?	121
	7.20.4	Akzeptanz-orientierte Unterstützung	124
	7.20.5	Bewahren von Stolz und Würde	127
	7.20.6	Was sonst noch helfen kann im Umgang mit der Angst	133
7.21		Mit der Angst leben	133
	7.21.1	Gibt es ein Leben ohne Angst?	134
	7.21.2	Die Angst befragen	134
	7.21.3	Was will uns die Angst sagen?	135
Literatur			138

8 Verlust — 141

8.1	Meine vier liebsten Dinge	142
8.2	Verlust von Autonomie und Freiheit	144
8.3	Verlust der Kontrolle über den eigenen Körper oder: „In Windeln gelegt"	145
8.4	Verlust von der Teilhabe an gesellschaftlichen Aktivitäten	146
8.5	Verlust von Fähigkeiten	146
8.6	Wenn große Verluste mit kleinen einhergehen	147
8.7	Der Eintritt ins Hospiz oder: Der letzte Umzug	148

9 Die Frage nach dem Sinn — 153
- 9.1 Was meint Sinn? — 153
  - 9.1.1 Sinn aus existenzieller Sicht — 154
  - 9.1.2 Sinn aus logotherapeutischer Sicht — 157
- 9.2 Die Frage nach dem Sinn – Was kann existenzielle Psychoonkologie leisten? — 160
- Literatur — 163

10 Betreuung am Lebensende — 165
- 10.1 Palliative Care — 166
- 10.2 Wie kann eine Betreuung am Lebensende aussehen? – Ein Einblick in den Hospizalltag — 168
- Literatur — 174

Teil II Angehörige

11 Schwankende Gefühle — 177
- 11.1 Widersprüchliche Gefühle — 178
- 11.2 Sollen Angehörige die Pflege ihres kranken Menschen übernehmen? — 181
- 11.3 Am Sterbebett bis zuletzt? — 184
- 11.4 Die Pflege von Angehörigen: Ein Hochseilakt, der auch schiefgehen kann — 186
  - 11.4.1 Überforderung — 187
  - 11.4.2 Spagat zwischen Leben und Tod — 188
  - 11.4.3 Wie lange halte ich das noch aus? — 189
- 11.5 Schuldgefühle — 191
- 11.6 Wo bleibt mein Leben? — 194
- Literatur — 198

12 Der Umgang mit Veränderungen   199
12.1 Veränderung des physischen Körpergefühls   200
12.2 Veränderung des Verhaltens des erkrankten Menschen   201
12.3 Veränderungen in den Lebensgewohnheiten   202
12.4 Veränderung der Essgewohnheiten   203
12.5 Veränderung der Tages- und Nachtstruktur   203
12.6 Veränderungen in Paar- und Familienbeziehungen   204
12.7 Veränderungen in der sexuellen Beziehung   206
12.8 Veränderungen im Berufsalltag   207
12.9 Veränderungen von Freund- und Bekanntschaften   208
12.10 Veränderungen bei den Angehörigen   210

13 Die Bedeutung der Kommunikation   213
13.1 Achtsamkeit in der Kommunikation   214
13.2 Grundregeln der Kommunikation   216
13.3 Kommunikation in Paar- und Familienbeziehungen   218
13.4 Möglichkeiten zur Förderung der Kommunikation zwischen dem Paar   220
Literatur   225

14 Abschied von den Eltern   227
14.1 Auf sich selbst zurückgeworfen sein   228
14.2 Konfrontation mit der eigenen Vergangenheit   230
14.3 Konfrontation mit der eigenen Sterblichkeit   231

14.4		Der Aspekt des Vermächtnisses	231
Literatur			234

15 Nach dem Tod eines angehörigen Menschen — 235
15.1		Überleben und Funktionieren	236
15.2		Die große Leere: Du bist allein!	237
	15.2.1	„Wenn ich nach Hause komme, ist alles so öde!"	238
	15.2.2	„Alles erinnert an meine verstorbene Partnerin!"	239
	15.2.3	„Ich habe das Bett immer noch nicht frisch bezogen!"	239
	15.2.4	„Ich kann die Kleider und Utensilien meines verstorbenen Partners nicht anfassen!"	240
	15.2.5	„Ich habe keine Kraft zum Räumen!"	240
15.3		Die Begegnung mit anderen Menschen	241

16 Trauern — 245
16.1		Definition von Trauer und Trauern	246
16.2		Modelle des Trauerns	247
	16.2.1	Phasenmodelle des Trauerns	248
	16.2.2	In Verbindung bleiben	250
	16.2.3	Facetten des Trauerns	252
16.3		Wie fühlt sich Trauern an?	255
16.4		Dem Trauern begegnen: „Was soll ich denn nur sagen?"	257
	16.4.1	Trauern wird genau beobachtet	258
	16.4.2	Trauern verlangsamt den Lebensprozess	259

16.5	Trauerreaktionen		259
	16.5.1	Trauerreaktionen – von ‹normal› bis ‹krankhaft›	260
	16.5.2	Wie lange darf Trauern dauern?	261
	16.5.3	‹Normales› Trauern	261
	16.5.4	Gar kein Trauern	261
	16.5.5	Erschwertes Trauern	261
	16.5.6	Trauern in Abgrenzung zu einem depressiven Leiden	263
	16.5.7	‹Aberkannte› Trauer	264
16.6	Trauern ist nicht planbar		267
16.7	Gefühle im Prozess des Trauerns		267
	16.7.1	Angst	268
	16.7.2	Gleichgültigkeit, Hoffnungslosigkeit und Ohnmacht	268
	16.7.3	Ärger und Wut	270
	16.7.4	Einsamkeit	270
16.8	Was kann bei Trauern helfen?		271
	16.8.1	Kreatives	271
	16.8.2	Gefühls-Tagebuch	272
	16.8.3	Freuden-Heft	275
	16.8.4	Gefühle aufschreiben	276
	16.8.5	Unterstützung durch Literatur	277
	16.8.6	Und die Zeit? – Vertrauen auf die Selbstheilungskräfte im Trauerprozess	277
	16.8.7	Erzählen, erzählen, erzählen …	280
	16.8.8	Treffs für Angehörige	281
Literatur			286

17 Leben mit dem Unabänderlichen 289
17.1 Unabänderliches in meinem Leben 290
17.2 Strategien des Umgangs mit dem Nicht-Veränderbaren 292
17.3 Die Aufgaben der Psychoonkologie 293
Literatur 296

18 Erinnern 297
18.1 Erinnern – Was heißt das eigentlich? 298
18.2 Wiederholtes Erinnern und Erzählen stehen im Dienste des Trauerns 300
Literatur 303

19 Faktoren für ein positives Unterstützungssystem 305
19.1 Lebenseinstellung 306
19.2 Bisherige (leidvolle) Erfahrungen 307
19.3 Bisheriger Umgang mit Krisen 308
19.4 Bisherige Erfahrungen von Halt und Schutz 308
19.5 Trost – Unterstützung durch das soziale Umfeld 309
19.6 Bisherige Erfahrungen mit externen Unterstützungssystemen 311
19.7 „Wer ein Warum zum Leben hat, erträgt fast jedes Wie." 312

20 Brauche ich externe Hilfe? 317
20.1 Missverständnisse, die es aufzuklären gilt 318
20.2 Unterstützung durch Nachbarinnen und Kollegen 319
20.3 Wenn man psychologische Unterstützung braucht 320

21 Zum Schluss: Der Alltag einer Psychoonkologin   325
Literatur   333

Erkunden Sie das vorliegende Buch mittels Fragen

Frage/Äußerung	Wo finde ich das im Buch?
Grundsatzfragen	
Warum gerade ich?	Abschn. 5.7
Wer bin ich überhaupt?	Kap. 2; Abschn. 7.16
Wer bin ich mit meiner Krankheit?	Kap. 8
Wie kann ich das große Leid, das mir/uns widerfahren ist, verkraften?	Abschn. 2.3; Kap. 3 und 5
Wie kann ich mit dem umgehen, was mir das Leben Schreckliches zugetragen hat?	Kap. 2 und 17
Wofür werde ich bestraft? Habe ich jemandem etwas zuleide getan?	Abschn. 5.8
Aber ich bin doch gerade erst 55-jährig geworden! Was soll das?	Kap. 9
Trage ich am Ende noch selbst Schuld?	Abschn. 5.7
Mein Partner kocht mir jeden Tag zum Mittagessen mein Lieblingsgericht. Doch kaum stellt er es vor mir auf den Tisch, geht mir der Hunger aus und ich kann keinen Bissen runterbringen. Wir verstehen das nicht. Warum ist das so?	Abschn. 6.4 und 6.5

Frage/Äußerung	Wo finde ich das im Buch?
Mein Leben ist nur noch ein einziges Chaos! Warum ist das so gekommen?	Kap. 3
Wenn mir bloß jemand sagen könnte, welchen Sinn dieser Krebs hat? Ist das nicht völlig absurd?	Kap. 5; Abschn. 5.5
Alles ist nun anders …	
Durch die Erkrankung hat es mir den Boden unter den Füssen weggezogen. Kann ich ihn je wieder spüren?	Abschn. 3.1
Wohin ist die Sicherheit gegangen, die ich noch gespürt habe?	Abschn. 3.1
Ich finde mich in meinem Leben nicht mehr zurecht. Was soll das Ganze?	Abschn. 3.1
Was bringt die Zukunft?	
Ich sehe die Zukunft nur noch schwarz. Gibt es irgendwo einen Lichtstrahl?	Abschn. 3.2
Ich habe die Hoffnung verloren, dass mein Leben irgendwie weitergeht. Wie könnte es auch weitergehen?	Abschn. 3.3
Wie geht mein Leben nach der Krebsdiagnose weiter?	Abschn. 3.3
Werde ich je mal wieder Freude haben können?	Abschn. 3.2
Werde ich je mal wieder ein ‹normales› Leben führen können?	Abschn. 3.2
Wie können wir unser Leben weiterführen?	Abschn. 3.3
Was wird aus meiner Partnerin/meinem Partner?	Abschn. 7.4
Was wird aus meinen Kindern?	Abschn. 7.4
Wie wird alles noch enden?	Abschn. 7.4
Wie kann ich noch nützlich sein?	Kap. 8
Ich frage mich manchmal schon, was das alles noch soll. Macht das alles überhaupt noch Sinn?	Kap. 9
Soll/Will ich überhaupt noch weiterleben?	Kap. 9

Erkunden Sie das vorliegende Buch mittels Fragen XXV

Frage/Äußerung	Wo finde ich das im Buch?
Rund um die Krebserkrankung …	
Ich fühle mich wie erstarrt nach meiner Krebsdiagnose. Kann ich mich je wieder lebendig fühlen?	Kap. 3
Ich bin sehr verunsichert, wie sich meine Krebserkrankung auswirkt. Was erwartet mich im weiteren Verlauf?	Abschn. 7.4
Wer nimmt mich überhaupt noch ernst in diesem Zustand?	Abschn. 7.16
Findet mich mein Mann/meine Frau noch attraktiv ohne Haare?	Abschn. 6.8
Ich habe durch die Chemotherapie all mein langes, dichtes Haar (das für mich sehr wichtig war) verloren. Ich kann mich kaum mehr im Spiegel ansehen. Wie finde ich da wieder raus?	Abschn. 6.8
Was passiert mit unserer Sexualität angesichts meiner Erkrankung?	Abschn. 7.7
Kann ich je wieder arbeiten gehen?	Abschn. 7.14
Wie sieht meine und unsere finanzielle Situation aus, wenn ich allenfalls nur noch reduziert zur Arbeit gehen kann oder gar nicht mehr?	Abschn. 7.15
Wo kann ich hin, wenn man mich zu Hause nicht mehr pflegen kann?	Kap. 10
Werde ich unter unerträglichen Schmerzen leiden müssen?	Abschn. 7.9
Werde ich ersticken müssen?	Abschn. 7.9
Ich stehe am Anfang meiner Chemotherapie. Mit welchen Nebenwirkungen muss ich rechnen?	Abschn. 6.2
Durch meine Krankheit fühle ich mich in allem eingeschränkt und nur noch von anderen bestimmt. Wo ist meine Freiheit geblieben?	Abschn. 5.3
Ich fühle mich der ganzen medizinischen Maschinerie total ausgeliefert! Wie kann ich meine Autonomie wieder erlangen?	Abschn. 5.3

XXVI Erkunden Sie das vorliegende Buch mittels Fragen

Frage/Äußerung	Wo finde ich das im Buch?
Jetzt habe ich innerhalb von drei Wochen sechs Kilogramm abgenommen. Wohin führt das noch?	Abschn. 6.5
Ich schlafe kaum mehr – was kann ich tun?	Abschn. 6.6
Wir konnten immer so gut miteinander reden – über alles. Aber seit mein Partner an Krebs erkrankt ist, geht das nicht mehr. Er braust so schnell auf und kritisiert mich und mein Handeln ständig. Was soll ich tun?	Abschn. 12.2 und 12.3
Ich betreue meinen kranken Partner seit bald zwei Jahren; die Kräfte verlassen mich zusehends. Halte ich das noch lange aus?	Abschn. 11.4.3
Ich habe meinem Partner versprochen, dass ich ihn möglichst bis zum Schluss begleite und externe Pflege zu Hilfe hole. Nun habe ich plötzlich eine solche Wut auf meinen Mann. Ich schäme mich selbst vor mir. Was soll das heißen?	Abschn. 11.1 und 11.4
Alles dreht sich nur noch um die Krankheit unseres Vaters: Wo ist unser Leben geblieben?	Abschn. 11.6
Ängste …	
Seit ich an Krebs erkrankt bin, habe ich nur noch Angst: Angst, dass ich wieder erkranke, Angst, was mir die Zukunft bringt. Angst – warum?	Kap. 7; Abschn. 7.4 und 7.5
Ich habe Angst vor dem Tod, aber noch viel mehr vor dem Sterben! Ist Sterben schwierig?	Abschn. 7.18 und 7.19
Soziales Umfeld …	
Wer wird noch zu mir stehen?	Abschn. 7.11 und 7.12
Werden sich meine Freundinnen und Kollegen von mir abwenden?	Abschn. 7.11 und 7.12
Falle ich andern zu Last?	Abschn. 7.13

Erkunden Sie das vorliegende Buch mittels Fragen

Frage/Äußerung	Wo finde ich das im Buch?
Sterben und Tod ...	
Wie wird wohl mein Sterben sein?	Abschn. 7.18; Kap. 10
Seit meiner Krebserkrankung drehen sich meine Gedanken ständig um das Thema Tod. Warum ist das so?	Abschn. 5.2
Trauern ...	
Nach dem Tod meiner Partnerin weiß ich nicht mehr aus noch ein. Was soll ich tun?	Kap. 15
Jetzt, wo meine Frau tot ist, denke ich manchmal, ich hätte sie lieber nicht kennen gelernt, dann müsste ich jetzt auch nicht so traurig sein. Kann das Leben so grausam sein?	Kap. 2 und 16
Nach dem Tod meines Freundes besteht mein Leben nur noch aus Leiden. Warum schlägt das Leben so hart zu?	Kap. 2 und 15
Seit dem Tod meiner Freundin ist alles nur noch leer, obwohl jeder Gegenstand an sie erinnert. Was kann Ich tun?	Abschn. 15.2
Seit dem Tod meines Partners habe ich alles so belassen, wie es war. Ich konnte noch nicht mal seine Kleider anrühren. Ist das noch normal?	Abschn. 15.2.4 und 15.2.5
Jeden Abend spreche ich mit meinem verstorbenen Mann. Manchmal denke ich, ich spinne. Aber das tu ich doch nicht?	Kap. 15
Gestern, beim Spazieren, habe ich plötzlich wie die Umrisse meiner verstorbenen Frau vor mir gesehen. Das darf ich niemandem sagen, sonst denken die, ich hätte einen an der Waffel. Leide ich an einer psychischen Erkrankung?	Kap. 18
Ich habe nun beide Eltern verloren. Ich hätte nie gedacht, dass sich das so leer anfühlt. Ich fühle mich auch so verloren. Ist das noch normal, als erwachsene Person?	Kap. 14; Abschn. 14.1

XVIII Erkunden Sie das vorliegende Buch mittels Fragen

Frage/Äußerung	Wo finde ich das im Buch?
Seit gut einem Jahr ist meine Frau nun verstorben und mir geht es immer noch so schlecht wie kurz nach ihrem Tod. Was soll ich machen?	Abschn. 16.5
Seit dem Tod meiner Partnerin denke ich nur noch an sie. Ich mag überhaupt nicht mehr, komme morgens nicht aus dem Bett, kann auch nicht mehr arbeiten. Muss ich da zur Ärztin?	Abschn. 16.5 und 16.5.6; Kap. 20
Ich möchte so sehr um meinen Mann trauern, aber es geht einfach nicht. Immer wieder kommen all die Verletzungen hoch, die ich während unserer Ehe erfahren musste. Ist das normal?	Abschn. 11.1
Ich habe so viele schöne Erinnerungen an uns beide. Aber jedes Mal, wenn ich daran denke, werde ich traurig. Warum kann ich die Erinnerungen nicht einfach schön sein lassen und glücklich sein?	Kap. 18
Bereuen …	
Ich bereue so viel, was ich in meinem Leben endgültig verpasst habe. Kann ich noch etwas nachholen?	Abschn. 4.1 und 4.2
Mich bedrücken so viele Dinge, die ich noch hätte erledigen müssen – ist es jetzt zu spät?	Abschn. 4.3
Wenn ich mein Leben vor meinen Augen Revue passieren lasse, werde ich traurig – ich hätte noch so viele Träume gehabt. Was soll ich angesichts meiner Situation tun?	Abschn. 4.4

1

Einleitung

Krebs zählt neben Herz-Kreislauf-Erkrankungen zu den häufigsten Todesursachen. In reicheren Ländern gibt es jedoch doppelt so viele Krebstote als Todesfälle durch Herz-Kreislauf-Erkrankungen – dies im Gegensatz zu ärmeren Ländern (link.springer.com; Zugriff 17.09.2020). Weltweit steht an erster Stelle Lungenkrebs, gefolgt von Darm- und Magenkrebs (de.statista.com; Zugriff 17.09.2020).

Die Diagnose Krebs und deren Therapie stellen aufseiten der Patientinnen und Patienten nicht nur eine physische, sondern auch eine große psychische Belastung dar, die Krankheitswert erhalten kann, wie

- Depressionen
- Angststörungen
- Verlust des Lebenssinns
- Verlust des Würdegefühls
- Vorhandensein suizidaler Gedanken

© Springer-Verlag GmbH Deutschland, ein Teil von Springer Nature 2021
B. Leu, *Diagnose Krebs*,
https://doi.org/10.1007/978-3-662-62846-1_1

Auch aufseiten der Angehörigen sind die Belastung und der Stress im Umgang mit dem erkrankten Menschen groß: Auch bei ihnen können sich Ängstlichkeit, Traurigkeit und depressive Verstimmung zeigen.

> **Krebs**
>
> Der Begriff „Krebs" stammt aus dem Altgriechischen, wo mit „karkinos" sowohl das Tier Krebs als auch die Krankheit benannt wurden (Krebs [Medizin]) – Wikipedia; Zugriff 02.01.2020).
> SWR Wissen (Zugriff 02.01.2020) berichtet, dass bereits Hippokrates (geb. um 460 v. Chr.) gewisse Geschwulste als Krebs bezeichnete, weil sie Ähnlichkeiten mit Krebsbeinen haben, von der Art, wie sie sich ausbreiten, aber auch von ihrer Härte her (dies sei aber wissenschaftlich nicht gesichert).

Wird einem Menschen die Diagnose „Krebs" überbracht, gleicht das oft einem Schock. So wird dann häufig auch vom „Diagnose-Schock Krebs" gesprochen (wie das gleichnamige Buch von Künzler, Mamié und Schürer heißt).

Ein Herzpatient äußerte dies so, dass Krebs eben „keinen guten Ruf" habe. Er hat offenbar seine Herzkrankheit, an der er kurze Zeit später gestorben ist, nie als so gravierend angesehen, als wenn er an Krebs erkrankt wäre.

Aber worin besteht denn der ‹schlechte Ruf› von Krebs?

Mögliche Erklärungen könnten sein: Eine Krebserkrankung beinhaltet ein Höchstmaß an Unsicherheit. Niemand kann den Verlauf eindeutig vorhersagen (auch wenn im Internet derartige Statistiken zu finden sind; doch es sind eben Statistiken, die den individuellen Fall nicht beschreiben). Niemand weiß, ob die angewendeten Therapien ihren Erfolg zeitigen. Zudem ist Krebs meist nicht sichtbar. Damit einher geht das ungemütliche

Gefühl, dass der Krebs im Körper ohne Kontrollmöglichkeiten des erkrankten Menschen weiter wüten kann. Dadurch geht oft auch das Vertrauen in den eigenen Körper verloren, denn er macht, was er will, ohne uns zu fragen. Da zudem niemand weiß, ob die Krankheit nicht auch tödlich enden kann, ist Krebs – wie wohl keine andere Krankheit – mit der Angst vor dem Tod verbunden. Und die Angst vor dem Tod ist die urmenschlichste und stärkste Angst überhaupt, obwohl heute der Tod in Filmen, Serien, Medien allgegenwärtig ist. Im gelebten Alltag möchten wir ihn von uns fernhalten – so lange es geht respektive bis es nicht mehr geht.

Existenzielle Fragestellungen
Die Angst vor dem Sterben und dem Tod gehört zu den existenziellsten Themen überhaupt. Existenzielle Fragestellungen zeigen sich im Leben eines Menschen meist dann, wenn etwas aus dem gewohnten Rhythmus gerät, wenn die Alltagsroutine unterbrochen wird, wenn das bis anhin unter Kontrolle Geglaubte plötzlich nicht mehr steuerbar erscheint. Wie dies alles für eine Krebserkrankung zutrifft.

Es gibt selbstverständlich auch andere Lebensereignisse, die uns Menschen an solche tiefgründige Fragestellungen herankommen lassen.

Mit den vielfältigen, existenziellen Fragen, die uns im tiefsten Menschsein berühren, haben sich an Krebs erkrankte Menschen, aber auch ihre An- und Zugehörigen, zu befassen. Auch ich bin in meiner Funktion als Psychoonkologische Psychotherapeutin zuerst in einem Schweizer Akutkrankenhaus, nun auf einer Palliativstation in einem Krankenhaus und in einem Hospiz in vielfältiger Weise damit konfrontiert. Auch mich beschäftigen diese Fragestellungen: Denn auch wir, die sogenannten „Professionellen", haben unsere Tiefs, wissen manchmal auch nicht mehr weiter, fragen nach dem Sinn des Ganzen.

Wenn ich ab und an gefragt werde, was meine Tätigkeit sei, und ich meine beiden Hauptarbeitsstellen erwähne, kommt vielfach die Frage: „Wie schaffst du das nur?" Und gleich die Bemerkung dazu: „Das ist ja so schwierig und zieht dich doch sicher permanent psychisch runter." Ja, es ist nicht einfach und es macht oft auch traurig, wenn ich einen krebskranken Menschen bis fast zu seinem Tod betreue, wenn ich von einer mir lieb gewordenen Patientin oder einem Patienten Abschied nehmen muss, wenn ich im Hospiz dann am Totenbett nochmals zum letzten Mal Abschied nehmen darf (die toten Menschen werden da noch eine Weile in ihrem Zimmer schön gebettet gelassen, so dass die Familie, Angehörige, Zugehörige, aber auch die Pflegenden von ihnen Abschied nehmen dürfen). Dann, in diesen sehr intimen Momenten, kommen oft auch Tränen auf und ich sage jeweils: „So, nun hast du es geschafft! – Ich danke dir dafür, dass ich dich kennen lernen durfte."

Es gibt tatsächlich Momente, da zieht es mich in die Tiefe, einfach, weil das Leben manchmal so grausam sein kann, auch wenn die krebskranke Person vielleicht geheilt werden kann.

Mein Beruf, den ich mir auf Umwegen nach vielen Jahren erarbeitet habe, erfüllt mich zutiefst und macht mich innerlich sehr glücklich. Unsere Aufgabe als Unterstützende besteht darin, da zu sein, nicht wegzugehen, nicht aus dem Boot quasi auszusteigen und den Menschen allein zu lassen. Es geht letztlich darum, angesichts noch so schwieriger Themen Stand zu halten und sich selbst davor nicht zu fürchten.

1 Einleitung

Krebs-Ratgeber gibt es viele und sehr unterschiedliche. Dieser Ratgeber soll nicht einer mehr sein. Er hat wohl die Krebserkrankung und ihre Auswirkungen auf Betroffene und ihre Angehörigen im Zentrum. Die Perspektive liegt jedoch immer auf den daraus resultierenden existenziellen Thematiken und Fragestellungen.

Das Buch behandelt Krebserkrankungen von erwachsenen Menschen und ihren An- und Zugehörigen aus ‹westlicher Sicht›. Die Namen der in den Beispielen aufgeführten Personen sind alle fiktiv, die darin enthaltenen Angaben anonymisiert.

Das Buch ist in der Rohfassung größtenteils auf Bahnfahrten in den Westen der Schweiz entstanden.

> **Lese Tipp**
>
> Der vorliegende Ratgeber kann auf unterschiedliche Art gelesen werden. Dafür gibt es zum einen zwei verschiedene Einstiegsmöglichkeiten:
>
> - Die Möglichkeit, aufgrund Ihrer Fragen zum Thema Krebs die Kapitel durchzugehen.
> - Die Möglichkeit, aufgrund einzelner für Sie interessanter Themen in die Lektüre einzusteigen. Dafür ist das sehr detaillierte Inhaltsverzeichnis gedacht.
>
> Zum andern lässt sich der Ratgeber entweder kapitelweise aufbauend lesen oder gezielt auf einzelne Themen bezogen. So ist es durchaus möglich, dass Sie nur einzelne Kapitel lesen; das Buch setzt keine Vorkenntnisse voraus.

2

Vom Umgang mit existenziellen Themen

Was Sie in diesem Kapitel erwartet

Eine existenzielle Haltung dem Leben gegenüber beinhaltet das Sich-konkrete-Einlassen auf den Menschen in all seinen Begebenheiten, seiner Freiheit und Verantwortung, aber auch in seinen Begrenzungen. Das heißt, es bedeutet das Sich-Einlassen auf den Menschen in seiner Existenz.

Eine Haltung im Umgang mit existenziellen Themen beinhaltet folgende Aspekte:

- Das Anerkennen, Benennen und letztlich Akzeptieren der menschlichen Situation, der sogenannten „condition humaine" mit all ihren Freuden, Glücksmomenten, aber auch ihrem Zufälligen, Risikohaften, ihren Unsicherheiten. Kurz: Sie beinhaltet die Begegnung mit dem menschlichen Leben in all seinen Facetten zwischen Geburt und Tod.
- Damit einher geht auch, ein Gespür dafür zu entwickeln, wie es mir als Mensch in und mit diesen Begebenheiten und Begrenzungen geht, was ich damit

> anfange, und wie ich mich angesichts der menschlichen Situation verhalte.
> - Die existenzielle Haltung ist zudem eine Haltung des Nicht-Wissens und der Demut vor dem So-Sein des Lebens, wie es eben ist.

Existenzielle Themen ergeben sich aus den Begebenheiten des menschlichen Lebens. Es sind die Umstände, die Rahmenbedingungen und alle damit verbundenen Aspekte, in denen der Mensch steht, die für Menschen mit einer existenziellen Grundhaltung von Interesse sind. Es geht um den Menschen als Ganzes, ganz konkret: Um sein Da-Sein, seine Freuden, sein Leiden, sein Ausgesetzt-Sein, seine Verletzlichkeit. So gehören zu den existenziellen Themen, den sogenannten „letzten Dingen": Ängste, Unsicherheiten, Scham, Schuld, Trauer, Einsamkeit, die Frage nach dem Sinn, aber auch die Verantwortung für das eigene Leben.

Vor diesem Hintergrund geht es um die Frage, wie der Mensch ‹trotzdem› bestehen kann, wie er ‹trotzdem› sein Leben leben kann. Denn die meisten Menschen sehnen sich nach Sicherheit, Geborgenheit, Dauerhaftigkeit. Plötzlich werden sie mit einem schweren Schicksal oder einer Situation konfrontiert, was alle Sicherheiten und Strukturen versagen lässt. Man hat das Gefühl, ins Bodenlose zu versinken.

Für den Umgang mit existenziellen Themen erachte ich fünf Hauptaspekte als zentral:

1. Anerkennen der Begebenheiten, so, wie sie sind;
2. Benennen der Begebenheiten;
3. Akzeptieren („radikaler Realitätsbezug"), dass es so ist, wie es ist;
4. Integration der Endlichkeit menschlichen Lebens;

5. ein Gespür dafür entwickeln, wie es mir mit der Situation geht;
6. eine Stellungnahme entwickeln und formulieren;
7. eine Haltung entwickeln, um handlungsfähig zu werden.

2.1 Anerkennen der Begebenheiten, so, wie sie sind

Eine existenzielle Haltung anerkennt die Situation eines Menschen, in der er sich gerade befindet: etwa seine berufliche (schwierige) Situation mit der Vorgesetzten, seine familiäre Situation mit dem herausfordernden Umgang mit dem pubertierenden Sohn, finanzielle Schwierigkeiten, Stress allgemein, Zukunftsängste und anderes. Es gilt, die Begebenheiten und Situationen des Lebens, so wie sie eben sind, als unveränderbare Tatsachen anzuerkennen. Wir werden hier mit Fragen konfrontiert, die oft nicht lösbar sind. Eine existenzielle Haltung zeichnet sich dadurch aus, dass man sich allen menschlichen Belangen und Fragen des Lebens zu stellen hat. Hier gibt es einen wichtigen Unterschied zu der sogenannten lösungsorientierten Haltung, die sehr gut anwendbar ist, wo es um Probleme oder Problemstellungen geht, die „lösbar" sind. **Existenzielle Begebenheiten und Tatsachen** sind von **Grund auf nicht lösbar**. Das ist ihr besonderes Kennzeichen.

James Blunt singt in seinem berührenden Lied *You're Beautiful* in einer Schlusszeile: „It's time to face the truth: I will never be with you."

Genau darum geht es beim Anerkennen der Begebenheiten, so wie sie sind: den Tatsachen ins Gesicht zu schauen.

> Existenzielle Begebenheiten und Tatsachen sind von Grund auf nicht lösbar.

2.2 Benennen der Begebenheiten

Es geht aber nicht nur darum, den Tatsachen ins Gesicht zu schauen, sondern sie zusätzlich zu benennen: James Blunt kommt in seinem Song zur Erkenntnis, dass er mit der geliebten Person nie zusammen sein würde – und er benennt diese traurige Situation.

In der Onkologie ist es leider oft die Erkenntnis, dass ich Krebs habe. Da gibt es kein Herumdrucksen und nichts. Es ist der Diagnose-Schock, der benannt sein will. Es geht darum, die Zufälligkeiten, Absurditäten und Paradoxien des Lebens zu benennen. Es ist auch die Einsicht darüber, dass Leiden unwiderruflich zum menschlichen Leben gehört.

> Leiden gehört unwiderruflich zum menschlichen Leben.

2.3 Akzeptieren, dass es so ist, wie es ist

Alexander Noyon, ein deutscher Hochschulprofessor und Autor, hat für das Akzeptieren der Begebenheiten, so wie sie sind, den Begriff des **radikalen Realitätsbezugs** geprägt. Dieser Begriff ist für mich sehr stimmig und drückt das aus, worum es geht: Es geht darum, sich den blanken Gegebenheiten zu stellen, ohne Vermeidung, ohne Schlupfloch. Da kann man bis in die Knochen erschüttert sein, ohne Boden und Halt. Das ist überhaupt

2 Vom Umgang mit existenziellen Themen

nicht angenhm und höchst herausfordernd und stellt uns vor viele offene Fragen und Unsicherheiten. Leiden gehört zum Menschen und ist nicht zu vermeiden!

Ich habe dazu – einmal mehr von einem Sänger – einen Textauszug gefunden, der dies sehr schön ausdrückt:

Die Zeilen stammen aus dem Lied *Hey* von Andreas Bourani:

„Wenn das Leben grad zu allem schweigt
Dir noch eine Antwort schuldig bleibt
Dir nichts anderes zuzurufen scheint als nein (…)"

Es gibt Situationen, die einen einfach sprach-los machen. Häufig sind es Schicksale mit fulminant ausbrechendem Krebs in einer Geschwindigkeit, der medizinisch und psychisch nicht nachzukommen ist. Was gibt es hier zu sagen – auch angesichts der sprachlosen An- und Zugehörigen am Bett?

> **Melanie**
> Ich denke da an eine mir lieb gewordene Patientin, an deren Bett ich oft gesessen habe – schweigend. Sie spürte in ihrem dösenden Zustand, dass ich da bin. Sie mochte es, wenn ich ihre Hand oder ihren Arm gehalten habe. Für ein Gespräch wäre sie zu schwach gewesen. Hätte ich da, weil ich Psychotherapeutin bin, einfach gehen sollen, da ich keinen expliziten Auftrag für ein Gespräch von ihr hatte?

> Es geht darum, sich mit den kleineren und größeren Zumutungen des Lebens zu arrangieren und einen Umgang damit zu finden.

2.4 Integration der Endlichkeit menschlichen Lebens

In unserer westlichen Gesellschaft ist die Einsicht in die Endlichkeit menschlichen Lebens für viele Menschen unerträglich. Oft habe ich das Gefühl, dass wir in all unseren Aktivitäten und Über-Aktivitäten so tun, als ob wir unsterblich wären. Wohl ein Schutzmechanismus unserer Psyche. Sie lässt uns allerlei Maßnahmen ergreifen, damit wir die Angst vor dem Tod nicht zu nahe an uns heranlassen müssen. Der US-amerikanische Psychiater, Psychoanalytiker und berühmte Autor Irvin D. Yalom (*1931) sieht die Angst vor dem Tod gar als die bedeutendste all unserer Ängste (wir kommen darauf noch zu sprechen).

Für das **menschliche Dasein** ist es bezeichnend, dass es **endlich** ist. Vergänglichkeit und Endlichkeit bleiben ein Faktum oder mit anderen Worten: Wir alle werden sterben. Die einen schieben diese Tatsache gleich weg und verdrängen sie bis zum Tod, der dann aber trotzdem eintritt. Die anderen führen ein Leben, das das Sterben schon immer in sich trägt. Diese Menschen leben sozusagen **abschiedlich**, indem sie akzeptieren, dass der Tod unmittelbar zum Leben gehört und umgekehrt. Sie setzen sich mit dem Entsetzen und Erschrecken angesichts dieser Todes-Tatsache auseinander. Und trotzdem muss es auch in dieser letzteren Art zu leben kein Jammerleben oder ein Leben voll Kummer und Schmerz sein. Vielmehr: Können wir als Menschen den Tod in unser Leben hineinlassen, lebt es sich ruhiger und gelassener, wie meine Erfahrung zeigt. Können wir den Tod als das Ende eines Lebens zulassen und ihn nicht als Niederlage abtun, bekommt das Leben mehr Inhalt, es wird lebenswert. Der österreichische Mediziner, Psychotherapeut, Lehrtherapeut und Autor Alfried Längle (*1951) formuliert dies so:

„Beginnen wir end-lich zu leben, damit wir endlich leben können."

Dies ist jedoch nicht immer einfach zu bewerkstelligen, tauchen doch immer wieder Ängste auf, was völlig normal ist.

> Die Endlichkeit in unser Leben zu integrieren, ist ein lebenslanger Prozess.

2.5 Ein Gespür dafür entwickeln, wie es mir mit der Situation geht

Dieser radikale Realitätsbezug ist nicht leicht zu ertragen. Vieles bleibt offen, ungelöst. Der Realität ins Gesicht schauen, ist kein lustvoller Anblick. Und genau dies gilt es zu spüren. Zu schauen, wie es mir damit geht, was es in mir auslöst, welche Gefühle aufkommen darüber: Ist es Wut, Trotz, Trauer, Ohnmacht? Ist es Freude? Stolz?

> Erst wenn ich weiß, was eine Begebenheit in mir auslöst, was ich empfinde und wie ich emotional dazu eingestellt bin, kann ich eine Haltung dazu entwickeln.

2.6 Eine Stellungnahme entwickeln und formulieren

Fragen können hier Folgende sein: Wie stelle ich mich zu dieser Situation? Was ist meine Meinung dazu? Was halte ich davon? Erst wenn ich dies für mich geklärt habe, kann ich auch eine Haltung dazu entwickeln, die dann in eine Handlung und Umsetzung führen kann.

2.7 Eine Haltung entwickeln, um handlungsfähig zu werden

Oft geht es schlicht um das Ertragen der Begebenheiten. Vielleicht kann aber noch einmal in kleinen Schritten ein Teil des Lebens – nun halt anders – gestaltet werden? Ich kann mich zu meinem Schicksal so oder so verhalten: hadernd oder annehmend. Dies liegt in meinen Händen. Es ist aber ein Suchprozess mit unsicherem Ausgang.

Die radikale Ausprägung der existenziellen Haltung (wie sie etwa Jean-Paul Sartre vertreten hat, auf den wir noch zu sprechen kommen) geht davon aus, dass sich der Mensch zu jeder ihm auferlegten Situation verhalten kann und muss, dass er sich in voller Freiheit und Verantwortung entscheiden muss, wie er mit dieser Situation umgeht und sich dann entsprechend verhält.

Sieht man dies etwas weniger radikal, so kann es durchaus auch sein, dass man zuerst einmal gar nichts weiß, keine Haltung zur Situation entwickeln kann, daher auch handlungsunfähig ist, bis sich nach einer gewissen Zeit Möglichkeiten abzeichnen, handlungsfähig zu werden.

2.8 Die Bedeutung der existenziellen Psychoonkologie

Nimmt man als Therapeutin oder Therapeut eine existenzielle Perspektive ein, so arbeitet man nicht nach einer bestimmten Methode. Es gibt dafür kein Manual oder bestimmte vorgeschriebene Abläufe.

> Die Begegnung zwischen der Therapeutin und dem Patienten ist auf Augenhöhe, offen, denn jeder Moment ist anders.

2 Vom Umgang mit existenziellen Themen

Trete ich beispielsweise im Hospiz meinen Dienst an, so weiß ich nie, was mich erwartet: Wer ist in der Zwischenzeit verstorben? Wie geht es der Bewohnerin soundso aus Zimmer xy? Will sie überhaupt ein Gespräch mit mir? Wie ist sie gestimmt? Oder ist sie tief am Schlafen und ich wecke sie erst gar nicht?

Besonders hier erkennt und lernt man, wie zufällig das Leben sein kann, wie es kaum zu planen ist.

> Die Situationen und das Gestimmtsein von schwer kranken Menschen sind nicht planbar.

Hier lernt man auch ganz konkret, was es heißt, dass der Mensch frei ist in seinen Entscheidungen.

Es liegt nicht an mir zu werten, wenn ein Mensch trotz – aus medizinischer Sicht – auswegloser Situation nochmals und nochmals eine Therapie verlangt. Umgekehrt liegt es auch nicht an mir zu bewerten, ob es nun gut oder schlecht ist, wenn eine kranke Person trotz möglichem Therapieerfolg sich von jedem weiteren Eingriff oder jeder weiteren Therapie distanziert.

Wie ein Mensch mit seiner schweren Erkrankung und der ihm verbleibenden Lebenszeit umgeht, liegt in seiner eigenen Verantwortung. Als Therapeutin kann ich ihn aber sehr wohl darin unterstützen, indem ich bei ihm bin, ihn frage, was er braucht, was ihm bei der Bewältigung seines Schicksals helfen könnte.

> **Innehalten: Sprach-los**
> Viele Psychotherapeutinnen und Psychotherapeuten sind es gewohnt, viel und gerne zu sprechen. Natürlich hören sie auch viel und gerne zu!
> Doch es gibt unglaubliche Schicksale, die mir die Sprache schlichtweg verschlagen. Das ist auch gut so. Es muss nicht in jedem Fall gesprochen sein, es muss nicht

immer ein Kommentar abgegeben oder etwas gesagt werden.

Aber Schweigen? Einfach Schweigen? Das ist oft schwierig auszuhalten. Schnell kommt der Drang, doch noch eine kluge Frage zu stellen, die die schon fast unerträgliche Stille durchbricht.

Auch mir fällt Schweigen schwer: mein Schweigen, aber auch das der Patientinnen und Patienten. Dann kommen schnell Unsicherheiten auf, ob ich eine ‹falsche› Frage gestellt habe, ich die Patientin oder den Patienten vor den Kopf gestoßen habe, ob ich keine gute therapeutische Beziehung habe aufbauen können.

Meine Arbeit im Hospiz hat mich viel gelehrt: Es gibt Situationen, da gibt es einfach nichts zu sagen.

Literatur

Ibello, E.; Rüffer, A. (2018). *Reden über Schmerz.* Zürich: rüffer & rub.

Längle, A. & Bürgi, D. (2016). *Wenn das Leben pflügt – Krise und Leid als existentielle Herausforderung.* Göttingen: Vandenhoeck & Ruprecht.

Teil I

Betroffene Menschen

3

Nichts mehr ist so, wie es war! – Der Diagnose-Schock Krebs

> **Was Sie in diesem Kapitel erwartet**
>
> Wird man eines Tages, oft nichts ahnend, mit einer Krebs-Diagnose konfrontiert, bricht für die meisten Betroffenen der Boden weg. Da bleibt kein Stein auf dem anderen. Alle bisherigen Routinen, Strukturen, Sicherheiten fallen – oft von einer Minute oder Sekunde auf die andere – kläglich in sich zusammen. Mit dieser höchst herausfordernden Situation befassen wir uns in diesem Kapitel.

Stellen Sie sich folgende zwei Situationen vor:

Situation A

Sie gehen zu einem Untersuch bei Ihrem Hausarzt. Sie wollen wieder einmal einen Generalcheck machen. Guter Laune gehen Sie zum vereinbarten nächsten Termin, um die Resultate abzuholen. Ja, Sie wissen schon, dass Sie zu Übergewicht neigen, aber das ist in ihrer ganzen Familie so. Auch dass Sie in letzter Zeit mehr Durst hatten als sonst, ist Ihnen aufgefallen, dass Sie oft auch müde sind. Aber darüber machen Sie sich nicht groß Gedanken, Sie hatten ja auch eine anstrengende Zeit im Geschäft.

Der Hausarzt macht ein ernstes Gesicht und eröffnet Ihnen an diesem Nachmittag, dass Sie sehr schlechte Blutzuckerwerte haben und: dass Sie unter Diabetes Typ II leiden.

Was geht in Ihnen vor?

Situation B

Nach einem starken Husten (Sie haben das ganze Leben nie geraucht) gehen Sie zur Hausärztin zur Abklärung. Diese ist etwas unsicher und meldet Sie zu weiteren Untersuchungen an.

Sie erhalten einen neuen Termin bei ihr und merken an diesem Nachmittag an der Mimik der Ärztin, dass etwas nicht stimmt: Die Hausärztin eröffnet Ihnen, dass Sie Lungenkrebs haben.

Was geht in Ihnen vor?

Ich kann mir vorstellen, dass Sie bei beiden harten Diagnosen schockiert sind, was auch völlig normal ist. Oder gibt es bei den zwei Situationen einen Unterschied? Vielleicht ja, vielleicht auch nein. Denn jeder Mensch reagiert individuell.

Vielfach ist es jedoch so, dass bei der Diagnose „Diabetes" alle Alarmlampen auf Rot stehen: Was heißt das nun für mein Essverhalten? Wann kann ich schnellstmöglich einen Termin bei der Diabetesberatung erhalten? Muss ich Medikamente einnehmen? Muss ich mir Insulin spritzen? Wie Sie merken, geht es hier vor allem um die neue Organisation des Alltags. Selbstverständlich wissen Sie auch, dass Sie nun vermehrt Ihre Augen kontrollieren lassen müssen, auf Ihre Füße achten sollten, daher auch regelmäßig bei der Podologin oder beim Podologen vorstellig werden sollten.

> **Fragen**
> Eine Frage: Denken Sie bei der Diagnose „Diabetes" an den Tod?
> Und wie steht es bei der Diagnose „Lungenkrebs"? Denken Sie da an den Tod?

Häufig höre ich, dass die Patientinnen und Patienten bei einer Krebs-Diagnose in eine völlige Schockstarre fallen. Patrick Frost, Konzernchef einer großen Schweizer Versicherung, sagte einer Schweizer Zeitung, er hätte beim ersten Krebsbefund Todesangst gehabt (NZZ, 15.08.2017).

Das höre ich von den Patientinnen und Patienten sehr häufig. Die erste Reaktion ist oft: „Muss ich jetzt sterben?"

3.1 Das Leben ist aus der Bahn geraten

„Aufstehen, Straßenbahn, vier Stunden Büro oder Fabrik, Essen, Straßenbahn, vier Stunden Arbeit, Essen, Schlafen, Montag, Dienstag, Mittwoch, Donnerstag, Freitag, Samstag, immer derselbe Rhythmus – das ist meist ein bequemer Weg."

So schildert der bekannte Existenzphilosoph und Schriftsteller Albert Camus (1913–1960) den damaligen Alltag in seinem Essay *Der Mythos des Sisyphos*. Auffallend sind die vielen Aufzählungen, die nur durch Kommata abgetrennt sind; wohl um die Monotonie und das Mechanische dieses Alltags noch deutlicher auszudrücken.

Die meisten Menschen brauchen Struktur, vielleicht auch Routine – womöglich nicht gerade in derselben Monotonie, wie sie Camus beschreibt. Das ist auch gut so, denn: Müsste jeder Tag aufs Neue strukturiert, geordnet, neu aufgebaut werden, bräuchte dies viel Anstrengung und Aufwand. Wie gut tut es zu wissen, dass es auch morgen wieder Morgen wird, an dem ich meine täglichen Automatismen absolvieren kann, bis ich aus dem Haus gehe.

Doch plötzlich, von einer Sekunde auf die andere, kann dies ändern – für immer. Camus sagt dies mit dem für mich so eindrücklichen kurzen Satz: „Manchmal stürzen die Kulissen ein."

Sehr einschneidende Ereignisse in der Beratung sind für mich epileptische Anfälle, die einen Hirntumor zutage bringen. Zu diesen Ereignissen gehören auch Akute Leukämien (Blutkrebs). Da gibt's kein Abwarten, keinen Verzug: Von einem Augenblick auf den andern ist nichts mehr so, wie es war: Bei einem Hirntumor erfolgen (wenn die Betroffenen einverstanden sind), sofern möglich, die sofortige operative Entfernung und anschließende Chemo- und Radiotherapien. Bei Akuten Leukämien erfordert es die sofortige Hospitalisation unter Hochdosis-Chemotherapie und danach folgen meist weitere Therapien.

Da kann man noch so sehr in Pläne, Arbeitsprozesse, Projekte involviert sein, jetzt ist Notstand angezeigt: vorübergehender oder auch immerwährender Abschied von Geschäft und allen beruflichen und vielen privaten Plänen.

Valentin

Valentin, Mitte 50, wird bei mir in der ambulanten psychoonkologischen Sprechstunde angemeldet. Er erzählt von einem schweren Epilepsieanfall (ein sogenannter Grand-mal-Anfall), demzufolge er mit der Ambulanz ins Krankenhaus

> gebracht werden musste. Nach verschiedenen Untersuchungen sei die Diagnose eines hochgradigen Hirntumors klar gewesen, die Operation sehr schnell und soweit erfolgreich erfolgt. Aufgrund der Schwere des Hirntumors müsse er aber davon ausgehen, dass er wieder nachwachse.
>
> Während seiner nachfolgenden Therapien (Chemo- wie auch Strahlentherapie) führen Valentin und ich viele Gespräche. Es ist ein ständiges Auf und Ab im körperlichen und emotionalen Befinden: Der Patient ängstigt sich vor weiteren Epilepsie-Anfällen, was sehr gut nachvollziehbar ist. Zudem leidet er unter immer stärker werdenden Wortfindungsschwierigkeiten und unsicherem Gang. Besonders schmerze ihn, dass er so langsam geworden sei. Zur Arbeit gehen, alles schnell erledigen, alles auf Effizienz getrimmt, all seinen sportlichen Betätigungen nachgehen – dies alles war auf einen Schlag nicht mehr möglich.

Ich fragte mich in der Begleitung dieses mir lieb gewordenen Patienten, der sich so sehr bemüht hat, wieder Fuß im Alltag zu fassen, oft, wie ein so schweres Schicksal überhaupt emotional zu ertragen ist. Von einer Sekunde auf die andere hat sich bei ihm alles unwiderruflich verändert – und dies sehr lange in vollem Bewusstsein des Patienten.

3.2 Das Glück scheint für immer abhandengekommen zu sein

Immer wieder erlebe ich Paare, die zu mir in die ambulante Sprechstunde kommen – beide nach einer schweren Krebs-Diagnose am Boden zerstört: Sie hätten es in ihrer Beziehung so gut gehabt, sich so sehr geliebt, dass sie sich nicht vorstellen könnten, wie das Leben nun weiter gehen könne, geschweige, sollte der Tod der Partnerin oder des Partners eintreten. Das von diesen Paaren erzählte Glück, ihre gemeinsamen erfüllten Jahre scheinen durch eine Krebserkrankung in sich zusammenzubrechen. In solchen Fällen gähnen nur noch die große Leere und das empfundene tiefe Unglück.

Für viele Paare ist dieser Zustand der Krankheit der Partnerin oder des Partners kaum auszuhalten: Das große Glück, das sie miteinander empfunden haben, die Leichtigkeit, all ihre Pläne weichen der Schwere, tiefer Traurigkeit und Hoffnungslosigkeit.

> **Paar Affolter-Niederberger**
>
> Frau und Herr Affolter-Niederberger melden sich bei mir für die ambulante Sprechstunde. Frau Affolter-Niederberger leidet an Lungenkrebs, der bereits Ableger, sogenannte Metastasen gebildet hat. Beide sind sehr traurig, denn sie wissen, dass man die Patientin nicht mehr heilen kann. Ihre Ehejahre seien geprägt gewesen von Liebe und Vertrauen. Nun sei ihnen alles abhandengekommen. Sie suchen Unterstützung durch mich. Leider kann ich nicht immer so hilfreich sein, wie dies Paare sich wünschen. Ich kann ihnen das Glück nicht zurückbringen. Es ist mir leider auch schon passiert, dass sich gewisse Paare dann nicht mehr gemeldet haben, wohl weil ich ihnen zu wenig Hilfe habe geben können. Das nagt natürlich an meinem „Berufsstolz", doch ich halte an meiner inneren, festen Überzeugung fest: Glück kann man nicht festhalten, es beflügelt uns in wenigen schönen Momenten. Auch hier halte ich mich an den „radikalen Realitätsbezug": Die Realität beschert uns leider keine ewige Glückseligkeit. Glück ist eine wunderschöne Erfahrung, die das Leben bereichern kann. Wir haben aber kein Anrecht darauf.

3.3 Kann das Leben überhaupt noch weitergehen?

Angesichts einer schweren Krebs-Diagnose sieht man sich mit der Frage konfrontiert, ob und wenn ja, wie das Leben überhaupt noch weitergehen kann. Eine schwere

Krebserkrankung ist für die meisten von uns Menschen der absolute Tiefpunkt, ein Punkt, wovon kein Weg mehr wegführt.

„Lohnt es sich denn überhaupt, weiter zu leben, angesichts meiner Diagnose und der Prognose, dass meine Krankheit nicht mehr heilbar ist?", fragen sich viele Menschen in einer solchen Situation.

Genau mit diesen Fragestellungen bin ich in meinem Berufsalltag oft konfrontiert. Da sind wir inmitten ethischer Fragestellungen: Was ist lohnenswertes Leben? Was macht das Leben lebenswert?

Einige meiner Patientinnen und Patienten sind bei der legalen Schweizer Sterbehilfeorganisation *Exit* (wir kommen noch darauf) angemeldet. Für den Fall, dass das Leben für sie nicht mehr lebenswert und erträglich wäre, sagen sie mir.

Mir ist es in dieser Situation jeweils ein Anliegen, mit den Patientinnen und Patienten auch alternative Möglichkeiten zu besprechen.

> **Eine mögliche Haltung der existenziellen Psychoonkologie**
>
> Die existenzielle Haltung auf den Diagnose-Schock Krebs ist anerkennend, akzeptierend, weder bagatellisierend noch verdrängend.
>
> Es ist die Haltung, dass das Leben risikohaft und oft unberechenbar ist, dass Pläne hart durchkreuzt werden können.
>
> Aus dieser Haltung begegnet die existenzielle Psychoonkologie den aus der Bahn geworfenen Menschen: Raum gebend, tragend, stützend.

> **Innehalten: „Das Leben ist eine seltsame Veranstaltung!" – Leben in der Übergangssituation Hospiz**
>
> Ich trete in ein Zimmer eines Bewohners, der erst vor kurzem im Hospiz angekommen ist. Der Bewohner, Mitte 70, schwer von seiner Krebserkrankung gezeichnet, erzählt mir, dass er eigentlich nur hier ins Hospiz gekommen sei, um möglichst schnell zu sterben. Aber jetzt müsse er merken, dass es doch nicht so einfach sei und nicht so schnell gehe, wie von ihm erhofft.
>
> Wir sprechen über diese Übergangszeit im Hospiz bis zu seinem Tod. Mein Gegenüber erachtet diese Zeit als absolut sinnlos. Da gibt es keine Widerrede. Der Bewohner meint: „Es ist alles erledigt. Einfach warten. Was bringt das noch?" Vor dem Sterben und vor dem Tod habe er überhaupt keine Angst, aber diese Sinnlosigkeit des Wartens auf den Tod falle ihm äußerst schwer. „Dieses letzte Fest", wie er dieses Warten nennt, mache ihm große Mühe. Und noch einmal setzt mir der Bewohner eine glasklare Äußerung vor. Er sieht das ganze Leben als „seltsame Veranstaltung" mit sehr viel Aufwand in Beruf, Familie und an vielen anderen Fronten – und letztlich sei alles nichts, man lande letztlich sowieso auf dem Komposthaufen.
>
> Das ist harte Kost – auch für mich. Ich wollte ihn die darauffolgende Woche wieder besuchen gehen – da war er bereits verstorben.

Literatur

Baumann, E. (2012). *Einen Sommer noch. Mein Leben mit der Diagnose Hirntumor* (2. Aufl.). Bastei Lübbe.

Künzler, A., Mamié, S, & Schürer, C. (2012). *Diagnose-Schock: Krebs. Hilfe für die Seele – Konkrete Unterstützung – Für Betroffene und Angehörige.* Springer.

Schacht, M. (2018). *100 Tage – Das Sterben meines Vaters.* Gütersloher Verlagshaus.

4

Vergänglichkeit – Abschiedlich leben

> **Was Sie in diesem Kapitel erwartet**
>
> Meist leben wir unser Leben so, indem wir tun, was es uns abfordert: strenge und dichte Tagesordnungen, To-do-Listen. Ständig sind wir auf dem Sprung für die nächste Herausforderung. So vergeht die Zeit im Nu – und wir merken es nur an besonderen Meilensteinen (Geburtstage, Jahreswechsel und andere), wie das Leben zerronnen ist und weiter zerrinnt.
>
> Unterbricht jedoch etwas Unvorhergesehenes dieses Laufband-Leben, „fallen die Kulissen ein", wie wir bereits bei Albert Camus gelesen haben. Oft stellen sich in einer solchen Situation grundsätzliche Lebensfragen und -äußerungen wie: „Hätte ich doch nur ..." „Hätte ich doch bewusster gelebt – und wäre nicht in diesem ICE-Tempo durch mein Leben gefahren!" Dies sind dann die Momente des Bereuens, manchmal auch des Haderns. Oft stellt sich auch eine Haltung der Verbitterung ein.
>
> Doch das muss nicht sein: Dieses Kapitel stellt eine alternative Haltung vor, nämlich die des abschiedlichen Lebens.

© Springer-Verlag GmbH Deutschland, ein Teil von Springer Nature 2021
B. Leu, *Diagnose Krebs*,
https://doi.org/10.1007/978-3-662-62846-1_4

„Leben
Leben; wohl dem, dem es spendet
Freude, Kinder, täglich Brot,
Doch das Beste, was es sendet,
Ist das Wissen, dass es endet,
Ist der Ausgang, ist der Tod".
(Theodor Fontane)

> Machen Sie, wenn Sie mögen, folgendes Experiment mit:

Beispiel

Nehmen Sie ein Messband zur Hand. Dieses steht für unser Leben.

Nehmen wir nun an, Sie werden einmal 80 Jahre alt. Gehen Sie auf dem Messband zur Zahl 80 und drücken es dort ein.

Dann gehen Sie zurück an den Anfang des Messbandes und zählen dort Ihre Jahre ab, die Sie schon gelebt haben. Sind Sie zum Beispiel 55 Jahre alt, dann gehen Sie zur Zahl 55 und drücken das Messband dort ein.

Alles, was links von dieser Zahl ist, das ist Ihr gelebtes Leben. Das, was zwischen 55 und 80 ist, das ist Ihr anzunehmendes noch zu lebendes Leben.

Schauen Sie sich das bewusst an.

Wie ist das für Sie? Wie fühlt es sich an? Was für Gedanken kommen auf?

Als ich dieses Experiment an mir selbst ausprobiert habe, bin ich erschrocken: Was, so lange habe ich schon gelebt? Und nur noch eine solch relativ kurze Strecke steht mir bevor, es sei denn, ich werde überhaupt 80 Jahre alt?

4.1 „Hätte ich doch nur …!" – Das nicht gelebte Leben

„Es ist nicht das Schlimmste für einen Menschen,
festzustellen, dass er gelebt hat
und jetzt sterben muss;
das Schlimmste ist,
festzustellen, dass man
nicht gelebt hat
und jetzt sterben muss."
(Cicely Saunders)

Das Messbandexperiment hat es gezeigt: Je nach unserem Alter haben wir vielleicht schon den größeren Teil unseres Lebens gelebt.

Doch: Habe ich es wirklich gelebt? Oder habe ich einfach relativ unbedacht den Alltag mit all seinen Anforderungen, festen Abläufen und Strukturen, mit seinen Zeitanforderungen abgewickelt? Habe ich mir Zeit genommen für die Dinge, die mir wirklich am Herzen liegen? Habe ich Dinge getan, bei denen ich voll im Element war? Dinge, die für mich stimmig waren und mir Wohlbefinden bescherten? Oder bin ich wie ein Hamster im Rad gelaufen, ohne nach links und nach rechts zu blicken?

Ein schwerer Schicksalsschlag kann – wie wir gesehen haben – das gewohnte Leben völlig durcheinander bringen. Sicher gemeinte Strukturen brechen ein, große Löcher tun sich vor einem auf.

Wird man mit einem unabänderlichen Schicksal, wie beispielsweise einer schweren Erkrankung, konfrontiert, kann man wohl auf das gelebte Leben zurückblicken. Man steht aber vor einer Zukunft, von der man nicht weiß, wie lange sie noch dauern wird.

Genau in solchen Zeiten kommen existenzielle Themen auf: „Ach, hätte ich doch nicht so viel gearbeitet und mir den 8-wöchigen Urlaub im Norden gegönnt! Aber ich habe ihn auf meinen Ruhestand verschoben, den ich nun wohl nicht mehr erleben werde." „Hätte ich doch den Streit mit meinem Bruder noch geklärt!" „Wäre ich doch meiner Intuition gefolgt und hätte meine Ausbildung gemacht, die ich gewollt habe, und nicht auf meine Mutter oder meinen Vater gehört." „Nun kann ich die Fortbildung für den Beruf, den ich so gerne noch ausgeübt hätte, nicht mehr nachholen. Dafür ist es zu spät!" „Wäre ich doch in unserer Beziehung nicht so stur gewesen und hätte eine Lösung mit meiner Partnerin, meinem Partner gesucht. Nun ist mir diese Liebe abhandengekommen!"

Das, was wir aus irgendwelchen Gründen nicht mehr tun können, aber es gewollt hätten, nenne ich das **Nichtgelebte-Leben**.

Ich finde es sehr traurig, wenn ich – was mir zum Glück nicht oft passiert – ans Sterbebett eines Menschen komme und der Mensch tief traurig ist über das, was er nicht gemacht hat in seinem Leben.

> **Urs**
> Da finde ich den umgekehrten Fall viel schöner, als mir ein gut 50-jähriger schwer kranker Mann im Hospiz erzählt, was er alles gemacht habe in seinem Leben. Urs hätte so viel erlebt, habe auch überbordet, aber es sei gut gewesen. Er würde nichts bereuen. Und er hätte wohl mehr erlebt in seinem relativ kurzen Leben als andere, die noch viel länger leben könnten als er.

4.2 Was ich am meisten bereue

Bronnie Ware, die als Palliativpflegende in Australien mit Sterbenden Gespräche über ihr Leben geführt hat, hat Spannendes herausgefunden: Kein Mensch berichtete ihr zum Beispiel, dass er bereue, zu wenig gearbeitet zu haben, im Gegenteil:

> **Was ich am meisten bereue …**
> Die von Bronnie Ware befragten sterbenden Menschen gaben folgende fünf Hauptantworten auf die Frage, was sie in ihrem Leben bereuen würden:
>
> A. „Ich wünschte, ich hätte den Mut gehabt, mir selbst treu zu bleiben, statt so zu leben, wie andere es von mir erwarteten."
> B. „Ich wünschte, ich hätte nicht so viel gearbeitet."
> C. „Ich wünschte, ich hätte den Mut gehabt, meinen Gefühlen Ausdruck zu verleihen."
> D. „Ich wünschte, ich hätte den Kontakt zu meinen Freunden gehalten."
> E. „Ich wünschte, ich hätte mir mehr Freude gegönnt."

Psychoonkologische Unterstützung
In der psychoonkologischen Arbeit geht es in diesem Fall darum, die Perspektive auf Ereignisse, Erfahrungen und Fähigkeiten der Patientinnen und Patienten zu lenken, auf die sie stolz sein können, die sie mit Freude und Wohlwollen gegenüber sich selbst erfüllen – trotz ihres verhältnismäßig kurzen Lebens.

Wenn das Verpasste, Negative, das jedem Menschen im Leben widerfährt, jedoch überhandnimmt, wird es traurig und macht das Sterben unruhig und schwierig.

Vielleicht ist es bei einer Krebserkrankung auch nicht das Versäumte, das so schwer zu ertragen ist, sondern das, was noch nicht er- und gelebt werden konnte und nun – je nach

Fall – für immer gelassen werden muss? Das ist für mich der herausforderndste Ausgangspunkt: Vielleicht kann ich hier mit meiner Haltung eine Hilfestellung geben, dass ich zutiefst der Überzeugung bin, dass das Gefährliche, Bedrohliche und Schmerzliche ebenso zum Leben gehören wie das Hoffnungsvolle, Ersehnte, Gewünschte. Dass es nun noch eine Möglichkeit wäre, sich – so gut es denn noch geht – mit dem zu befassen, was die Patientin oder der Patient als sinnvoll erachtet, um so die Zahl an sinnvoll erlebten Lebenssituationen etwas zu erhöhen.

Kann und soll ich das? Ist das nicht Zynismus einer noch Lebenden? Ich habe gut reden. Ich komme immer mehr zur Überzeugung, dass es nicht an mir ist, den Patientinnen und Patienten zu sagen, was sie noch tun könnten. Sollte in einem Leben das Negative quantitativ und qualitativ das Positive überragen, so ist das so zu akzeptieren.

Was ich noch länger am Leben bleibende Menschen frage, ist, was sie noch tun wollen, damit sie in ein paar Jahren mit Erfüllung und Freude darauf zurückblicken können.

4.3 Unerledigtes

Den meisten Menschen, gesunden wie kranken, ist es am wohlsten, wenn Dinge abgerundet, erledigt und abgeschlossen sind.

Es erzeugt Druck und Stress, wenn sich zu viele Pendenzen stapeln. So haben viele Menschen auch vor dem Urlaub das Bedürfnis, möglichst viele Arbeiten zu einem guten Abschluss zu bringen oder sie zumindest in einem möglichst guten Zustand an die Stellvertretung, an eine Kollegin oder einen Kollegen zu übergeben.

Das lässt sich mit der Strukturierung der menschlichen Psyche erklären, die nach Ganzheit und Abgerundetem strebt. Die Gestalttherapie besagt, dass Abgeschlossenes, Abgerundetes der Psyche erträglicher ist als Unabgeschlossenes – das vom Begründer der Gestalttherapie Fritz Perls so genannte „unfinished business", also das ‚nicht abgeschlossene Geschäft'.

Ich erlebe es in meinen Beratungen oft, dass es für die erkrankten Menschen ein Bedürfnis ist, noch möglichst vieles zu organisieren, in die Wege zu leiten oder auch angefangene, offene Dinge abzuschließen.

4.3.1 Unerledigtes Organisatorisches

Viele Menschen überkommt während ihrer Erkrankung plötzlich eine Aktivität, fast ein Aktionismus, unbedingt anzufangen, das Haus oder die Wohnung zu entrümpeln, damit die „Jungen", also Töchter und Söhne, nicht alles machen müssen. Diese wären überfordert und zudem hätten sie selbst viel zu tun und keine Zeit, so die Argumentation.

Myrtha

Eine etwa 70-jährige, zum zweiten Mal an Krebs erkrankte Patientin, die vor kurzem ihren Ehemann, der ebenfalls schwer an Krebs erkrankt war, verloren hat, erzählt: Sie habe Berge von Arbeit vor sich, doch sie habe überhaupt keine Kraft, alles zu richten. Da seien so unglaublich viele Dinge, die sich über die Jahre angestaut hätten. Ebenfalls habe es so viele Dinge, womit sie, bedingt durch ihre Erkrankung, nichts mehr anfangen könnte. Myrtha weint ob alledem – denn sie möchte ihren Kindern die Entrümpelung und das Räumen nicht zumuten.

4.3.2 Unerledigtes Emotionales

Oft ist nicht das organisatorisch Unerledigte belastend, denn dafür gibt es jeweils auch externe Unterstützung. Häufig ist es anderes: Zwischenmenschliches, das zu Lebzeiten nicht geklärt worden ist, Dinge, die noch gesagt werden wollen, vielleicht jahrelang im Geheimen gehaltene Dinge, die kurz vor dem Tod an die Oberfläche kommen. Diese Art von Unerledigtem, so mache ich die Erfahrung, zeigt sich eher später als das organisatorische Unerledigte. So sind es vielfach solche unerledigten Dinge, die den sterbenden Menschen daran hindern, sich von dieser Welt zu verabschieden.

> **Jochen**
>
> Zwischen Jochen und seinem Bruder Edgar war vor Jahren ein Streit entfacht worden, worauf die geschwisterliche Beziehung auseinandergebrochen ist. Über Jahre war Funkstille zwischen den beiden. Jochen liegt nun schwer krank im Hospiz. Plötzlich kommt das Unerledigte in dieser Sache in ihm hoch. Doch Jochen sagt nichts. Für die Angehörigen ist es jedoch merkwürdig, dass der kranke Vater einfach nicht sterben kann, obwohl es scheint, dass alles gesagt und erledigt ist. Jemandem aus dem Familienkreis kommt in den Sinn, dass da einmal, vor Jahren, etwas mit seinem Bruder Edgar war. Vielleicht müsste man ihn anrufen und benachrichtigen. Erfreulicherweise kann es sich Edgar einrichten, ans Sterbebett zu kommen. Am andern Tag kann Jochen, offensichtlich beruhigt, sterben.

4 Vergänglichkeit – Abschiedlich leben

Christoph

Ein paar Wochen vor seinem Tod erwähnte der schwer erkrankte über 80-jährige Christoph gegenüber seiner ihn betreuenden Ehefrau, er habe damals, als er sie, eben seine langjährige, jetzige Ehefrau, kennen gelernt habe, seine Freundin, die er eine Zeit parallel zu seiner Beziehung mit seiner künftigen Ehefrau hatte, gar nicht gut behandelt bei der Trennung. Er hätte ihr nur knapp geschrieben, dass es zu Ende sei mit ihnen und er eine andere Frau kennen gelernt habe und sie auch heiraten werde. Die Ehefrau war erstaunt, dass das Thema gerade jetzt zutage kommt. Sie hatte um diese Freundin damals gewusst, doch die Sache schien für sie erledigt zu sein. Sie fragte ihren kranken Mann, ob sie auf die Suche gehen solle, um zu schauen, ob die damalige Freundin allenfalls noch lebe und auch, wo sie wohne. Christoph bejahte und konnte dann bald sterben.

Erst nach einer Weile konnte sich die Witwe aufraffen, der Sache nachzugehen. Die ehemalige Freundin gab es tatsächlich noch. Sie wohnte auch noch in derselben größeren Stadt wie früher. Die Witwe fasste sich ein Herz und rief die Frau an. Diese war nicht erstaunt, denn sie hätte in letzter Zeit viel an ihren damaligen Freund Christoph gedacht. Er sei ihr nie aus dem Sinn gegangen.

Tipp

Versuchen Sie, wenn immer möglich, schon zu Lebzeiten unerledigte Dinge anzugehen und Ungeklärtes nicht zu unterdrücken oder unter den Tisch zu kehren.

Organisatorisches kann an Externe abgegeben werden; unerledigt Emotionales nicht! Denn irgendwann sucht es seinen Weg und dringt ans Tageslicht.

Hören und achten Sie in der Begleitung sterbender Menschen auf Zeichen, ob noch etwas Drängendes, Unerledigtes den sterbenden Menschen quält und seinen Sterbeprozess hemmt und hindert.

Sollten Unerledigtes, Unausgesprochenes doch noch im Raum stehen bleiben, gilt es im Sinne der Akzeptanz der Dinge, wie sie sind, auch das anzuerkennen.

4.4 Mein eigenes, gelebtes Leben und das Leben, das hätte sein können

In Gesprächen gegen das Lebensende wird ab und an von Patientinnen und Patienten der Vergleich geäußert zwischen dem eigenen, geführten Leben und dem, was hätte sein können, wenn es nun der Tod nicht beenden würde.

> **Beate**
>
> Beate, eine 50-jährige Patientin im Hospiz, schon schwer von ihrem Tumorleiden gezeichnet, gestaltet im Kunstatelier mittels einer Collage ihr geführtes, gelebtes Leben und das Leben, das sie sich hätte vorstellen können.
> Es klafft eine große Differenz: Das gelebte Leben ist in der Collage von Beate gekennzeichnet durch enge Raumverhältnisse, wenig Weite und Raum zum Gehen und Sich-Bewegen. Betten und Krankenutensilien dominieren. Die Farben sind gedämpft.
> Beim Leben, das hätte sein können, sehen wir hellere Farben. Die Collage verbreitet Weite, Raum, es brennt ein gemütliches Feuer, das Wohnzimmer ist lichtdurchflutet, Menschen bewegen sich.

Im Kunstatelier werden dann mit der Kunsttherapeutin die beiden Collagen miteinander verglichen und es wird darüber gesprochen, wie sich nun das gelebte Leben anfühlt, und wie das, was hätte sein können. Es wird drüber gesprochen, wie die Patientin mit ihrer Trauer darüber umgehen kann, dass ihr Leben anders verlaufen ist als vorgestellt. Es geht im Gespräch auch darum, wie sie sich verabschieden kann von der einen hergestellten Collage mit dem vorgestellten Leben und sich zurechtfinden kann mit ihrem realen Leben.

Ich spreche absichtlich von Sich-Zurechtfinden und nicht von Versöhnen. Denn versöhnen muss man sich nicht, kann man sich wohl auch gar nicht.

4.5 Abschiedlich leben

Für einen ‚leichteren', ‚besseren' Umgang mit dem Tod empfehlen einige Autorinnen und Autoren sogenannt **abschiedlich** (z. B. Verena Kast) oder **end-lich** (Alfried Längle) zu leben. Das ist für mich sehr einleuchtend und stimmig. Auch ich war lange der Meinung, man müsse sich nur genug oft mit dem Tod beschäftigen, dann komme das dann schon, dann mache man das souverän mit Sterben und Tod. Dies formuliert auch die selbst an Krebs erkrankte Medizinerin Kathryn Schneider-Gurewitsch in ihrem höchst lesenswerten Buch *Reden wir über das Sterben – Vermächtnis einer Ärztin und Patientin* sehr eindringlich:

„Mir liegt es am Herzen, dass sich die Menschen rechtzeitig auf den Weg machen, dass sie – soweit überhaupt möglich – Weichen stellen. Denn nur so können wir helfen, unwürdige Situationen und Kämpfe zu vermeiden."

Jedoch: Kann es überhaupt einen ‚leichteren', einen ‚besseren' – oder nur schon einen ‚guten' Umgang mit dem Tod geben?

Lea
Ich durfte vor einiger Zeit die Psychiaterin Lea, die sich in ihrem Leben theoretisch und praktisch mit den vielfältigen Ängsten des Lebens befasst hat, in ihrer letzten Lebensphase begleiten. Ich konnte mit ihr über das Thema Ängste – trotz ihrer schweren Erkrankung – sprechen.

> Meine Frage war: Wie geht es einem Menschen, der sich Zeit seines Lebens mit Ängsten, auch mit Ängsten vor dem Tod, befasst hat, in seiner eigenen letzten Lebensphase? Das heißt, Lea hat in ihrem bisherigen Leben abschiedlich gelebt, indem sie sich intensiv mit der Endlichkeit des Lebens befasst hat. Hat nun Lea trotzdem Ängste, nachdem sie sich so intensiv mit ihnen auseinandergesetzt hat, auch viele Patientinnen und Patienten in diesem Thema unterstützt hat? In für mich sehr wertvollen Gesprächen gestand sie mir offen, dass auch sie große Angst vor dem Sterben habe, mehr noch als vor dem Tod. Aber vor dem Tod auch, weil ihn niemand kenne.

Ich hatte aber trotzdem das Gefühl, dass ihre intensive Arbeit an sich selbst und ihre langjährige Arbeit mit den Themen Angst und Abschiedlichkeit ihr geholfen haben, Angst als zum Leben gehörig anzusehen und das auch so zu akzeptieren. Das ist meiner Meinung nach schon ein großer Schritt. So wurden ihre Ängste zum Schluss für sie nicht weniger, aber quasi „normal".

Für mich war die Lehre daraus: Leben, Sterben und Tod sind ohne Ängste nicht oder kaum möglich.

> **Eine mögliche Haltung der existenziellen Psychoonkologie**
>
> Denise Battaglia nennt in ihrem Buch *Was mein Leben sinnvoll macht* Studien, die aufzeigen, dass Menschen, die sich mit ihrer eigenen Sterblichkeit und dem Tod befassen, zufriedener, einfühlsamer, toleranter und kreativer und anderes mehr seien, als Menschen, die den Tod eher verdrängen.
>
> Aus meiner Erfahrung und auch aus meiner Haltung heraus würde ich das so nicht absolut untermauern: Auch Verleugnen bis zum bittern Ende kann eine Lösung sein, die gut gelingen kann. Das Verleugnen kann aber

auch nur eine Zeitlang gut gehen, bis dann wirklich ein Schicksalsschlag eintrifft. Dann brechen oft die Mauern ein.

Aus existenzieller Sicht möchte ich hier eine Haltung vertreten, die akzeptierend ist, so wie es für den einzelnen Menschen stimmig ist. Man kann niemanden dazu zwingen, sich mit seiner eigenen End- und Sterblichkeit auseinanderzusetzen.

Innehalten: Hadern am Lebensende

Eine 50-jährige Patientin, schwer an Krebs erkrankt, sagt mir beim Abschied nach einem Besuch bei ihr im Zimmer quasi beiläufig: „Ich muss nun hierbleiben und du kannst nach draußen gehen und machen, was du willst!" Damit hat sie natürlich grundsätzlich Recht, obwohl auch ich in Strukturen eingebunden bin und nicht einfach tun und lassen kann, was ich will.

Ein anderes Mal sagt sie mir, wie sehr sie den ‹alten Mann› im Zimmer nebenan beneide, denn er sei alt und habe wohl sein Leben gelebt.

Da ich beide psychoonkologisch betreue, weiß ich, dass auch der ‹alte Mann› seine Sorgen und Ängste hat und einige Baustellen aus seinem gelebten Leben mit sich trägt.

Dass man in relativ jungem Alter hadert, das Gefühl hat, vieles verpasst zu haben, nicht alles getan zu haben, was einen noch Freude gemacht hätte, verbittert ist, weil das Leben nun endgültig und absehbar zu Ende gehen scheint, kann ich sehr gut nachvollziehen, stimmt mich aber traurig.

> **Gedankenanregung**
>
> Mit dem Bewusstsein der eigenen Endlichkeit zu leben, ist nicht immer einfach. Führt es uns doch glasklar vor Augen, dass wir Menschen nicht die Macht und Kontrolle über unser Sein haben, dass wir weder unseren Alterungsprozess ewig hinausschieben können geschweige unsterblich sind.
>
> **Was löst diese existenzielle Tatsache in Ihnen aus?**
> Beruhigt sie Sie? Lässt sie in Ihnen ein ruhiges Atmen zu?
> Oder macht es eher Angst – angesichts der Vergänglichkeit menschlichen Lebens?
> Ermutigt es Sie, Dinge noch anzupacken, die Ihnen schon immer am Herzen gelegen haben? Wenn ja, welche?
> Ermutigt es Sie, die Sterblichkeit menschlichen Lebens mehr in Ihren Alltag zu integrieren? Wenn ja, welche Konsequenzen hat das für Ihr künftiges Leben?
> Oder ängstigt es Sie zu sehr, dass Sie den Gedanken lieber weghaben wollen?

Literatur

Battaglia, D. (2020). *Was mein Leben sinnvoll macht. Über persönliche Werte, Selbstbestimmung, das Altern und das Sterben* (2. aktualisierte Aufl.). Beobachter-Edition.
Bodnár, A. (2009). *Der ewige Kollege. Reportagen aus der Nähe des Todes.* Vandenhoeck & Ruprecht.
Gawande, A. (2019). *Sterblich sein. Was am Ende wirklich zählt. Über Würde, Autonomie und eine angemessene Versorgung* (3. Aufl.). Fischer.
Gross, P. (2017). *Treibgut. Nachdenken über die letzten Dinge.* Herder.

Ibello, E.; Rüffer, A. (Hrsg.) (2016). *Reden über Sterben*. rüffer & rub.

Keil, A., & Scherf, H. (2016). *Das letzte Tabu. Über das Sterben reden und den Abschied leben lernen*. Herder.

Radisch, I. (2015). *Die letzten Dinge. Lebensendgespräche*. Rowohlt.

Reddemann, L. (2018). *Schlussstücke. Gedanken über Vergänglichkeit und Tod*. Klett-Cotta.

Schacht, M. (2018). *100 Tage. Das Sterben meines Vaters*. Gütersloher Verlagshaus.

Schneider-Gurewitsch, K. (2020). *Reden wir über das Sterben. Vermächtnis einer Ärztin und Patientin*. Hrsg.: Recher, M, Schneider-Gurewitsch, P, Speitel, C. Limmat Verlag.

Ware, B. (2013). *5 Dinge, die Sterbende am meisten bereuen. Einsichten, die Ihr Leben verändern werden*. Arkana.

5

Eine Krebserkrankung betrifft zutiefst die eigene Existenz

> **Was Sie in diesem Kapitel erwartet**
>
> In diesem Kapitel befassen wir uns damit, was eine Krebserkrankung mit betroffenen Menschen macht. Es werden dabei die „letzten vier Dinge", wie sie der bekannte US-Psychotherapeut und Bestsellerautor Irivin D. Yalom nennt, erläutert: **Tod, Freiheit, Isolation, Sinn/Sinnlosigkeit.**
>
> Bei einer Krebserkrankung fallen viele weiteren Fragen an: „Warum gerade ich?" „Was habe ich falsch gemacht?" „Bin ich etwa selbst Schuld an meiner Erkrankung?" „Warum meint es das Schicksal so übel mit mir?"
>
> Diesen und weiteren virulenten Fragen gehen wir in diesem Kapitel nach.

5.1 Ein wenig Theorie vorab: Irvin D. Yalom und Jean-Paul Sartre

Zentrale existenzielle Fragen hat der US-amerikanische Psychiater, Psychotherapeut und Bestsellerautor Irving. D. Yalom gestellt. Er nennt sie auch Fragen betreffend der **letzten Dinge**; der Philosoph Martin Heidegger (1889-1976) spricht in diesem Zusammenhang von sogenannten **Existenzialien**. Ich werde diese letzten Dinge genauer mit Ihnen anschauen, und zwar unter der Fragestellung, welche Bedeutung sie im Rahmen einer Krebserkrankung erhalten.

Aus meiner Praxis würde ich gerne noch zwei weitere Fragestellungen bearbeiten, und zwar die Frage nach dem **Zufall** und die Frage nach der eigenen **Schuld** an einer Krebserkrankung, die immer wieder im Raume steht.

> **Irvin D. Yalom (1931*)**
>
> Irvin D. Yalom, Sohn jüdischer Einwanderer in die USA, ist ein berühmter Psychiater, Psychoanalytiker und Bestsellerautor in den USA. Seine Fachbücher zur *Existenziellen Therapie* und zur *Gruppentherapie* sind bei uns weniger bekannt als seine in Romane umgestalteten Geschichten aus seiner langjährigen therapeutischen Praxis: *Und Nietzsche weinte; Die rote Couch; Die Reise mit Paula*. Ebenfalls wurde ein interessanter und berührender Film zu seiner Person und seinem Leben in die Kinos gebracht: *Yalom's Cure*.

> **Jean-Paul Sartre (1905–1980)**
>
> Jean-Paul Sartre gehört zu den bedeutendsten französischen Existenzphilosophen. Sartre zeichnet sich durch seinen scharfen Intellekt, aber auch durch eine gewisse Härte und Kompromisslosigkeit aus. Bekannt

> wurde Sartre auch durch seine langjährige Lebensgefährtin, Philosophin und politisch-feministische Verfasserin zahlreicher Publikationen, Simone de Beauvoir (1908–1986).

5.2 „Muss ich jetzt sterben?" – Das Thema „Tod"

Für Irvin D. Yalom sind Leben und Tod aufeinander bezogen, und zwar so, dass sie gleichzeitig existieren und nicht in einer Abfolge. Der Tod funke ständig in irgendeiner Art und Weise in unser Leben rein. So gesehen, gehört der Tod nicht in unsere letzte Lebensphase, denn Leben und Tod gehen ineinander über. Der Tod wird damit zur Tatsache des Lebens, wie es Yalom ausdrückt.

Die Konfrontation mit dem Tod – mit unserem oder dem eines nahen Menschen – ist eine absolute Grenzsituation in unserem Leben. Die Erfahrung dieser Grenzsituation hat die Möglichkeit, unsere Betrachtung der Welt, der Dinge, grundlegend zu verändern: Leben in der Gegenwart angesichts des Todes. Das Leben kann nicht mehr „vertagt" werden.

5.3 Eine Krebserkrankung beschneidet die Freiheit – Das Thema „Freiheit"

Jean-Paul Sartre prägte den viel zitierten Satz, dass der Mensch **zur Freiheit verurteilt** sei. Was meint Sartre damit?

Dafür muss ich ein bisschen ausholen und Sartres Menschenbild in aller Kürze vorstellen:

Nach Sartre ist der Mensch zuerst ein **Entwurf**. Er ist nicht vordefiniert nach einem göttlichen Plan oder einem sonstigen Willen, wie seine Vordenker davon ausgegangen sind. Sartre geht von der Devise aus, dass die **Existenz** (also das Handeln, das Da-Sein des Menschen) der **Essenz** (also dem Definiert-Sein des Menschen) vorausgehe. Das heißt, der Mensch existiert zuerst, handelt, gibt sich in die Welt ein und definiert sich erst danach respektive durch sein Verhalten. Daraus ist zu schließen: Wenn also das Handeln des Menschen seinem Definiert-Sein vorausgeht, so ist der Mensch zwar völlig **frei**, aber auch **verantwortlich** für das, was er tut und ist. Seine Definition nimmt der Mensch also durch sein Handeln, sein Verhalten und durch sein Denken und Fühlen selbst wahr. Er alleine ist für sein Tun und Handeln verantwortlich, und zwar nicht nur für sich selbst, sondern auch für seine Mitmenschen. Ist der Mensch erst einmal „in die Welt geworfen" (wie es Sartre ausdrückt), ist er für alles verantwortlich, was er tut.

Was heißt das für eine Krebserkrankung

Was heißt das nun für eine Krebserkrankung? Ist man hier nicht im Gegenteil dazu verurteilt, unfrei zu sein? Zu Beginn und im Laufe einer Krebserkrankung wird die Freiheit durch vielerlei Einschränkungen gekappt: Dazu gehören ein dichter Terminkalender, Therapien und Besuche bei Ärztinnen und Ärzten. Je nach Erkrankung und anfallender Therapie fallen Ausflüge weg, an größere Reisen ist auch nicht mehr zu denken. Es gibt Einschränkungen beim Essen. Durch die unermessliche Müdigkeit reduzieren sich oft auch die sozialen Kontakte. Auch bei gutem Therapieerfolg erzählen Patientinnen und Patienten noch von einer anderen Einschränkung, nämlich von einer reduzierten Freude und Lebenslust.

Was also sollen Freiheit und Verantwortung angesichts solch gravierender Einschränkungen? Da ist kaum noch Bewegungsraum. Der kranke Mensch ist oft müde, kraftlos, vielleicht liegt er auch mehrheitlich im Bett. Worin besteht da Freiheit noch? Zudem ist man völlig von anderen Menschen abhängig. Worin besteht hier die Freiheit?

Unter Freiheit verstehen wir meist Unabhängigkeit, auf niemandes Hilfe angewiesen zu sein, Selbstbestimmung, selbstbestimmt Entscheidungen zu treffen, Kontrolle über unsere Umwelt und uns selbst zu haben. Aus dieser Perspektive muss man wohl sagen, dass in einer schweren Krankheitssituation der Freiheits-Grad gleich null ist.

Aus einer existenziellen Perspektive kann man dazu Folgendes sagen:

> **Ulrike**
>
> Die schwer an Krebs und einer Metastasierung erkrankte Bewohnerin Ulrike im Hospiz erzählt all ihren Besucherinnen und Besuchern, dass sie hier in einem „Sieben-Sterne-Hotel" lebe, trotz ihres relativ bescheidenen Zimmers. Noch nie in ihrem Lebe habe sie so viel Freiheit und so viel Zeit für sich, ihre Kinder, fürs Nachdenken gehabt als in der jetzigen Lebensphase. Nebst ihrer Haupttätigkeit sei sie vor ihrer Erkrankung noch reinigen gegangen, habe frühmorgens vor der Arbeit Zeitungen ausgetragen, um ihre Familie alleinerziehend finanziell durchzubringen. Wie groß sei nun ihre jetzige Freiheit.

Sartres Freiheitsbegriff meint genau das: Auch in einer absoluten Grenzsituation muss ich mich selbst immer noch als Menschen definieren – durch mein Handeln, mein Denken und meine Gefühle. Auch ich darf immer wieder erfahren, dass Patientinnen und Patienten im Rollstuhl, bei voranschreitender Erkrankung und auch noch kurz vor dem Sterben ihre kleinen und allerkleinsten Freiheiten noch genießen können.

Doch das sind nicht alle – und ich weiß nicht, ob ich dazu gehören würde. Ich denke, nein. Mir scheint es die höchste Kunst des Lebens zu sein, sich allen Widrigkeiten zu stellen und, wie das berühmte Buch von Viktor Frankl heißt: *Trotzdem Ja zum Leben (zu) sagen.*
Sartre sagt denn auch, dass wir in jeder noch so schlimmen Situation die Freiheit hätten, uns so oder anders zu unserem Schicksal zu verhalten: Es irgendwie anzunehmen oder hadernd in Bitterkeit zu verfallen. Es ist mir an dieser Stelle ein großes Anliegen, nicht zu werten oder zu beurteilen. Ich bin der Ansicht, dass man mit seinem Schicksal hadern darf, dass man auch verbittert sein darf angesichts eines radikalen Schicksalsschlages. Sartre stellt hier aus meiner Sicht eine fast zu große Anforderung an uns Menschen! Theoretisch mag sie stimmig sein in seinem Konzept, doch ist sie auch real zu schaffen?

5.4 Eine Krebserkrankung isoliert – Das Thema „Isolation"

Irivin D. Yalom unterscheidet drei Arten von **Isolation**:

- die Isolation zwischen Menschen
- die innere, persönliche Isolation
- die existenzielle Isolation

Schauen wir uns die beiden Formen von Isolation an, die für unser Thema von Bedeutung sind.
 Wissenschaftlerinnen und Wissenschaftler, die sich mit dem Menschen befassen, betonen immer wieder, dass der Mensch sozial eingestellt sei, auf ein Du bezogen. Um sich entwickeln zu können, brauche der Mensch ein Gegenüber. Die **Isolation zwischen Menschen** könne krank machen.

Die **existenzielle Isolation** ist diejenige Form von Isolation, die trotz guter zwischenmenschlicher Kontakte besteht. Es ist eine tiefsitzende, grundlegende Isolation. Existenzielle Isolation ist die totale Einsamkeit.

Was heißt das für eine Krebserkrankung?
Immer wieder höre ich von Patientinnen und Patienten, wie sich die sozialen Kontakte angesichts ihrer Krebserkrankung reduzieren. Nicht auf einmal, sondern schleichend. Am Anfang mag die Erschütterung bei Freundinnen und Kollegen noch groß sein. Da gibt es Anrufe, Nachfragen, Besuche. Doch je weiter die Krankheit voranschreitet, desto schwieriger wird es, die sozialen Kontakte aufrechtzuerhalten – von beiden Seiten: Die Patientinnen und Patienten fühlen sich müde und erschöpft, die Angehörigen belastet ob der großen Anforderung ihrer Betreuung. Die Kolleginnen und Freunde sind nicht selten verunsichert, wie sie reagieren sollen. Je länger eine Krankheit andauert, desto mehr gibt es auch Ermüdungserscheinungen, immer nachzufragen. So macht man dann lieber nichts. Letztlich kann dieses Gefühl der Isolation bei den kranken Menschen wie auch ihren Angehörigen so überhand nehmen, dass es zur totalen Isolation führen kann.

> **Adeline**
>
> Ich erinnere mich noch sehr gut, wie meine Mutter, als mein Vater über sehr lange Zeit schwer krank war, jedes Mal, wenn eine Einladung gekommen ist, erwiderte, dass sie es leider nicht sagen könne, ob sie kommen könnten. Sie müssten zuerst den neuen Tag abwarten, denn jeder Tag sei anders mit dem Befinden meines Vaters. Ob dieser Schwierigkeit in der Planung Freundinnen und Kollegen mitmachen, weiß man nicht vorab; das muss sich weisen.

> Man muss leider damit rechnen, dass Freund- und Bekanntschaften angesichts einer schweren Erkrankung eines Menschen nicht immer standhalten können. Das wäre ein zu großer Anspruch. Dieser ist auch nicht moralisch zu beurteilen. So schwer diese Entfremdung auch zu ertragen ist, sie hat oft mehr mit dem Umkreis, den sie umgebenden Bekannten, zu tun als mit Ihnen selbst; denn auch für diese ist es oft nicht einfach, auszuhalten.

5.5 Sinn oder Sinnlosigkeit einer Krebserkrankung – Das Thema „Sinn" und „Sinnlosigkeit"

> **Martin**
> „Wenn mein Krebs für nichts gut war, dann bekomme ich ein Problem!" Diese Aussage eines meiner jüngeren Patienten hat mich sehr betroffen und nachdenklich gemacht. Martin wurde in heilender Absicht an seinem Tumor behandelt. Er erzählt weiter: Durch seine Erkrankung sei ihm mehr als ein Jahr an Lebenszeit abhandengekommen. Er sehe sich zurückgeworfen von allen geplanten Vorhaben. Er habe weder etwas gelernt noch etwas dazugewonnen. Er sei auch nicht weiser geworden durch die Erkrankung. Der junge Mann sei schon vorher bewusst und reflektiert durchs Leben gegangen. Dafür hätte er den Krebs nicht gebraucht. Diese Erkrankung mache für ihn absolut keinen Sinn.

Landläufig und ohne tieferes Nachdenken würden wir sagen, dass der Mensch Sinn braucht, auf Sinn angewiesen ist für sein Leben. So werde ich auch des Öfteren gefragt, was denn der Sinn dieser Krebserkrankung sei, was ich natürlich nicht beantworten kann.

Es gibt verschiedene theologische und philosophische Konzepte zum Thema Sinn und Sinnlosigkeit: Die einen gehen davon aus, dass es einen vorgegebenen Sinn gebe (Gott, eine Instanz), andere (wie beispielsweise Sartre) wiederum gehen davon aus, dass man Sinn je in der Situation selbst kreieren müsse.

Es gibt immer wieder Patientinnen und Patienten, die sagen, ihre Krebserkrankung habe schon einen Sinn, nämlich, dass sie nun bewusster leben würden, mehr den Moment genießen und auch auf die kleinen Dinge im Leben mehr achten würden. Manchmal wird dann noch der Nachsatz eingeschoben: „Aber habe ich hierzu diese Erkrankung gebraucht?"

5.6 Ist eine Krebserkrankung reiner Zufall? – Das Thema „Zufall"

Bei einer Krebserkrankung stellt sich in quälendem Masse die Frage nach dem „Warum?" „Warum habe ich Krebs?" „Warum gerade ICH?" „Ich habe doch so gesund gelebt, mich gut ernährt und immer Sport getrieben!" „Wie habe ich das verdient? Ich war zu niemandem böse."

Alle möglichen (verinnerlichten Normen) kommen da zum Vorschein: Krebs als Bestrafung, Krebs als ein Zeichen eines unguten Lebenswandels, ungesunder Ernährung und anderes. Dies ist auch kaum verwunderlich in einer Gesellschaft, in der uns eingetrichtert wird, welche Nahrungsmittel gut oder schlecht sind, welche E-Nummern Krebs fördern, welche Nahrungsmittel nach dem neusten Stand der Forschung krebserregende Substanzen enthalten, wie viel Alkohol gesund oder vielmehr ungesund ist. Dies gilt ebenfalls für Kosmetika (Deodorants ohne Aluminiumsalze haben Hochkonjunktur) und Kleider. Wer weiß da noch, wie man sich verhalten soll?

Zudem sind wir es in unserer westlichen Gesellschaft gewohnt, linear zu denken. Alles hat eine Ursache, alles hat eine absehbare Auswirkung und absehbare Konsequenzen.

Wenn ich an Krebs erkranke, muss ich gemäss dieses Konzeptes etwas angestellt haben, nicht richtig gemacht haben, sonst würde ich nicht an Krebs erkranken, so oft die Vorstellung. Ich treffe öfters auf Patientinnen und Patienten, die mir in resigniertem Ton sagen: „Wissen Sie, ich habe eben geraucht. Nun habe ich Lungenkrebs." Es kommt mir manchmal vor, als ob diese Menschen nicht einmal Mitgefühl erwarten, denn sie fühlen sich selbst schuldig an ihrer Erkrankung. „Ich hätte es ja wissen müssen." (Siehe dazu auch im Folgenden.)

> **Adi**
>
> Ich erinnere mich noch gut an einen etwa 50-jährigen Patienten, der einen bereits in fortgeschrittenem Stadium erstdiagnostizierten Lungenkrebs hatte. Adi war dermaßen entrüstet und auch enttäuscht, denn er hatte alles darangesetzt, gesund zu leben, sich zu bewegen, und hat sein ganzes Leben lang nie geraucht. Er kam lange nicht über diese Tatsache hinweg, was ich gut nachvollziehen kann.

Zufall – Schicksal – „Gottgewollt"?

In der ambulanten Sprechstunde, wo ich immer wieder Patientinnen und Patienten psychologisch betreue, die eine schwere Diagnose erhalten haben, höre ich oft folgende Fragen.

- „Ist das nun Zufall, dass es gerade mich trifft?"
- „Was will mir das Schicksal wohl sagen?"
- „Oder ist es etwa gottgewollt? Aber was habe ich denn getan, wenn Gott das zulässt?"

> **Zufall**
> Der Zufall bezeichnet in der Philosophie etwas, das durch den Verlauf äußerer Umstände bedingt ist, im Unterschied zur Notwendigkeit, die durch die innere Natur der Dinge bedingt ist. Es ist etwas, das sein, aber auch nicht sein kann, im Unterschied zur Notwendigkeit, die etwas ist, das obligatorisch vor sich gehen muss.
> (https://de.wikibooks.org/wiki/Zufall:_Philosophie)
> Auch von der Herkunft im Mittelhochdeutschen ist der Zufall etwas, was jemandem von außen zu-fällt und zu-stößt.
>
> **Schicksal**
> Auch beim Schicksal geht es um von einer höheren Macht über jemanden Verhängtes, ohne sichtliches menschliches Zutun. Auch hier wird von außen her über jemanden verfügt.

Viele Menschen haben den Eindruck, dass ihre Erkrankung von **Gott** bestimmt ist. Sie sehen hinter ihrer Krankheit einen klaren Ursprung, auch einen Akteur, der das Ganze ausgelöst hat. Vielleicht ist das einfacher zu ertragen, als im Ungewissen zu sein? Oft kommt dann aber zugleich die Frage auf, warum das Gott gerade bei dem betreffenden Menschen gewollt hätte?

5.7 Trage ich selbst Schuld an meiner Krebserkrankung?

> „Warum gerade ich?" „Was habe ich falsch gemacht?"

Die Frage, warum es gerade einen selbst getroffen hat, ist wohl die schwierigste aller Fragen und schwer zu beantworten. Als Psychoonkologin kann ich sie nur annäherungsweise beantworten

Medizinisch gesehen, ist es ein Zufall. Der Zufall einer Zellmutation.

„Der Körper besteht aus vielen verschiedenen Zelltypen. Normalerweise wachsen bzw. teilen sich die Zellen nur dann, wenn dies für den Körper notwendig ist. Diese Regeneration der Zellen läuft geregelt ab und dient der Gesunderhaltung des Körpers. Wenn die Zellteilung erfolgt, obwohl keine neuen Zellen benötigt werden, kommt es zu einer übermäßigen Gewebeneubildung. Der Überschuss an Gewebe bildet eine Geschwulst, das man Tumor nennt. Das so entstandene überschüssige Gewebe kann gutartig oder bösartig sein."

(https://onkologie.hexal.de/grundwissen-krebs/;04.08.2019)

Die Krebszellen teilen sich unkontrolliert. Sie können in das benachbarte gesunde Gewebe eindringen und es zerstören. Ebenso können sich die Krebszellen aus dem primären Tumor herauslösen und in den Blutstrom und in das Lymphsystem eindringen. Bei dieser Ausbreitung des Krebsgewebes wird von **Metastasierung** gesprochen.

Wissenschaftlich bestätigt ist, dass Rauchen Lungenkrebs auslösen kann. Aber man kann auch an Lungenkrebs erkranken, ohne je eine Zigarette oder Ähnliches im Mund gehabt zu haben. Ebenfalls gibt es einen Zusammenhang zwischen Rauchen und schwerem Alkoholkonsum und Erkrankungen im Mund- und Rachenraum.

Ich werde oft gefragt, ob es Stress oder auch Sorgen und Kummer sein könnten, was die Krebserkrankung ausgelöst habe. Manche Patientinnen und Patienten berichten denn auch, dass sie seit Jahren Raubbau an ihrem Körper gemacht haben. Das habe sicher den Krebs hervorgerufen.

Dieser Zusammenhang von Psyche und Krebs wurde bis ins 20. Jahrhundert noch gestützt. Man sprach von der sogenannten „Krebspersönlichkeit". Dahinter stand die Meinung, dass besonders negativ eingestellte, auch ängstliche Menschen eher an Krebs erkranken würden als psychisch stabilere. Mittlerweile gilt als gesichert, dass dem nicht so ist und die damaligen Studien unseriös waren.

Ein eigenes Verschulden oder eine Persönlichkeitsdisposition als Erklärung für eine Krebserkrankung kommt uns Menschen entgegen. Nur zu gerne hätten wir eine Erklärung für diese das ganze Leben verunsichernde und oft zerstörende Erkrankung.

> **Wichtig**
> Bei Krebs versagt alles lineare Denken.
> Bei Krebs regiert in höchstem Masse der Zufall.

5.8 Wenn das Leben zuschlägt

Als Psychoonkologin treffe ich nicht selten auf sehr schmerzhafte und berührende Schicksale.

> **Alberta**
>
> Alberta, knapp 50, liegt im Sterben. Bei ihr ist ihr 18-jähriger Sohn, der stark die Fassung hält. Zu Hause respektive in der Ausbildung ist auch die 16-jährige Tochter. Beide Jugendlichen haben vor knapp einem halben Jahr ihren krebskranken Vater verloren.
> Und nun wird auch die Mutter bald sterben.

In solchen Fällen bleiben mir die Worte weg. Ich bleibe im Zimmer, schaue, was ich tun kann, sprechen kann ich nicht viel.

> **Hinweis**
>
> Der israelisch-amerikanische Medizinsoziologe und Stressforscher Aaron Antonovsky (1923–1994) ist der Frage nachgegangen, wie Menschen trotz hoher Belastungen möglichst gesund blieben. Dabei ist er auf das sogenannte **Kohärenzgefühl** gestoßen. Es setzt sich zusammen aus der **Verstehbarkeit** von Ereignissen und Abläufen (verstehe ich überhaupt, was da gerade vor sich geht?), aus dem Gefühl der **Handhabbarkeit und Bewältigbarkeit** (kann ich selbst eingreifen und wirksam sein?) und aus dem Gefühl von **Bedeutsamkeit und Sinnhaftigkeit** (macht das Ganze überhaupt irgendwie Sinn?).

Das Kohärenzgefühl bezieht sich also auf Bewältigungsstrategien und Problemlösestrategien, die Menschen in schwierigen Situationen zur Verfügung stehen. Sind die drei beschriebenen Komponenten gegeben, kann davon ausgegangen werden, dass Menschen Krisen besser bestehen, als wenn eine, zwei oder alle drei Komponenten fehlen.

Doch wie steht es bei der Diagnose und Erkrankung an Krebs?

Es ist gewiss die große Angst, die mit dieser Diagnose und Erkrankung einhergeht, der Gedanke an die eigene Endlichkeit und all das, was wir schon gesehen haben. Doch scheint es mir, dass es genau diese drei von

Antonovsky herausgearbeiteten Komponenten sind, die bei der Diagnose und Krankheit Krebs fehlen. Die Krankheit ist absolut nicht verstehbar, sie macht keinen Sinn und ob sie zu bewältigen ist, ist offen.

Das macht das Besondere an einer Krebserkrankung aus.

5.9 Wenn erwachsene „Kinder" an Krebs erkranken

Sofern Sie Eltern sind, kennen Sie sicher das Gefühl, wie Sie in Sorge um Ihre Kinder sind: Es soll ihnen möglichst nichts zustoßen, sie sollen gesund sein, es gut haben im Leben, glücklich werden. Stößt den Kindern, ob klein, jugendlich oder erwachsen, dann tatsächlich etwas zu oder werden sie gar schwer krank, ist das ein großes Leid für die Eltern.

> **Beispiel**
>
> Ich begleite in meiner Sprechstunde immer wieder eine Mutter oder einen Vater, die oder der eine Tochter, einen Sohn an Krebs verloren hat. Sie erzählen mir, wie schrecklich das für sie sei oder in der Vergangenheit gewesen sei, zuzusehen, wie ihr Kind an Krebs gestorben ist. Sie wären noch so gerne selbst den Weg für das Kind gegangen, um ihm das alles zu ersparen. Denn es sei ja die umgekehrte Reihenfolge. Zuerst würden doch die Eltern sterben, dann die Kinder!
>
> **Lilian**
> Lilian erzählt mir, dass seit dem Tod ihrer damals noch jungen Tochter alles anders geworden sei. Nie mehr sei das Leben so, wie es gewesen war. Die Sorglosigkeit und die Freude von damals seien weg, für gewisse Aktivitäten könne sie sich kaum noch motivieren. Das sei bis jetzt geblieben, auch wenn der Krebs-Tod ihrer Tochter schon sehr lange her ist.

Eine mögliche Haltung der existenziellen Psychoonkologie

Bei einer Krebserkrankung kommen bei den Betroffenen wie auch ihren An- und Zugehörigen zutiefst existenzielle Fragen auf: Fragen nach dem Sinn des Ganzen, Fragen nach dem Warum? Fragen betreffend Schuld; kurz: Fragen über Fragen. Aus existenzieller Sicht heißt das, da die gestellten Fragen meist unbeantwortet bleiben, mit den Betroffenen und ihren Mit-Betroffenen das Ungelöste, Nicht-Beantwortbare auszuhalten. Es auszuhalten, wie es Herbert Grönemeyer in seinem Song *Der Weg* formuliert: „Das Leben ist nicht fair."

Innehalten: Das große Warten

Eine Parabel auf das Warten ist eines meiner liebsten Theaterstücke: *Warten auf Godot* von Samuel Beckett (1906–1989).

Der Inhalt ist kurz berichtet: Zwei Landstreicher warten auf einen dritten Mann. Dieser kommt aber nie an. Das Theaterstück avancierte in den 50er Jahren des letzten Jahrhunderts zu Weltruhm. Das Stück hat auch politischen Charakter. Doch ich möchte es aus einer mehr existenziellen Perspektive ansehen: Warten als sinnloser Akt ohne Aussicht auf eine Lösung respektive auf das Eintreffen des Erwarteten.

Im Gegensatz zu *Warten auf Godot* ist das Warten auf den Tod bei einer schweren Erkrankung vielleicht sinnlos, zwecklos, aber nicht ohne Aussicht. Ich meine das nicht zynisch. Nein. Es ist unsere Realität als Mensch, dass wir sterblich sind, dass der Tod unweigerlich eintreten wird – früher oder später. Bei vielen, auch jungen Menschen, die ich betreue, kommt der Tod oft früher als später.

Auch wenn dieses Warten ein Ziel hat – eben den Tod –, fällt es mir immer wieder schwer, Menschen in diesem Warten zu begleiten: In vollem Bewusstsein des baldigen Versterbens dazusitzen und trotzdem nicht zu wissen, wann und wie der Tod nun eintreten wird, finde ich eine der größten Herausforderungen, die uns das Leben stellt.

> Doch, wenn man weiterdenkt, ist denn nicht das ganze Leben, ob gesund oder krank, nicht ein mehr oder weniger langes Warten auf den Tod? Verstehen Sie mich bitte nicht falsch: Ich möchte nicht auf die depressive oder die Trübsal-Schiene machen. Es ist einfach eine Sichtweise, die man auch haben könnte.
>
> So ist der US-amerikanische Psychoanalytiker und Psychotherapeut Irvin D. Yalom überzeugt, dass unser ganzes Leben, unsere Aktivitäten, unsere Berufe, unsere Freizeitbeschäftigungen eigentlich ein Verdrängen der Angst vor dem Tod seien. Ist man gesund und voll im Alltag eingespannt, oft auch so verspannt, dass für keine anderen Gedanken Platz besteht, außer, wie man die nächst absehbare Zukunft plant und schafft, denkt wohl niemand ernsthaft an einen möglichen bevorstehenden Tod.
>
> Würden wir jedoch mehrere Gänge runterschalten und unsere Ängste vor dem Sterben und dem Tod zulassen, würden wir uns vielleicht bewusst werden, dass wir alle Menschen in der gleichen Situation sind: nämlich in der Warteschlaufe vor dem Tod.
>
> Für schwer kranke Menschen ist dieses Warten glasklar und in bewusster Nähe, für die gesunden Menschen – doch wer weiß schon, ob man morgen auch noch gesund ist? – in verdrängter Ferne. Dies ist auch gut so: Eine gesunde Portion Verdrängung ist notwendig, um den Alltag zu bewältigen.

Literatur

Beckett, S. (2006). *Warten auf Godot/Endspiel/Glückliche Tage*. Suhrkamp.

Jehle, F.-J. (Hrsg.). (2007). *Wenn der Atem leiser wird. Leitfaden für den Umgang mit Menschen in Grenzsituationen*. Eigenverlag der Hospizbewegung Liechtenstein. Verlag Atelier Silvia Ruppen.

Längle, A. (2007). *Vergänglichkeit, Sinn und die Angst vor dem Serben*. In Jehle, F.-J. (Hrsg.), *Wenn der Atem leiser wird*.

Leitfaden für den Umgang mit Menschen in Grenzsituationen. Eigenverlag der Hospizbewegung Liechtenstein (S. 89–111). Verlag Atelier Silvia Ruppen.

Yalom, I. D. (2008). *In die Sonne schauen. Wie man die Angst vor dem Tod überwindet.* btb.

6

Symptome einer Krebserkrankung

> **Was Sie in diesem Kapitel erwartet**
>
> Die Symptome einer Krebserkrankung können vielfältig und auch höchst belastend sein, und zwar für die Betroffenen wie auch für die sie betreuenden Angehörigen. Diesen Symptomen gehen wir in diesem Kapitel nach.
>
> Bleibt man bei den Symptomen stehen, bekommt man ein Verständnis dafür, was es heißen kann, schwer an Krebs erkrankt zu sein. Doch die wichtige Frage, was man dagegen tun kann, bleibt unbeantwortet. In diesem Kapitel machen wir den Versuch, einige Anhaltspunkte diesbezüglich aus psychoonkologischer Sicht einzubringen.

Die Symptome einer Krebserkrankung können vielfältig sein und brauchen oft eine sehr genaue, differenzierte Abklärung durch spezialisierte Onkologinnen und Onkologen (auf Krebs spezialisierte Ärztinnen und Ärzte).

Das können unerklärliche Schmerzen sein, unerklärliche körperliche Veränderungen, Appetitlosigkeit, Gewichtsverlust, Blässe und Blutarmut, chronische, sehr starke Müdigkeit.

Je nach dahinterstehender Erkrankung fallen die Symptome unterschiedlich aus und es muss auch unterschiedlich schnell reagiert werden.

6.1 Hauptsymptome

Erfahrungen und Studien zeigen, dass die häufigsten belastenden Symptome für Menschen mit Krebs folgende sind:

- Fatigue (eine besondere Art von grosser Müdigkeit)
- Schmerzen durch die Tumore
- Energiemangel
- Schwäche
- Gewichtsverlust

In den letzten zwei Wochen vor dem Tod verschiebt sich die Symptomlast:

Weiter an erster Stelle bleibt die unvorstellbare Müdigkeit, gefolgt — in vielen Fällen — von großem Gewichtsverlust. Auch Schwächesymptome sind weiter vorhanden.

Die Schmerzen können jedoch durch eine geeignete Kombination von Medikamenten gut reduziert werden.

6.2 Krankheitssymptome und Nebenwirkungen von Therapien

Bezüglich der Krankheitssymptome und auch Nebenwirkungen von verschiedenen Therapien (Chemotherapien, Hormontherapien, Immuntherapien, Strahlentherapien) werden die Patientinnen und Patienten aus onkologischer Sicht umfassend informiert.

Ich werde an dieser Stelle einige oft auftretende Krankheitssymptome und mögliche Nebenwirkungen von Therapien aufführen. Als Nicht-Medizinerin werde ich darauf nicht aus medizinischer Sicht eingehen, sondern aus psychoonkologischer, und Handlungs- sowie Unterstützungsmöglichkeiten für Betroffene und ihre Angehörigen aufzeigen (Tab. 6.1).

6.3 Chronische Müdigkeit bei einer Krebserkrankung oder Cancer Related Fatigue (CRF)

Eine der häufigsten Aussagen, die ich von meinen Krebspatientinnen und -patienten höre, betrifft deren Müdigkeit und allgemeine Schwäche. Für die Betroffenen ist es oft schwierig, selbst Nahestenden, geschweige Außenstehenden, die empfundene starke Erschöpfung begreiflich zu machen, insbesondere wenn die eigentliche Krebstherapie erst einmal überstanden ist. Diese Müdigkeit ist von einer allgemeinen Müdigkeit, wie sie gesunde Menschen etwa nach körperlicher und/oder geistiger Tätigkeit erleben, zu unterscheiden. Sie ist gänzlich anders – und betrifft die ganze Person.

Tab. 6.1 Krankheitssymptome und Nebenwirkungen von Krebstherapien sowie Handlungs- und Unterstützungsmöglichkeiten

Krankheitssymptome/Nebenwirkungen von Therapien	Handlungs- und Unterstützungsmöglichkeiten
1 Chronische Müdigkeit (sogenannte Cancer Related Fatigue)	Hierzu gibt es spezielle Programme, etwa Walking-Gruppen für Betroffene, Gesprächsgruppen für Betroffene und Angehörige; allgemein werden Bewegung und Sport empfohlen.
2 Geschmacksveränderungen	Geschmacksveränderungen stellen sich vor allem im Rahmen einer Chemotherapie ein. Angehörige sollten die Patientinnen und Patienten nicht zum Essen zwingen. Die Betroffenen sollten möglichst das essen, was Freude macht und vom Geschmack her möglich ist.
3 Appetitlosigkeit und Gewichtsverlust/Mangelernährung	Man geht davon aus, dass 20–70 % der onkologischen Patientinnen und Patienten an einer Mangelernährung leiden. Der Gewichtsverlust, ausgehend von vermindertem Appetit, nimmt oft bedrohliche Ausmaße an. Weil man dies schnell sieht, erschrecken Angehörige sehr, machen sich große Sorgen und regen die Betroffenen an, doch mehr zu essen, was oft vergeblich ist. Möglichkeiten: Kalorienreiche Drinks, möglichst eiweißhaltige Nahrung zu sich nehmen, ärztlichen Rat erfragen, Ernährungsberatung beiziehen. Wichtig: Keine Diäten machen!

(Fortsetzung)

Tab. 6.1 (Fortsetzung)

Krankheitssymptome/Nebenwirkungen von Therapien	Handlungs- und Unterstützungsmöglichkeiten
4 Schlafstörungen	Auf eine sorgsame Schlafhygiene (Maßnahmen, die schlaffördernd wirken können) achten. Sollten die Schlafstörungen sehr einschränkend sein, ist es wichtig, mit der Onkologin oder dem Onkologen zu besprechen, was eine geeignete Medikation sein könnte. Je nach Krankheitsstadium: Vorsicht vor abhängig machenden Substanzen wie Benzodiazepinen!
5 Verändertes Körpergefühl	Ein Stück weit muss man wohl damit leben lernen. Bewegung, Sport, Yoga, Achtsamkeitsübungen, Meditation sind einige Möglichkeiten, um wieder besser mit dem eigenen Körper in Kontakt zu kommen.
6 Haarverlust	Die Bedeutung des Haarverlustes nach einer Chemotherapie oder auch Strahlentherapie am Kopf ist für die Betroffenen nicht zu unterschätzen und bitter anzufühlen! Versuchen Sie es mit farbigen Tüchern oder einer zu Ihnen passenden Perücke. Männer bleiben eher über eine gewisse Zeit bei der rasierten Kopfhaut.
7 Veränderungen an Haut und Nägeln	Häufig nach Therapien: Sorgsame und achtsame Körperpflege sind hier das A und O: Brauchen sie rückfettende Duschmittel oder gönnen Sie sich gelegentlich ein Ölbad und cremen Sie sich mit einer reichhaltigen Bodylotion oder -creme ein. Für die Nägel gibt es ebenfalls gute und pflegende Öle.
8 Emotionale Instabilität und Dünnhäutigkeit	Lassen Sie dies zu. Bleiben Sie möglichst im Gespräch mit Ihrer Familie, mit Freundinnen und Kollegen. Sollten Sie niemanden haben für tragende und stützende Gespräche, nehmen Sie professionelle Hilfe in Anspruch. Das ist kein Gesichtsverlust, sondern zeugt von Ihrer Stärke, für sich einzustehen.

(Fortsetzung)

Tab. 6.1 (Fortsetzung)

Krankheitssymptome/Nebenwirkungen von Therapien	Handlungs- und Unterstützungsmöglichkeiten
9 Beeinträchtigung von inneren Organen und Knochen	Therapien können auch gesunde Organe und Knochen beeinträchtigen. Sollten Sie dies merken, unbedingt das Gespräch mit der Onkologin oder dem Onkologen suchen.
10 Blutbildveränderungen	Im Rahmen der Therapien wird Ihnen wohl mehrmals Blut abgenommen. Das ist wichtig, um Veränderungen im Blutbild festzustellen und gegebenenfalls entsprechende medizinische Maßnahmen einzuleiten.
11 Anfälligkeit für Infektionen	Bei Therapien, die das Immunsystem angreifen respektive ‹hinuntersetzen›, sollten Sie sehr vorsichtig sein, da Sie nun besonders anfällig sind für Infektionen. Es gilt, Menschenansammlungen zu meiden, in der Corona- und Grippezeit sich gut zu schützen und bei Fieber sofort den ärztlichen Notfalldienst zu kontaktieren.

> **Linda**
>
> Linda, eine 60-jährige Patientin, sehr offen für Neues, aufmerksam, dem Leben zugewandt, an Brustkrebs erkrankt und gerade in Chemotherapie, schildert mir diese unendliche Müdigkeit, wonach sie nach ein paar Schritten völlig entkräftet sei. Linda könne das rational nicht nachvollziehen, dass schon eine kleine Strecke zu Fuß fast unmöglich sei. Auch zu Hause könne sie praktisch nichts machen und müsse sich entweder setzen oder hinlegen.

Wie lange dieser Zustand dauert, ist leider nicht vorauszusagen. Was aber in aller Deutlichkeit hervorzuheben ist: Durch diese Art der Müdigkeit sind das berufliche, private und soziale Leben sehr eingeschränkt. Da sich diese Art von Müdigkeit vor allem bei an Krebs erkrankten Menschen, häufig durch den Tumor selbst, oft aber auch durch die Therapien oder auch zusätzliche Erkrankungen zeigt, spricht man in der Fachsprache von Müdigkeit, die durch Krebs hervorgerufen ist, von der sogenannten Cancer Related Fatigue (CRF).

6.3.1 Typische Anzeichen einer Cancer Related Fatigue

> **Cancer Related Fatigue (CRF)**
>
> Die CRF zeigt sich auf drei Ebenen: körperlich, emotional und geistig:
>
> - **körperlich**: Müdigkeit/Erschöpfung/Schwäche und Kraftlosigkeit/reduzierte Leistungsfähigkeit
> - **emotional**: psychische Erschöpfung/mangelnder Antrieb/Motivationsprobleme/Interesseverlust/Niedergeschlagenheit/Angst und Frustration

> - **geistig**: Konzentrationsprobleme/Gedächtnisprobleme/Probleme beim Denken
>
> (Quelle: Referatsunterlage von Birgit Maier, 2016, Universitätsspital Basel)

Für die Angehörigen ist dieser Zustand der Patientin oder des Patienten, wie schon gesagt, schwierig nachvollziehbar, weil gesunde Menschen diese besondere Art von Müdigkeit nicht kennen. Nicht selten kommt es zu Unverständnis, Spannungen, Konflikten oder sogar Streit, was die ohnehin schon zerbrechliche Situation noch schwieriger macht.

Es ist vielfach der Antriebsmangel, der den betroffenen Menschen und deren Angehörigen zu schaffen macht. Alle Vorschläge vom wohlmeinenden Ehemann werden von der zuvor sehr unternehmungslustigen Ehefrau abgeschlagen. Der Ehemann nimmt es letztlich nicht mehr neutral, sondern auf sich bezogen und meint, etwas falsch gemacht zu haben – und schon sind wir in der Spirale nach unten.

Was den Betroffenen ebenfalls zu schaffen macht, ist die Ungewissheit betreffend der Dauer der Einschränkung. Es kann sein, dass die Müdigkeit nach erfolgten Therapien langsam weniger wird. Es kann aber auch sein, dass sie ein Jahr oder länger anhält. Bei einem kleinen Teil der Patientinnen und Patienten wird es nie mehr so sein, wie vor der Erkrankung. Sie kommen nicht mehr auf das Niveau ihrer Leistungsfähigkeit, so wie sie es vorher waren.

In solchen Situationen werde ich oft gefragt, zusammen mit der Patientin oder dem Patienten, der zuständigen Person von der Invalidenversicherung (in Deutschland: Rentenversicherung) und den Arbeitgebenden an einen runden Tisch zu sitzen, um die Situation zu analysieren und Lösungen zu entwickeln. In einigen Fällen haben die Patientinnen und Patienten selbst ihre Tätigkeit reduziert und dabei eine Lohneinbusse in Kauf genommen, in anderen Fällen wurde – mit schriftlicher Darlegung der ganzen Situation – von der Versicherung eine Teilrente gesprochen. Die Versicherungen in der Schweiz sind nun so weit, dass sie betreffend der Symptome der CRF respektive des Krankheitsbildes kundig sind und im gegebenen Fall auch darauf eingehen.

6.3.2 Was hilft bei einer Cancer Related Fatigue?

Tipp

Was immer wieder gesagt und postuliert wird, ist Bewegung! Über deren Quantität sind sich Onkologinnen und Onkologen uneins. Meiner Meinung nach muss sie nicht ‹extremsportähnlich› sein, sondern kann in schon geringen Mengen (täglich ein Spaziergang, der kürzer oder länger sein kann) hilfreich sein. Wichtig dabei ist Konstanz. Leichter fällt es womöglich, wenn man solche Bewegungen, Sport, Walking, Yoga und anderes in einer Gruppe machen kann. Vielerorts bestehen auch entsprechende Gruppenangebote für Krebspatientinnen und -patienten.

Wichtig ist demgegenüber aber auch, immer wieder Ruhepausen für den Körper einzuschalten.

Ein besonderes Augenmerk gilt dem Verständnis der Angehörigen und Zugehörigen: Nicht forcieren und fordern oder sogar beschuldigen, sondern Verständnis zeigen und darauf eingehen, wenn etwas (noch) nicht geht.

Zur Cancer Related Fatigue braucht es viele Informationen für die Patientinnen und Patienten und ihre Angehörigen: In meiner Sprechstunde erkläre ich viel, normalisiere auch, dass diese große Müdigkeit zur Krankheitssituation gehöre, dass viele Erkrankte darunter leiden. Das gibt meist eine Erleichterung, weil sich die Patientinnen und Patienten wahrgenommen fühlen und nicht denken, sie ticken nicht richtig oder seien falsch.

> Auch die Angehörigen sind erleichtert, dass sie nicht schuldig sind an der Situation.
> Und, was mir persönlich sehr wichtig ist: Jeden Tag zumindest etwas von dem machen, was einen freut, was man gerne macht, was einem guttut.

6.4 Geschmacksveränderungen

Viele an Krebs erkrankte Menschen berichten von einer für sie sehr unangenehmen Nebenwirkung von Chemotherapien, nämlich von einer leichten bis zu einer sehr starken Veränderung im Geschmack. Dies kann sich darin zeigen, dass jegliches Essen und Getränk nach gar nichts mehr schmeckt, oder dass Essen und Getränke so übel schmecken, dass jegliche Lust daran vergeht.

Schmeckt es nach nichts, essen viele Erkrankte aus Verstandesgründen doch – „weil man ja etwas essen muss." Schmeckt es übel, verzichten viele Betroffene oft ganz aufs Essen, weil es einfach nicht runter geht, und trinken nur noch wenig. Das kann dann oft auch einer der Gründe für die noch zu besprechende Gewichtsabnahme sein. Sogar das Lieblingsessen, das geliebte Glas Wein können ekelerregend schmecken.

Die Angehörigen bemühen sich oft bis aufs Äußerste, ihren kranken Menschen das beste Essen aufzutischen. Aber auch das zeitigt oft keine Früchte. „Ich kann kaum einen Bissen kosten und schon stellt es mir völlig ab und ich bringe nichts mehr runter!" So höre ich es oft. Da ist der Grat schmal, beim kochenden Angehörigen keine tiefe Verletzung auszulösen, bemühen sie sich doch aufs Äußerste und geben alles.

> Es ist wichtig, dass die Kochenden die vermeintliche „Zurückweisung" nicht persönlich nehmen, was ein tägliches Lernen bedeutet.

6.5 Appetitlosigkeit und Gewichtsverlust

Appetitlosigkeit und Gewichtsverlust rufen bei den Mitmenschen meist große Sorge hervor. „Die Arme darf doch nicht verhungern, sie muss unbedingt essen!" Die Angehörigen tun dann alles, um das beste Essen zuzubereiten, mit viel Aufwand und Mühe. Und dann bleibt am Ende doch alles im Teller übrig. Das ist oft sehr frustrierend und macht alle Beteiligten ratlos und traurig. Auch ich erschrecke oft ob dem Gewichtsverlust einiger Patientinnen und Patienten, die zum Teil fast nur noch Haut und Knochen sind – je nach Krankheitsstadium.

So besorgniserregend das auch ist, es gehört zu einer Krebserkrankung und auch zu den Therapien, dass die Patientinnen und Patienten oft nicht mehr essen können wegen bereits geschilderten Geschmacksveränderungen und eben Appetitlosigkeit. Damit es nicht zu einer Mangelernährung kommt, können kalorienreiche und proteinreiche Drinks Abhilfe verschaffen. Es gibt sie in verschiedenen Geschmacksrichtungen. Im schlimmsten Fall muss auch an eine künstliche Ernährung gedacht werden. Denn will man noch Therapien durchführen, muss der Körper in einem doch guten Gesundheitszustand sein, sonst kann er eine starke Therapie nicht mehr verkraften.

Wichtig erscheint mir, die Betroffenen nicht zum Essen zu zwingen, sondern sie zu beruhigen, ärztlichen Rat einzuholen oder auch einen Termin bei der Ernährungsberatung auszumachen, die es in jedem etwas größeren Krankenhaus gibt. Es ist schön, wenn den Betroffenen immer auch nur das Kleinste, was sie mögen, zur Verfügung gestellt wird.

Auch das Küchenteam im Hospiz kennt diese Herausforderung: Es kocht mit viel Fürsorge und Achtsamkeit, fragt nach den individuellen Bedürfnissen und Wünschen der Bewohnerinnen und Bewohner. Und doch geht der schön angerichtete Teller, oft kaum angetastet, in die Küche zurück. Das braucht viel Frustrationstoleranz vonseiten des Teams.

6.6 Schlafstörungen

„Müdes Deutschland: Schlafstörungen steigen deutlich an." Mit diesem Titel übertitelte der DAK-Gesundheitsreport 2017 seine Pressemitteilung. Fazit: 80 % der Erwerbstätigen schlafen schlecht, jede und jeder Zehnte Deutsche leidet sogar unter schweren Schlafstörungen.

> **Schlafstörung**
>
> Unter einer Schlafstörung versteht man Folgendes:
>
> - Einschlafstörungen
> - Durchschlafstörungen
> - schlechte Schlafqualität
> - Tagesmüdigkeit
> - Erschöpfung in der Folge

Das ist die eine Seite der Medaille, die andere sind die Schlafmittel, die aufgrund der Schlafstörung konsumiert werden. Der große Nachteil an den meisten effektiven Schlafmedikamenten: Sie haben ein hohes Suchtpotenzial.

Mehrmals eingenommen über eine bestimmte Periode, kann bereits zur Folge haben, dass man immer darauf angewiesen ist und ohne die Medikamente gar nicht mehr schlafen kann.

Häufig werden die generellen Ursachen von Schlafstörungen mit dem Stress im Alltag durch überfordernde Arbeit und private Sorgen, abendliche TV-, PC- und andere elektronische Medien-Nutzung begründet. Bei an Krebs erkrankten Patientinnen und Patienten kommen noch andere Faktoren hinzu: Es sind das Grübeln, das Kreisen der Gedanken im Kopf, bedingt durch die Erkrankung. „Wie geht es mit mir und meiner Familie weiter?" „Kann ich geheilt werden oder werde ich in den nächsten Monaten/Jahren sterben?" „Wie komme ich mit all den Therapien zurecht?" „Wie steht es um meine Finanzen?" „Ist meine Familie gut versorgt?" Eine Unmenge von Fragen und Gedanken rauben den Erkrankten oft den Schlaf, was nur zu gut nachvollzogen werden kann.

6.6.1 Fragen zum Schlaf generell

Wie steht es eigentlich um Ihren Schlaf im Allgemeinen?
- Was machen Sie vor dem Zu-Bett-Gehen?
- Können Sie gut einschlafen?
- Schlafen Sie fest und tief?
- Oder erwachen Sie viel?
- Was tun Sie, wenn Sie nicht schlafen können?

6.6.2 Was kann man tun bei schlechtem Schlaf?

Von der Deutschen Gesellschaft für Schlafstörung und Schlafmedizin (DGSM) gibt es informative Ratgeber für Patientinnen und Patienten, die man auf deren Website kostenlos herunterladen kann.

Zu den häufigsten Schlafstörungen gehören die sogenannten Ein- und Durchschlafstörungen. Ich fasse Ihnen die wichtigsten Erkenntnisse und Verhaltensmaßnahmen zur Förderung eines besseren Schlafes, auch **Schlafhygiene** genannt, zusammen (eigene Zusammenstellung auf der Grundlage: Patientenratgeber der Deutschen Gesellschaft für Schlafforschung und Schlafmedizin [DGSM]; 02.01.2018).

Schlafumgebung
Ihre Schlafumgebung sollte bequem sein. Ihr Bett sollte in einem abgedunkelten, ruhigen Raum stehen. Die Temperatur sollte eher kühl als warm, zudem sollte ausreichend frische Luft vorhanden sein. Vermeiden Sie es möglichst, vor dem Schlafengehen noch mit elektronischen Geräten zu arbeiten und zu hantieren.

Ernährung
Betreffend Ernährung und Schlaf sind sich die Expertinnen und Experten unschlüssig: Schauen wir in den mediterranen Raum – dort wird oft zu später Stunde noch üppig gespeist und getrunken, ohne dass Millionen von Menschen unter Schlafstörungen litten.

Daraus schließe ich für Sie und für mich: Machen Sie es so, wie es für Sie stimmig ist und passt. Sollten Sie sich unwohl fühlen nach dem Essen und merken, dass dies Ihr Schlaf negativ beeinflusst, probieren Sie etwas anderes aus.

Vorsicht ist jedenfalls geboten bei den sogenannten Stimulantien, die den Schlaf stören können; dazu gehören Koffein, Nikotin und Alkohol.

Nehmen Sie bewusst wahr, wie Sie sich fühlen, was Sie in Ihrem Körper spüren und handeln Sie danach.

Bewegung
Bewegung und Sport können unterschiedliche Wirkung auf den Schlaf haben: Positive, wenn sie der eigenen Fitness und Tageszeit angepasst sind; negative, wenn die eigene Fitness nicht genügend ist oder die Zeit bis zum Schlafen zu kurz ist. Doch auch zu geringe Bewegung kann den Schlaf beeinträchtigen.

Stress
Stress, Belastungen und Probleme gehören zu den ausgeprägten Auslösern von Schlafstörungen. Sie zu vermeiden, ist leichter gesagt, als getan.

> **Was kann man machen, sollte der Schlaf – trotz guter Schlafhygiene – gestört sein?**
> - Entspannen Sie sich vor dem Zu-Bett-Gehen: Nehmen Sie, sofern möglich, ein beruhigendes, wohlriechendes Bad. Trinken Sie einen Beruhigungstee, hören Sie entspannende Musik.
> - Aufstehen, wenn man merkt, nicht einschlafen zu können oder in der Nacht erwacht und nicht mehr einschlafen kann. Machen Sie etwas Beruhigendes: Tee trinken, leise Musik hören, beruhigende Bilder anschauen.
> - Wenn Sie merken, dass Sie nicht gut schlafen: Nicht ständig auf die Uhr schauen oder Glockenschläge zählen.
> - Nehmen Sie, wenn immer möglich, keine abhängig machenden Schlafmedikamente ein (vor allem keine Medikamente, die die Substanz Benzodiazepin enthalten). Sie sind ausschliesslich für den Notfall gedacht!
>
> Erkundigen Sie sich in der Apotheke, welche pflanzlichen Präparate den Schlaf fördern können. Fragen Sie ebenfalls bei Ihrer Ärztin oder Ihrem Arzt nach, welche Medikamente ohne Suchtpotenzial eine schlaffördernde Wirkung haben.

> Das Bett ist ausschließlich zum Schlafen und für erotische und/oder sexuelle Handlungen da!

6.7 Verändertes Körpergefühl

Durch eine Krebserkrankung, aber auch durch die verschiedenen Therapien, kann sich das Gefühl, sich im eigenen Körper wohl zu fühlen oder überhaupt im eigenen Körper zu sein, völlig verändern. Man denke nur an die für eine Frau sehr einschneidende Erfahrung, eine Brust oder gar beide Brüste amputieren zu müssen. Fühlt man sich da noch als Frau? Wie fühlt man sich generell, wenn man sich täglich – brustamputiert – im Spiegel sieht? Wie fühlt sich die Sexualität an?

Oft verändern sich durch eine Chemotherapie auch Haut, Haare und Nägel (siehe im Folgenden). Besonders einschneidend ist ein künstlicher Darmausgang. Solche Eingriffe verändern nicht nur das Körpergefühl, sondern sind oft auch mit Ekel und großer Scham verbunden. Verstopfung (Obstipation) und Durchfall (Diarrhoe) sind für das Gefühl, sich gut im eigenen Körper zu fühlen, ebenfalls sehr hinderlich. Ich höre oft die Aussage: „Ich weiß gar nicht, wie ich mich fühle, ich fühle mich total fremd in meinem Körper."

6.8 Haarverlust

Ich staune immer wieder, wie schnell sich Frauen und Männer mit dem durch einige Chemotherapien hervorgerufenen Haarverlust abfinden. „Wissen Sie, ich werde mir die Haare nun erstmal ganz kurz schneiden lassen, dann fallen mir nicht ganze Büschel aus, denn das würde ich nicht ertragen." „Die Perücke habe ich bereits mit meiner Freundin ausgesucht. Zu Hause und auch, wenn es mir nicht drum ist, die Perücke zu tragen, werde ich farbige Tücher tragen." Von den Krankenhäusern und den Krebsgesellschaften angebotene Schminkkurse helfen oft auch, das Selbstwertgefühl etwas zu halten.

Tragisch ist es natürlich, wenn die Haare nicht mehr nachwachsen, was oft durch Ganzhirn- und Ganzkörperbestrahlungen verursacht werden kann.

Chantal

Chantal, eine meiner jüngeren Patientinnen mit einmal wunderschönem und beneidenswertem Haar muss dieses Schicksal erleiden. Die Perücke hat ebenfalls wunderbares Haar. Doch die Patientin sieht sich trotzdem täglich mit ihrem Glatzkopf im Spiegel, was sie immer wieder sehr traurig macht.

6.9 Veränderungen an Haut und Nägeln

Nicht jede Chemotherapie hat dieselben Nebenwirkungen. Sie werden zu Beginn einer Therapie auch genauestens informiert, welche Nebenwirkungen die Ihnen verabreichte Therapie haben kann.

Deutliche Veränderungen an Haut und Nägeln beobachte ich oft bei Hochdosis-Chemotherapien bei Blutkrebs (Leukämien). Da können sich die Nägel verfärben, eine Wachstumsstörung ausbilden; die Haut kann brüchig werden und schält sich in der Folge.

Veränderte und trockene Haut und Nägel gibt es auch bei anderen Chemotherapien. Da ist es wichtig, sich mit fettreichen Cremes zu pflegen. Die Pflegemöglichkeiten sind zum Glück vielfältig. Lassen Sie sich diesbezüglich von Ihrer Onkologin, Ihrem Pflegefachmann oder in der Apotheke beraten.

Die gute Nachricht: Haut und Nägel regenerieren und diese unangenehmen Nebenwirkungen sind meist vorübergehend. Es braucht aber Geduld!

6.10 Emotionale Instabilität und Dünnhäutigkeit

„Ich breche bei der kleinsten Episode in Tränen aus!" „Ich nehme alles so persönlich, spüre auch alles so sehr und bin einfach sehr dünnhäutig."

Die emotionale Achterbahn und die verspürte Dünnhäutigkeit können Folgeerscheinungen einer Krebserkrankung und der durchgeführten Therapien sein. Ja, das Leben ist aus den Fugen geraten – und zwar komplett. Körper und Psyche reagieren unerwartet, nicht kontrolliert. Diese Veränderungen des erkrankten Menschen bekommt das nahe Umfeld hautnah mit. Das ist sehr belastend und der Umgang damit äußerst herausfordernd. „Wie gehe ich mit dem mir nahen Menschen um, der plötzlich aus dem Nichts einen Wutanfall bekommt und/oder in Tränen ausbricht?" „Mache ich etwas falsch?", fragen mich Angehörige sehr oft.

Selbstverständlich kann auf solche Fragen nicht einfach geantwortet werden, das muss sehr genau angeschaut werden. Doch meistens macht niemand etwas falsch – die Situation ist einfach zu herausfordernd und komplex, und zwar für den kranken Menschen wie auch für seine Angehörigen.

6.11 Beeinträchtigung von inneren Organen und Knochen

Eine Chemotherapie und insbesondere eine Bestrahlung (Radiotherapie) können auch gesunde Organe und Knochen in Mitleidenschaft ziehen. Daher sind Kontrollen über einen längeren Zeitraum sehr wichtig, um frühzeitig die nötigen Vorkehrungen zu treffen. Gewisse Therapien (zum Beispiel Teilhirn- oder Ganzhirn-Bestrahlungen wie auch Bestrahlungen am Körper) können leider zu dauerhaftem Haarausfall und Schäden an den Knochen und/oder inneren Organen führen. Das ist für die Betroffenen sehr herausfordernd und schwierig auszuhalten. Sie haben täglich mit ihrer physischen und psychischen Versehrtheit zu leben.

6.12 Blutbildveränderungen

Mit den Veränderungen im Blutbild durch eine Chemotherapie steigen wir komplett in den medizinischen Bereich ein. Da sind Sie bei Ihrer Onkologin oder Ihrem Onkologen am besten beraten. Wichtig für Sie ist zu wissen, dass sich durch eine Chemotherapie Ihre Blutwerte negativ verändern können. Gehen Sie daher regelmäßig zu den empfohlenen Blutentnahmen. Veränderungen im Blutbild haben Auswirkungen auf Ihre Anfälligkeit für Infektionen, aber auch auf Ihre Müdigkeit und Schlappheit.

6.13 Anfälligkeit für Infektionen

Wie bereits gesagt, im Rahmen einer Chemotherapie sind Sie anfällig für Infekte jeder Art. Da heißt es, vorsichtig zu sein. Ihr Immunsystem ist durch die Therapie heruntergefahren, sogenannt **immunsupprimiert**. Da kann es sich nicht mehr gegen alle „Eindringlinge" wie Bakterien und Viren wehren. Das haben wir schmerzlich in Zeiten von Corona lernen müssen. Immunsupprimierte Menschen gehören zu den Hochrisikogruppen. Sie müssen geschützt werden und haben sich selbst zu schützen. Da sind die in der Corona-Zeit gelernten Schutz- und Hygienemaßnahmen die besten.

> Bei jedem Anzeichen von Unwohlsein oder Fieber – unbedingt den Notfalldienst kontaktieren.

6.14 Was tun gegen die Symptome? – Symptommanagement

Wie bereits geschildert, ist, um die oft quälenden Symptome in Schach zu halten, ein hoch wirksames Medikamentenmanagement sehr wichtig. Ebenfalls ist es wichtig, den Darm gut zu pflegen, sodass die kranken Menschen nicht auch noch an Schmerzen, hervorgerufen durch Obstipation (Verstopfung) und/oder Diarrhoe (Durchfall) zusätzlich leiden.

Geht dann – im späteren Krankheitsstadium – die Nahrungsaufnahme von wenig bis auf null und kann auch keine Flüssigkeit mehr aufgenommen werden, sind die Mundpflege und das Befeuchten der Lippen zentral. Die Abnahme der Tätigkeit der verschiedenen Organe wie auch die Reduktion von Flüssigkeit und Nahrung reguliert der Körper von allein.

Und immer, auch in dieser letzten Zeit, geht es um den ganzen Menschen, seine physische, seine psychische und geistige Integrität. Daher gehören zum medizinischen Symptommanagement für den kranken Menschen zusätzlich das Gefühl, getragen und geborgen zu sein, nicht alleine gelassen zu werden, ein liebes Wort, eine liebevolle Berührung.

> Kein sterbender Mensch, der eine auf ihn abgestimmte Pflege erhält, verdurstet oder verhungert.

6.15 Methoden gegen Krebs

> **Steve**
>
> „Frau Leu, was empfehlen Sie mir – soll ich mich der hiesigen Medizin anvertrauen oder etwas Alternatives ausprobieren? Ich habe nämlich von einem Arzt gehört, der große Erfolge in der Krebstherapie und sogar in der Heilung von Krebspatientinnen und -patienten mit diesen Kapseln erzielt hat." Steve streckt mit einen Zettel hin, wo diese Kapseln angepriesen werden.

Reißerische Schlagzeilen wie die in der größten Schweizer Boulevardpresse „Krebs ist kein Todesurteil mehr!" (vom 01.02.2018/aktualisiert am 08.07.2019) oder sogenannte „Anti-Krebs-Ernährungspläne" verstärken die wohl übergroßen Erwartungen an gewisse angepriesene „Heilmittel".

Oft siedeln sich diese Therapien und Methoden im Bereich der „alternativen" Krebstherapien an. Das heißt, es geht hier um eine andere, eben **alternative**, Therapie als die wissenschaftlich fundierten medizinischen Therapien. Ich erkläre das den Patientinnen und Patienten auch so. Die wissenschaftliche Datenlage ist hier meist nicht vorhanden. So kann man einfach hoffen, dass die alternativen Medikamente keinen Schaden anrichten. Leider sind hier oft auch Scharlatanerie und Geldgier im Spiel.

Anders sieht es mit den zusätzlichen, also **komplementären**, Therapien zur traditionellen Therapie aus. Sie unterstützen die traditionelle Therapie: Phytotherapie (Pflanzenheilkunde), Wickel, Akupunktur, Misteltherapie, Ausstreichungen.

Klären Sie jeweils zuerst ab, ob die die Therapien anbietende Institution anerkannt und zertifiziert ist.

Auch zu den sogenannten „Krebsdiäten" (hier gibt es eine ganze Reihe davon) gibt es bis jetzt keine wissenschaftliche Grundlage. Wichtig scheint mir, dass man ob einer eigens zusammengestellten Nahrung, die hoffentlich keinen Schaden in Form einer Mangelernährung anrichtet, nicht vergisst, die dem Körper medizinisch anerkannte Behandlung zukommen zu lassen, sofern das die Patientin oder der Patient auch will.

Meine Haltung ist hier klar: Ich bevorzuge die medizinische und komplementäre Behandlung. Wenn eine Heilung nicht mehr möglich ist, kommt die palliative Behandlung zum Tragen (worauf wir noch zu sprechen kommen).

> **Eine mögliche Haltung der existenziellen Psychoonkologie**
>
> Was kann eine existenziell ausgerichtete Psychoonkologie angesichts der vielfältigen Auswirkungen einer Krebserkrankung ausrichten?
>
> Es geht auch hier um das Annehmen und Akzeptieren der schweren Bürde, die auf den betroffenen Menschen wie ein Damoklesschwert lastet. Es geht aber auch um das Annehmen und Akzeptieren dessen, was Betroffene und ihre Mit-Betroffenen als für sie stimmig erachten.
>
> Ich selbst vertrete eine Haltung, dass bei fortschreitender Erkrankung und Schwäche das „Therapieren

bis zuletzt" schwierig durchzuführen ist. Hier gilt es, vertiefte Gespräche zu führen – aus der Haltung, das Leiden mit den Betroffenen mitzutragen und auszuhalten.

Wichtige Adressen für Informationen zu Krebserkrankungen
Deutschland:
Krebsinformationsdienst
Deutsche Krebshilfe
Deutsche Landes-Krebsgesellschaften (nach Bundesland)
Österreich:
Österreichische Krebshilfe
Schweiz:
Krebsliga Schweiz

Innehalten: „Scheiß Krebs!"
So sagte es mir kürzlich ein schwer erkrankter Patient angesichts seines Hirntumors. Der Tumor drückte unter anderem auf sein Sprachzentrum, sodass der Patient unter erheblichen Wortfindungsstörungen litt, die er selbst mitbekam. Er wollte seine Gedanken äußern und es ging nicht. Eine furchtbare Situation.

Was kann ich hier als Psychoonkologische Psychotherapeutin erwidern? Beschwichtigen und sagen: „Kommen Sie, das wird schon", wäre äußerst zynisch, denn der Patient hätte zu mir wohl das Vertrauen verloren, denn er weiß selbst nur zu gut, wie es um ihn steht. So sagte er darauf: „Sehen Sie, wie es laufend bergab geht mit mir?" Ich musste ihm, so weh es mir tat, sagen, dass ich das sehe, ja.

In solchen Situationen denke ich oft, wie grausam das Leben sein kann. Manchmal frage ich mich auch, ob dem betreffenden Menschen mit dem nahenden Tod etwas erspart wird? Ich weiß es nicht.

Dem Patienten ist es immer schlechter gegangen. Er musste mit seinen knapp 55 Jahren in ein Altenheim eintreten, denn er lebte alleine und konnte sich so nicht mehr selbst versorgen.

Es folgten noch einige wenige Notaufnahmen ins Krankenhaus wegen Epilepsie-Anfällen, bis er dann immer kraftloser wurde und auch nicht mehr sprechen konnte. Bald darauf ist er gestorben.

7

Angst

Was Sie in diesem Kapitel erwartet

Ist ein Mensch von einer Krebserkrankung betroffen, stellt sich wohl als Erstes der Gefühle die blanke Angst ein, wenn nicht gar Todes-Angst.

Die Ängste bei einer Krebserkrankung sind vielfältig. Wir gehen diesen im folgenden Kapitel gesondert nach.

Und noch etwas: Gibt es allenfalls „Methoden" gegen die Angst? – Oder: Will uns die Angst am Ende etwas Wichtiges mitteilen?

Theo

Theo, ein etwas über 50-jähriger, sportlicher Mann, steht in meinem Sprechzimmer: blass und wie erstarrt. Er habe nun gerade von seiner Onkologin erfahren, dass er an Bauchspeicheldrüsenkrebs erkrankt sei. Das sei ja das Todesurteil schlechthin. Bevor ich nur etwas erwidern kann, überrascht er mich mit Zahlen: Da man seinen Krebs relativ spät

> diagnostiziert habe, könne man ihn nicht mehr heilen – und die 5-Jahres-Überlebensrate liege ja bei unter zehn Prozent. Er habe Todesangst, sagt Theo.

7.1 Was ist Angst überhaupt?

Herumirren, freier Fall, keinen Boden unter den Füssen, ein großes schwarzes Loch, auf der Flucht sein, ein leeres Feld, wo alles Lebendige eliminiert zu sein scheint, in ein Loch versinken, lange dunkle Gänge ohne Aussicht auf einen Ausstieg, Dürre, Finsternis, Verfolgt-Sein, auf einer Klippe vor dem Fall in die Tiefe stehen … Dies alles sind Bilder und/oder Traumfacetten, die ich von meinen Patientinnen und Patienten geschildert bekomme. Ja, bei einer Krebserkrankung herrscht die pure Angst. Sie hat oft Überhand. Das ist verständlich. Das große schwarze Loch, der unendliche Tunnel ohne Ausgang.

In der Philosophie haben sich vor allem existenzielle Denker mit dem Thema Angst auseinandersetzt – ausgelöst durch eine menschliche Grenzsituation. Dabei richtet sich Angst nicht auf einen bestimmten Gegenstand oder eine spezifische Situation, wie es etwa die Furcht tut (Furcht vor Spinnen als Beispiel), sondern sie ist existenziell, überfällt und tangiert den ganzen Menschen in seinem Sein. So können wir mit Ina Schmidt, wie sie in ihrem lesenswerten Buch *Über die Vergänglichkeit* ausführt, Angst als „menschlich-existenzielle Befindlichkeit" bezeichnen.

Angst ist ein Gefühl, das quasi frei flottiert, uns von einer Sekunde auf die andere in Beschlag nehmen kann und nicht mehr so schnell loslässt.

Wunderbar drückt es der marokkanische schöne Gastarbeiter Ali im berührenden Film von Rainer Werner Fassbinder aus dem Jahr 1974 *Angst essen Seele auf* aus, wenn er zu seiner 20 Jahre älteren Geliebten Emmi, die sich als

Reinigungsfrau durchs Leben bringt, tröstend sagt, dass sie sich nicht ängstigen soll, denn eben: „Angst essen Seele auf". Ein eindrückliches Bild, das mir geblieben ist.

> **Angst und Furcht**
> **Angst** ist eine nicht an eine Situation oder ein Objekt gebundene Emotion. **Furcht** dagegen ist gerichtet, auf eine Situation oder ein Objekt hin, also eine Emotion auf eine reale oder geahnte Gefahr hin.
> In unserem alltäglichen Sprachgebrauch verwenden wir für beides, die existenzielle oder ungebundene Angst und die Furcht vor etwas Bestimmten, den Begriff der Angst.

Der deutsche Angstforscher und Psychiater Borwin Bandelow (*1951) forscht seit Jahren zum Thema Angst generell. Gemäß seinen Untersuchungen haben 18 % der Bevölkerung irgendwann im Leben eine Angsterkrankung. An erster Stelle stehen Panikstörungen, dann die sozialen Ängste und am Schluss die einfachen Ängste, zum Beispiel Angst vor Spinnen, Angst vor dem Fliegen und anderes (was eben eigentlich das Gefühl der Furcht wäre).

Ängste bei Krebspatientinnen und -patienten unterscheiden sich fundamental von unseren „normalen" Alltagsängsten. Es sind alles umfassende, tief greifende Ängste, die die betroffenen Menschen in ihren Grundfesten erschüttern, eben: **existenzielle Ängste**.

7.2 Das Dreigespann Krebs – Angst – Tod

Seit ich mit Krebspatientinnen und -patienten und deren Angehörigen und Zugehörigen arbeite, beschäftigt mich der Zusammenhang von „Krebs und Angst". Warum zeigt sich bei einer Krebserkrankung das Thema Angst in solchem Ausmaß überhaupt? Bei einem Beinbruch oder einem Blinddarm demgegenüber wird kaum jemand von solch mannigfaltigen Ängsten geplagt.

Viele Onkologie-Patientinnen und -Patienten berichten mir von ihren Ängsten, die sie teils permanent begleiten oder sie auch nur phasenweise quasi aus dem Hinterhalt ‚überfallen'. Tragisch wird es insbesondere, wenn die Patientinnen und Patienten ihre Ängste nicht verstehen können, haben sie doch alles vielmals überdacht, Informationen eingeholt, Stellung bezogen und vieles mehr. Oft wird mir die Frage gestellt, warum denn mit einer Krebserkrankung so viele Ängste aufkommen. Das Ausmaß sei manchmal unerträglich und die Gedanken würden stundenlang im Kopf kreisen – des Öfteren auch nachts; an Schlaf sei dann nicht mehr zu denken. Ich spreche bei meinen Patientinnen und Patienten gerne von einer schlechten Symbiose zwischen Krebs und Angst.

Symbiose

Unter Symbiose wird aus biologischer Sicht „die Vergesellschaftung von Individuen zweier unterschiedlicher Arten, die für beide Partner vorteilhaft ist", verstanden (online; de.wikipedia.org; Zugriff: 27.09.2020).

In der Psychologie haftet dem Begriff der Symbiose ein negativer Beigeschmack an. Denn er beschreibt Formen der Abhängigkeit zweier Menschen, die die je individuelle Entwicklung hemmen.

Krebs und Angst haften einander ebenfalls an. Hier ist ebenfalls keine Entwicklung mehr möglich. Angst überfällt einen, hemmt und blockiert. Dem Krebs ist das zwar egal, wie es die Slogans der schweizerischen Krebsliga untermauern, wie zum Beispiel: „Darmkrebs ist es egal, wer du bist. Informiere dich." (krebsliga.ch) Oder: „Brustkrebs ist es egal, wer du bist. Uns aber nicht." (krebsliga.ch) Den erkrankten Menschen plagt und quält aber die Angst.

Bei einer Krebserkrankung geht es nicht nur um *eine* Angst, sondern vielfach um mehrere Ängste, denen ich im Folgenden in einer Auswahl nachgehen werde. Sie äußern sich nicht bei jeder Patientin oder jedem Patienten gleich, und nicht alle Ängste treten bei jedem an Krebs erkranktem Menschen auf – das ist individuell verschieden.

Im Folgenden spreche ich von Ängsten, auch da, wo es sich um ganz konkrete Ängste handelt, es also eine Furcht wäre.

> Zum Thema Angst gibt es unzählige wissenschaftliche LIteratur, aber auch Ratgeberliteratur, die aufzeigen, wie man in einer Art Schnellprogramm seine Ängste loswird. Diesbezüglich bin ich anderer Meinung: Wenn es sich um existenzielle Ängste handelt, die den Menschen zutiefst berühren, betreffen und damit auch verunsichern, gibt es kein schnelles Programm, das wirkt. Da geht es um das Verstehen der Ängste, um das Verstehen, was einen die Ängste aufzeigen wollen, es geht auch ums Verstanden-Werden durch andere Menschen und letztlich dann auch um die eigene Auseinandersetzung damit. Allenfalls ist auch therapeutische Hilfe angesagt.

7.3 Angst vor Kontrollverlust und Fremdbestimmung

„Ich habe Angst, in die medizinische Maschinerie zu kommen, wo dann plötzlich alles seinen Lauf nimmt, indem ich nur noch von Arzttermin zu Arzttermin und von Untersuchungstermin zu Untersuchungstermin renne!" „Ich komme gar nicht mehr mit, was man an mir alles macht. Überall hängen Schläuche und dauernd wird Blut abgenommen. Ich weiß gar nicht, was machen."

Solche Aussagen von Patientinnen und Patienten höre ich oft.

Alexander

Alexander, knapp vor dem Ende seines Berufslebens, der an schwerem metastasiertem Lungenkrebs erkrankt ist, will nicht in diese „Maschinerie", wie er sagt, hineinkommen. So verliere er Stück um Stück seiner Freiheit und sei nur noch fremdbestimmt, vor allem, was seinen Tagesablauf betreffe. Ihn ängstige der Freiheitsverlust: dass andere über ihn verfügen würden, dass er in eine Apparatur komme, die ihn beherrsche. Mit seiner Krankheit und auch mit seiner nicht mehr allzu langen Lebensperspektive sei er in Auseinandersetzung. Das sei leidvoll, aber dem sei er gewachsen. Der Maschinerie und der Fremdbestimmung sei Alexander hingegen nicht gewachsen.

Immer wieder weisen mich Patientinnen und Patienten auf den Aspekt der Autonomie, also der Selbstbestimmung, hin. Diesen Aspekt haben auch bekannte Krebs-Patienten wie der Schweizer Jurist Peter Noll (1926–1982) und der deutsche Film-, Theaterregisseur und Autor Christoph Schlingensief (1960–2010) ins Zentrum gerückt. Ebenfalls bin ich bei der Philosophin, Literaturwissenschaftlerin und Autorin Natalie Knapp

(*1970) darauf gestoßen. In unserer individualisierten Multioptionsgesellschaft, wo alles möglich und erreichbar scheint, sind die Begriffe der Autonomie, der Selbstbestimmung und Kontrolle zu einem der höchsten Güter geworden. Doch: Durch eine Krebserkrankung entgleitet dem Menschen diese Kontrolle vollends. Denn der Krebs wuchert, wie und wo er will, und die medizinische Maschinerie nimmt ihren Lauf. „Wenn man mal drin ist, gibt es kein Heraus", so höre ich dies von vielen Patientinnen und Patienten.

Es ist in diesen Aussagen auch eine gewisse Zwiespältigkeit enthalten. Denn all die Menschen, von denen ich hier schreibe, waren letztlich dankbar und froh, konnten sie von der doch sehr guten Medizin profitieren.

Es ist selbstverständlich nicht einfach, sich – je nach Krankheitsbild und Krankheitsstadium – auch in den intimsten Bereichen helfen zu lassen, zumal man vorher ein selbstbestimmtes und eigenständiges Leben geführt hat. Hilfe anzunehmen, ist für viele Menschen schwierig. Das erlebe ich fast täglich in meinen Gesprächen.

Und nun soll man plötzlich nicht mehr allein aufs Klo gehen, sich die Intimpflege machen lassen oder plötzlich in Inkontinenzwäsche liegen? Ganz zu schweigen von den so schambehafteten Ereignissen, wie ins Bett zu machen und vieles andere mehr. Das ist leidvoll, das selbst mitansehen zu müssen, das kann demütigen. Daher erachte ich es als wichtig, dass die ‚gesunden' Unterstützenden dies jeweils beachten und mitbedenken, vor allem, wenn eine Patientin oder ein Patient aufbraust oder unwirsch reagiert. Dahinter können große Scham, Trauer, Unsicherheit und Unbeholfenheit stecken.

> **Felix**
>
> Ein schwer erkrankter 70-jähriger Patient führt in meiner Sprechstunde ein Streitgespräch mit seiner Ehefrau, die an einem Abend, als sie einer externen Verpflichtung nachzugehen hatte, eine Verwandte zu sich nach Hause bat, um den Abend mit dem Patienten zu verbringen. Die Absicht war, dass Felix nicht alleine sei und die Ehefrau auch nicht Angst haben musste, dass etwas passiert, dass er stürzt oder in Ohnmacht fällt, wie es auch schon vorgekommen ist. Felix wehrt sich lautstark, was sie denn von ihm meine, er sei doch kein Kind, das man hüten müsse, er könne gut alleine sein und sei immer noch selbstständig.
>
> Es brauchte viel Geduld, um beiden die jeweilige Perspektive und die Hintergründe des anderen verständlich zu machen, auch was in jedem von den beiden Betroffenen nun abgegangen ist.
>
> Es bedeutete für beide einen Perspektivenwechsel: Für den Patienten, der sich im Gespräch in die Position seiner Frau versetzte und ihre Sorge um ihn wahrnehmen konnte. Aber auch für die Ehefrau, indem sie verstehen konnte, welche Unsicherheit und große Scham dieses „Gehütet-Werden" bei ihrem Mann ausgelöst hat.

In extremem Maß begegne ich dieser Angst vor Fremdbestimmung auf der Isolationsstation bei Akuter Myeloischer Leukämie (AML, ein schwerer Blutkrebs). Gerade bei engagierten Menschen in ihrer vollen Aktivität, die von einer Stunde auf die andere als sterbenskrank in die Notaufnahme eingeliefert werden, ist dieses Gefühl vorherrschend – und allzu verständlich.

Es ist die Beengung des Ausgeliefertseins: „Man sieht alles ganz genau, aber man kann nichts dagegen machen", schreibt Peter Noll in seinem Buch *Diktate über Sterben und Tod*. Es sei wie in einem Film, der in Zeitlupentempo ablaufe, und einen Autounfall oder einen Flugzeugabsturz darstelle.

Ähnlich sieht dies Natalie Knapp in ihrer Publikation *Der unendliche Augenblick:* „Etwas nicht kontrollieren zu können, gehört für Menschen einer hochtechnisierten Zivilisation zu den schwierigsten Übungen." Eine Krebserkrankung konfrontiert uns zudem mit den Grenzen unseres Wissens, denn es ist schlicht nicht herauszufinden, wer für die Spielregeln verantwortlich ist, wer die Urheberin oder der Urheber ist. Damit umzugehen, ist für uns westliche Menschen ein Hochseilakt. Fremdbestimmung ist in demokratischen Gesellschaften schwer zu ertragen. Das sind wir uns schlicht nicht mehr gewohnt. Und deshalb überkommen uns solche diffusen Gefühle und Ängste, wenn wir nicht mehr selbst bestimmen können, was mit uns geschieht.

Selbstverständlich fragen die Ärztinnen und Ärzte nach, ob diese oder jene Therapie von den Patientinnen und Patienten auch gewünscht ist, sofern es denn überhaupt Alternativen gibt. Aber meist sind die Diagnosen und Krankheitsprozesse dermaßen komplex, dass man ohne medizinisches Wissen schlichtweg nicht entscheiden kann, was nun für einen gut ist und was nicht. Man kann der Richtung nach entscheiden, was wohl sinnvoll wäre und was nicht. Letztlich weiß man es als Nichtmedizinerin oder -mediziner einfach nicht – und muss vertrauen. Vertrauen aber braucht einen Aufbau, braucht Beziehung. Oft ist es aber so, dass im Akutkrankenhaus die Belegschaft häufig wechselt, an einem Tag diese Assistenzärztin Dienst hat, am andern jemand anders. Das ist keine Kritik (respektive, das müsste eigens angeschaut und differenziert analysiert werden), aber macht sicher den Aufbau des Vertrauens schwieriger.

Einfacher ist dies im Hospiz, das oft nur eine beschränkte Anzahl Patientinnen und Patienten aufnehmen kann. Dort gibt es einen ärztlichen Dienst, der immer erreichbar ist, den auch alle Bewohnerinnen und Bewohner persönlich kennen. Das gibt Konstanz und ist für das Vertrauen förderlich.

7.4 Angst vor dem, was eintreten könnte (Progredienzangst)

„Ich erstarre vor Angst, wenn ich an meine Zukunft denke."

> **Ruth**
>
> Eine meiner Klientinnen erzählt von ihrem an Prostatakrebs erkrankten Ehemann. Die Blutwerte sind zwar gut, doch je länger der an und für sich gute Zustand anhält, desto mehr ist Ruth von unendlichen Ängsten geplagt, dass „demnächst eine Bombe platze", wie sie sagt. Sie wartet nur noch auf den Ausbruch der totalen Krankheit und kann so die im Moment noch gute Gegenwart nicht mehr genießen, weil sie ständig in der furchterregenden Zukunft lebt. Von Schlaf sei keine Rede mehr, schreibt mir Ruth, in einer ihrer E-Mails.

Bei der **Angst vor der Zukunft,** in der Fachsprache spricht man von **Progredienzangst,** richtet sich die Angst nicht auf reale Gefahren, sondern auf das, was möglicherweise passieren könnte. Und mit diesem Fokus wird uns schmerzlich bewusst, dass es trotz aller Vorsichtsmaßnahmen, Absicherungen und vielem mehr keine Sicherheit gegen Eventualitäten gibt. Unser Leben ist unsicher und mit Risiko behaftet. Das, was wir im Alltag zu verdrängen versuchen durch Arbeit, Freizeitaktivitäten, ja durch Ablenkungen generell, bedrängt uns bei einer Krebserkrankung in bedrohlicher Weise.

Ich habe viele Gedanken darauf verwendet, was bei Krebs die Angst vor der Zukunft so ungeheuerlich erscheinen lässt. Da der Krebs oft in unserem Körper unbemerkt wuchert und wir ihn nicht sehen, kommt womöglich das Gefühl auf, keine Kontrolle mehr über den Körper zu haben (siehe oben). Es ist wohl das, was Patientinnen und Patienten meinen, wenn sie sagen, dass ihnen ihr Körper plötzlich fremd geworden sei, dass sie auch nicht mehr sagen können, was sie fühlen.

Eine Gruppe von Forscherinnen und Autoren (Waadt, Duran, Berg, Herschbach) hat den sogenannten **Progredienz-Fragebogen (PA-F)** erarbeitet, mit dem die vielfachen Ängste im Zusammenhang mit dem Fortschreiten einer chronischen Erkrankung erfragt werden können. Daraus ergibt sich für Krebspatientinnen und Krebspatienten folgende Liste:

Angst vor der Zukunft beinhaltet
- Angst vor dem vorzeitigen Tod
- Angst vor dem Mitleid anderer bei der Schockdiagnose Krebs
- Angst vor Schmerzen
- Angst vor Metastasen an schwer zugänglichen Stellen
- Hirnbefall
- Angst vor quälenden oder peinlichen Behandlungsfolgen wie Erbrechen, Hautveränderungen, Verbrennungen, Haarausfall
- Angst vor Operationsfolgen wie Stoma, verunstaltete Brust, Angst vor ‚ekligen' Körperveränderungen
- Angst vor sozialem Attraktivitätsverlust
- Angst, Beziehungen nicht mehr führen zu können
- Angst, dass die Zeit nicht reicht
- Angst, die Angehörigen könnten es nicht aushalten

7.5 Angst, dass der Krebs wieder kommt (Rezidivangst)

„Bei jedem kleinsten Wehwehchen habe ich Angst, dass es wieder der Krebs ist." „Ich habe solche Angst, dass der Krebs in meinem Gehirn weiterwächst und ich debil werde." „Ich habe große Angst, dass der Krebs nun in meinem ganzen Körper ist." Solche Aussagen sind gängig in meiner Sprechstunde. Und ich höre sie von vielen Betroffenen, nicht nur von quasi ‚ängstlichen' Menschen.

> **Sandrine**
>
> Eine mitten im Leben stehende Patientin, noch arbeitstätig und mit bereits zwei lebhaften Enkelinnen, berichtet nach erfolgreich behandeltem Brustkrebs, dass sie bei jedem Kribbeln im Körper vor Angst erstarre, dass es der Krebs sein könnte, der nun wiederkomme. Sandrine sei so sehr fixiert auf jede kleinste Regung in ihrem Körper, dass sie Mühe habe, sich wieder auf etwas anderes zu konzentrieren.

Die Angst, dass der Krebs wieder kommt, in der Fachsprache **Rezidivangst** genannt, ist etwas Spezielles, aber häufig anzutreffen: Es ist für mich als Patientinnen und Patienten betreuende Psychoonkologin diejenige Angst, die besonders mit einer Krebserkrankung verbunden ist.

Machen Sie folgendes Gedankenexperiment: Nehmen Sie an, Sie hätten das rechte Bein gebrochen. Sie lassen es entsprechend behandeln, können eine Weile nur mit Gips gehen, dann wird Ihnen vielleicht eine Physiotherapie verordnet und nach einer gewissen Zeit, so wird Ihnen versichert, können Sie wieder normal gehen und das Bein bewegen. Tut Ihnen einmal das linke Bein weh, so denken

Sie wohl nicht gerade als Erstes daran, dass Sie dieses Bein auch noch brechen werden oder es schon gebrochen ist. Käme Ihnen wohl nicht in den Sinn.

Anders bei einer Krebserkrankung: Ist man einmal im Leben an Krebs erkrankt, wird man die unheimliche und bedrohliche Angst, der Krebs könnte zurückkommen oder an anderer Stelle neu auftreten, wohl nie mehr los.

> **Oskar**
>
> Oskar, ein 70-jähriger Patient, spürte in seiner akuten psychischen Labilitätsphase bereits kurz nach der erfolgreichen Operation eines Hirntumors den Tumor im wahrsten Sinne in seinem Kopf wieder ‹wachsen›, obwohl er nach Aussage der Ärzte vollständig entfernt werden konnte.

7.6 Angst vor körperlicher Beeinträchtigung

„Ich habe Angst, dass sich mein Partner wegen meiner Brustamputation von mir trennt und ich dann allein bin."

> **Colora**
>
> Die etwa 30-jährige Colora, sehr sportlich und leistungsorientiert, hat erfolgreich ihren Brustkrebs behandelt. Sie erzählt mir in großer Not, dass sie und ihr Ehemann als gemeinsame Freizeitbeschäftigung in ihrer eh knapp bemessenen Paarzeit zusammen Sport gemacht hätten. Nach der OP und einer Chemotherapie sei Colora nun weniger leistungsfähig und nach einer körperlichen oder auch geistigen Betätigung, egal welcher Art, sehr schnell müde. Sie habe nun Angst, dass sie dadurch für ihren Mann nicht mehr interessant und attraktiv genug sei.

Die Angst vor körperlicher Beeinträchtigung ist bei einer Krebserkrankung nur zu gut verständlich. Es betrifft sowohl Frauen als auch Männer.

Besonders hart betroffen sind Frauen, die durch einen Brustkrebs ihre Brust oder auch ihre Brüste amputieren (Mastektomie) müssen. Hier stellen sich große Fragen und auch die Notwendigkeit ausführlicher psychoonkologischer Gespräche über das Frau-Sein generell, körperliche (Un-)Versehrtheit und auch die Frage nach dem körperlichen Schönheitsideal. Gerade die Brüste sind für eine Frau meist sehr wichtig, nicht nur für ihr Gefühl für Weiblichkeit, sondern auch in der Erotik und Sexualität.

7.7 Angst vor sexueller Beeinträchtigung

Fragen
- Können wir überhaupt (noch) mit körperlichen Unzulänglichkeiten umgehen?
- Können wir körperliche Imperfektion aushalten?
- Können wir versehrt durchs Leben gehen?

Leonie

Ich erinnere mich noch gut, als ich ans Bett der etwa 30-jährigen, lebhaften, aufgeschlossenen Leonie in die Frauenklinik gerufen werde: Ihr stehe infolge Brustkrebs die Amputation der einen Brust bevor. Sie könne damit gut umgehen. Doch sie möchte mich als Psychoonkologin bereits im Vorfeld kennen lernen – für ihren Mann, falls er Probleme mit ihr als brustamputierten Frau bekäme. So könne sie ihm meine Adresse empfehlen.

Der Mann hat meine Unterstützung nie in Anspruch genommen. Es gehe ihnen gut, berichtete mir Leonie nach längerer Zeit.

In einer auf Unversehrtheit, Schönheit, Sexieness getrimmten Gesellschaft stellen mögliche körperliche oder sexuelle Beeinträchtigungen eine große Gefahr dar für die Betroffenen.

Oft erlebe ich Männer nach einer Prostata-Operation mit ähnlichen Frage- und Problemstellungen: **Inkontinenz und Impotenz** sind hier die Schlagwörter. Eine Inkontinenz löst meist sehr viel Scham aus und ist auch schwierig und mühsam auszuhalten, wenn man immer Einlagen und zusätzliche Hosen bei sich tragen muss und nie sicher ist, ob Urin abgeht.

Doch wie steht es mit der Impotenz?

> **Carl**
>
> Carl, ein 60-jähriger Patient, infolge seiner Operation an der Prostata impotent, verabschiedet sich bei mir in der Sprechstunde quasi von seiner Sexualität. Da laufe nichts mehr. Er ‹könne› ja nicht mehr. Ich frage nach Berührungen, Streicheleinheiten, Liebkosungen, sprich: Erotik mit seiner Partnerin. Carl schaut mich erstaunt an …
>
> Ja, Sexualität ist weit mehr als der bloße Akt. Und die gute Nachricht: Das kann gelernt werden!

7.8 Angst vor Überforderung

„Ich bin so schnell körperlich am Limit und ermüdet – wie soll ich meine Arbeit nur schaffen?"

Mit einer Krebserkrankung und den anschließenden Therapien geht, wie wir schon gesehen haben, oft eine große Müdigkeit einher. Die Patientinnen und Patienten fühlen sich dünnhäutig und psychisch labil. Treten an sie nun gewisse alltägliche Herausforderungen (geschweige denn schwere Anforderungen), kann dies sehr schnell zu Überforderung und zu Überbelastung führen. An Arbeit ist kaum mehr zu denken. „Wie soll ich denn alles schaffen? Ich bin ja schon nach der kleinsten Anstrengung so kaputt!"

Das Nicht-Mögen stößt im sozialen Umfeld oft auf Unverständnis. „Jetzt magst du schon wieder nicht! Und ich habe mich so gefreut, dass wir endlich wieder mal Gäste einladen können!" Die Partnerin oder der Partner wird ungeduldig und der kranke Mensch fühlt sich schuldig. Einmal mehr ist er der Spielverderber. Ein Teufelskreis.

Auch hier lohnt es sich, sich Informationen einzuholen, was eine Krebserkrankung und ihre Therapien alles auslösen können. In meiner Sprechstunde kann ich das jeweils erklären, sodass die Menschen möglichst ein besseres und wohlwollenderes Verständnis für einander bekommen können.

7.9 Angst vor Schmerzen und vor dem Ersticken

„Ich habe Angst vor nicht kontrollierbaren Schmerzen."
„Ich habe Angst zu ersticken – das soll grauenhaft sein!"

Die Angst vor Schmerzen ist wohl die bei einer Krebserkrankung dominierende Angst, nebst der Angst vor dem Ersticken.

Ich habe praktisch noch keine an Krebs erkrankten Menschen gesehen, die nicht von der Angst vor dem Ersticken gesprochen haben. Warum ist das so? Ich kann nur Vermutungen anstellen: Es ist der Atem, der das Leben erst möglich macht. Hört jemand auf zu atmen, ist sie oder er tot. So scheint es mir verständlich, dass vor allem die plötzliche Atemnot sehr verängstigt. Das Leben scheint in unmittelbarer Gefahr zu sein. Hier sind

Beruhigungsmaßnahmen sehr wichtig. Das Symptom der Atemnot wird primär mit Morphin behandelt. Besteht zusätzlich Angst, ist der Einsatz von angst- und spannungslösenden Medikamenten angezeigt. Nichtmedikamentöse Möglichkeiten bestehen zusätzlich in Atemtherapie, eventueller Sauerstoffgabe, Gabe von Wasserspray, dem Einsatz von Psychotherapie und in einem guten sozialen Netzwerk.

In der Medizin spricht man zudem von der **refraktären Atemnot,** bei der die Ursachen maximal behandelt sind, jedoch nicht behoben werden können. Auch diese Art der Atemnot kann gelindert werden. Auch hier sind nichtmedikamentöse Möglichkeiten ein zusätzlicher Weg wie Atemtherapie, Sauerstoffgabe, Wasserspray, Psychotherapie, ein gutes soziales Netzwerk.

In der fortgeschrittenen Phase kann dann auch – im Gespräch mit der Patientin oder dem Patienten und deren oder dessen Angehörigen sowie Ärzteschaft und Pflege – an eine **palliative Sedierung** gedacht werden.

7.9.1 Palliative Sedierung

Das Ziel der palliativen Sedierung besteht darin, den schwer kranken Menschen durch medikamentös herbeigeführten Schlaf das Sterben erträglicher zu machen und auch Symptome wie Schmerzen zu lindern.

> **Wichtig**
> Bei der palliativen Sedierung wird der Tod NICHT durch die Medikamente herbeigeführt, sondern durch die fortschreitende Krankheit.

Eine **palliative Sedierung,** so wie ich sie im Hospiz kennen gelernt habe, wird nur durchgeführt nach ausführlichen Gesprächen mit der Patientin oder dem Patienten, mit Angehörigen und Zugehörigen sowie dem Ärzte- und Pflegeteam. Hier kann dann auch die psychologische und/oder seelsorgerische Unterstützung hilfreich sein. In jedem Fall sind eine intensive Überwachung und Pflege der Patientinnen und Patienten notwendig.

Häufig erlebe ich, dass Patientinnen und Patienten, die noch nie von der Möglichkeit der palliativen Sedierung gehört haben, oft dann sehr schnell von *Exit* sprechen, der in der Schweiz legalen Sterbehilfeorganisation.

7.9.2 Beihilfe zum Suizid

In der Schweiz ist die **Beihilfe zum Suizid,** auch **assistierter Suizid** oder **assistierter Freitod** genannt, legal. Mit dem Urteil des Bundesverfassungsgerichts von Februar 2020 ist auch in Deutschland der assistierte Freitod erlaubt, wie auch in den Benelux-Staaten, in einigen Bundesstaaten der USA und in Kanada.

In der Schweiz gibt es mehrere Sterbehilfeorganisationen. Die Kriterien zur Aufnahme sind dabei unterschiedlich. *Exit*, worauf ich mich im Folgenden beziehe, nimmt nur Personen nach Vollendung des 18. Altersjahres mit Schweizer Bürgerrecht oder Wohnsitz auf. Andere Organisationen nehmen auch Ausländerinnen und Ausländer auf, in deren Länder die Beihilfe zum Suizid illegal ist.

Exit wurde 1982 gegründet. Die Vereinigung zählt rund 100'000 Mitglieder. Exit engagiert sich aber ebenso in der Beratung: Patientenverfügungen, Krankheit, Rechtsschutz und anderes.

Für die Freitodbegleitung bestehen fünf Bedingungen (siehe Website Exit: www.exit.ch):

> **Bedingungen, die bei einem assistierten Freitod erfüllt sein müssen**
> - Urteilsfähigkeit der sterbewilligen kranken Person;
> - Wohlerwogenheit, also nicht aus dem Impuls oder im Affekt handelnd;
> - dauerhafter Sterbewunsch der sterbewilligen Person;
> - keine Beeinflussung durch Dritte;
> - der Suizid soll eigenhändig ausgeführt werden können; das dem Betäubungsmittelgesetz unterstehende Mittel Natrium-Pentobarbital muss also eigenhändig eingenommen werden.

Diese Bedingungen werden von mehreren Personen genau überprüft.

Die Zahlen zeigen, dass längst nicht jede Person, die Mitglied bei Exit ist, den assistierten Suizid auch befolgt. Mitglied bei Exit zu sein, erscheint mir wie die letzte Hintertüre, doch noch wählen zu können, und das Leben respektive den Tod in die eigene Hand zu nehmen – ein letzter Akt von Autonomie.

Gerade bei Hirntumorpatientinnen und -patienten ist es oft ein Seiltanz, den ‹richtigen› Moment des assistierten Freitodes zu wählen: Erstens muss der kranke Mensch, wie wir gesehen haben, bei Bewusstsein und urteilsfähig sein, und zweitens muss er den Todesakt selbst vollziehen können. Bei einem Hirntumor kann die Schwelle vom Bewusstsein zur Somnolenz, einer Art Dösezustand, sehr schwierig einzuschätzen sein – und oft ist es dann zu spät.

7.10 Angst, dass die Partnerschaft durch die Krankheit gefährdet ist

Eine Krebserkrankung betrifft oft nicht nur ein Organ oder mehrere, sondern den ganzen Menschen. Und dies spätestens dann, wenn Therapien (z. B. Chemotherapie und/oder Radiotherapie) angewendet werden: Übelkeit (vor einigen Jahren noch die meist gefürchtete Nebenwirkung der Chemotherapie, die nun aber besser in den Griff zu bekommen ist), unerträgliche Müdigkeit, die jeden Antrieb und jede Motivation, etwas zu unternehmen, zunichtemacht, Verhaltensveränderungen und vieles mehr können nicht nur den betroffenen Menschen, sondern auch das soziale Umfeld und vor allem eine Partnerschaft ganz schön strapazieren.

Nina

Nina, die Ehefrau eines seit 40 Jahren verheirateten Paares – der Mann ist an Lungenkrebs erkrankt – erzählt in der Sprechstunde, wie ihr Mann plötzlich aufbrausend sei, jedes Unterstützungsangebot seiner Frau ausschlage und nicht mal mehr eine Umarmung von ihr ertrage, ja, sie geradezu von sich wegstoße. Beide sind ratlos und weinen. „Als wenn nicht schon die Krankheit allein genug wäre!"

Joseph

Ein älterer Mediziner und Psychotherapeut, schwer an Krebs erkrankt, erzählt mit von einem Traum, in dem seine geliebte Partnerin einen anderen Mann zu sich nach Hause geholt habe. Dies habe ihn mit großer Trauer erfüllt. Joseph habe ihr das aber im Traum zugebilligt. Denn schließlich sei er es ja, der durch seine schwere Krankheit aus der Beziehung ausgestiegen sei, nicht sie.

7.11 Angst, dass Freundschaften zerbrechen

Wie wir gesehen haben, kann es tatsächlich sein, dass Freundschaften vor dem Hintergrund einer schweren Krankheit eines Menschen zerbrechen. Oft ist der Anlass für den Bruch nicht einmal eine Auseinandersetzung oder ein Streit. Es kann einfach sein, dass sich die jeweiligen Befindlichkeiten nicht mehr zusammenbringen lassen. Die Angst, dass angesichts einer schweren Erkrankung und durch Veränderungen in einem Leben generell Freundschaften zerbrechen, ist keineswegs unbegründet, sondern real. Das kann passieren! Auch das gilt es anzuerkennen und zu akzeptieren, auch wenn es hart ist.

7.12 Angst vor den Reaktionen der anderen

„Bei der Arbeit, im Klub, auf der Straße sehe ich, wie es sich Leute, die auf mich zukommen, überlegen, ob sie ‚es' erwähnen sollen oder nicht. Tun sie es, ist es mir zuwider; tun sie es nicht, auch. Manche drücken sich ganz und gar. R. meidet mich schon seit einer Woche. Am liebsten sind mir die wohlerzogenen jungen Männer, fast noch Jünglinge, die an mich herantreten, als sei ich Arzt, tief erröten, die Sache hinter sich bringen und sich so rasch, wie es der Anstand erlaubt, wieder entfernen. Vielleicht sollte man Menschen in Trauer wie Aussätzige in besonderen Siedlungen isolieren."

So beschreibt der Schriftsteller Clive Staples Lewis (1898–1963) in seinem schönen Büchlein *Über die Trauer* die Wirkung der Trauer auf andere Menschen und deren Reaktionen.

Auch Menschen, die von einer schweren Krankheit betroffen sind, haben oft große Angst, wie andere Leute auf sie, ihr vielleicht verändertes Aussehen oder ihre Dünnhäutigkeit reagieren. Oft ist es die Angst davor, nicht verstanden oder gar ausgegrenzt zu werden. Eine ungewollte Reaktion von jemandem anderen, die einen wunden Punkt in einem berührt, schmerzt sehr. Lewis beschreibt es sehr schön: Reagieren die anderen, stört es ihn, reagieren sie nicht, stört es ihn auch. Oft höre ich von Betroffenen und ihren Angehörigen, dass sie von Bekannten und befreundeten Menschen zu Beginn ihrer Erkrankung noch etwas gehört hätten – in Form von Nachfragen, Telefonaten oder auch Besuchen. Hält sich die Situation über einen längeren Zeitraum unverändert schlecht, breche das Interesse oft ab oder die Nachfragen blieben ganz aus.

Man kann jedoch davon ausgehen, dass auf der Seite der Kolleginnen und Freunde wiederum ebenfalls eine große Unsicherheit besteht und auch Ängste vorhanden sind etwas ‹falsch› zu machen. Auch diese Reaktion sehen wir bei Lewis sehr berührend beschrieben. Dauert eine Krankheit lange, kann es schon vorkommen, dass der Kontakt abbricht, weil die Lebensumstände der erkrankten Person und ihren Angehörigen und die Lebensumstände der ‹Gesunden› oft diametral auseinanderliegen.

Freundinnen für die guten sind nicht immer Freunde für die schlechten Zeiten. Auch dies ist eine existenzielle Grunderfahrung.

Tipps für Außenstehende in der Begegnung mit kranken Menschen
- Handeln Sie nach Ihrer Intuition.
- Nehmen Sie dann den Kontakt zur befreundeten erkrankten Person auf, wenn es für Sie stimmt.

- Haben Sie keine Angst vor ‹Fehlern›.
- Fragen Sie bei der erkrankten Person und/oder deren Angehörigen nach, welche Form der Kontaktnahme und/oder Unterstützung für sie hilfreich wären.
- Handeln Sie, wenn Sie mögen, nach der Devise: Lieber etwas machen, auch wenn Sie unsicher sind, als gar nichts. Und sonst: FRAGEN!

7.13 Angst, anderen zur Last zu fallen

„Wenn ich ja nur meinen Angehörigen einmal nicht zur Last falle!"

Diesen Ausspruch hört man schon seit Jahren, meine ich. Er kommt mir nur allzu bekannt vor. Warum ist es denn so schlimm, sich von anderen Unterstützung holen zu dürfen? Warum darf ich nicht auch einmal hilfsbedürftig sein?

Ob Helfen und Unterstützen für jemanden eine Last sind oder nicht, entscheidet jeweils die unterstützende Person, nicht diejenige, die sich Hilfe holt. Ich sage meinen Patientinnen und Patienten jeweils, dass Menschen in der Regel gerne helfen. Am besten ist es, wenn man sie mit ganz konkreten Aufgaben betraut. Das ist dann für beide Seiten leichter.

Gerade Eltern wollen ihren Kindern einmal nicht zur Last fallen. Warum denn nur? Eltern haben während Jahren zu ihren Kindern geschaut (sofern nicht andere Umstände dies verhindert haben). Warum können die Kinder nun nicht auch, wenn die Zeit gekommen ist, zu ihren Eltern schauen? Dass das arbeitsorganisatorisch nicht immer einfach ist, ist mir klar – und ich setze mich immer wieder dafür ein, dass auch Töchter (meistens sind es sie) und Söhne Arbeitszeit zur Verfügung gestellt bekommen, wenn sie ihre (betagten) Eltern unterstützen. Ist nämlich ein Kind krank, dürfen Eltern dafür Krankheitstage einziehen – pflegt man seine Eltern, geht das nicht. Häufig müssen dann die völlig überforderten Angehörigen krankgeschrieben werden, obwohl sie gar nicht krank sind. Hier hat die Politik noch viel zu tun. Aber kranke und auch alte Menschen sind wohl zu wenig prestigeträchtig, zu wenig relevant für die Gesellschaft. Ich bin fest davon überzeugt, dass dies ein ganz großer Trugschluss ist. Mit der Überalterung der Gesellschaft und dem Pflegenotstand kommen wir in Zeiten, wo man froh sein muss, wenn einen überhaupt noch jemand unterstützt und pflegt.

Auch in einer Paarbeziehung finde ich es angemessen, wenn man sich gegenseitig unterstützt. Das heißt nicht, dass ich dem andern zu Last falle. Kann die Betreuung dann nicht mehr bewältigt werden, gibt es zahlreiche externe Unterstützungsangebote. Denn die Partnerin oder der Partner darf nicht zur Krankenpflege mutieren – sie oder er bleibt Partnerin respektive Partner! Dasselbe bei den Töchtern und Söhnen: Auch sie sind nicht die Pflegenden der Eltern, sie sind immer noch die Tochter oder der Sohn. Das sind verschiedene Rollen, die es auseinanderzuhalten gilt!

7.14 Angst, den Arbeitsplatz zu verlieren

Harald

Harald arbeitet in der Sterilisation eines Krankenhauses. Er ist an einem Prostatakrebs erkrankt, den man in heilender Absicht behandelt hat. Nach Therapieabschluss beginnt

> Harald wieder mit einem kleinen Pensum zu arbeiten, mit der Absicht, dieses sukzessive zu erhöhen. Seine Arbeit beinhaltet auch Schichtdienste. Zudem muss er immer wieder schwere Instrumente heben und bewegen, was ihm zunehmend schwerfällt. Es folgen mehrere Gespräche mit der Geschäftsleitung, die seine Effizienz und Konzentrationsfähigkeit bemängelt.

Man kann sich sicher vorstellen, wie unsere Gespräche in der psychoonkologischen Sprechstunde verlaufen, zumal der Patient noch Vater einer Familie mit drei Kindern ist, die es zu unterhalten gilt.

Da Harald sein volles Pensum trotz großem Willen und hoher Motivation nicht mehr bewältigen konnte, ist nun die Invalidenversicherung eingesprungen, was der Familie hilft, sich finanziell über Wasser zu halten.

7.15 Angst vor finanziellen Engpässen

Wenn sich zu allem Leid und Leiden an der Erkrankung, den Schmerzen, den Nebenwirkungen der Therapien und vielfältigen Ängsten auch noch finanzielle Ängste einstellen, wird die Bedrängnis besonders gut spürbar. Auch wenn man noch so gut abgesichert ist, ist nach einer längeren Erkrankung das Risiko einer Kündigung der Arbeitsstelle da: „Sie war zu lange krank." „Er bringt die volle Leistung nicht mehr." So höre ich es dann von den Patientinnen und Patienten. Es ist gut nachvollziehbar, wie das beschämend und entwürdigend ist!

Bereits nach einigen Monaten Krankschreibung kommt in der Schweiz die Invalidenversicherung ins Spiel, bei der eine Frühanmeldung erfolgt. Doch längst nicht alle an Krebs erkrankten Arbeitnehmerinnen und Arbeitnehmer erhalten eine Rente. Vor allem, wenn eine Teilzeittätigkeit noch möglich ist, wird sehr genau hingeschaut, ob eine Teilrente gesprochen wird oder nicht. Wird keine Rente gesprochen, heißt eine reduzierte Arbeitstätigkeit teilweise eine massive Lohneinbusse.

Was kann das bedeuten, gerade bei einer alleinstehenden Person? Muss sie zusätzliche Gelder beim Sozialamt beantragen? Dieser Schritt ist für die meisten Menschen ein sehr schwerer. Auch dann bleibt das Geld knapp. Mit Geldknappheit kann man umgehen, klar, aber sie macht weder glücklich noch psychisch stabil. Jeden Cent umdrehen zu müssen, ist nicht freudvoll, gerade wenn es einem körperlich dazu noch nicht gut geht!

7.16 Angst, als Mensch durch die Krankheit nicht mehr vollwertig zu sein

„Wie sehe ich nur aus – mir sieht man ja schon von weitem an, dass ich krank bin. Was denken sich wohl die Leute von mir?"

In einer auf Gesundheit, Schönheit, Unversehrtheit, Effizienz und Wirksamkeit ausgerichteten Gesellschaft wie der unsrigen sogenannten Multioptionsgesellschaft werden Versehrtheit, Krankheit und allenfalls Gebrechlichkeit kaum toleriert – respektive an den Rand gedrängt. Wenn man kann, weicht man diesen Themen oder gar einer persönlichen Konfrontation damit lieber aus. Man will den Risiken, den Unsicherheiten, den Gefahren und den Zumutungen des Lebens möglichst nicht begegnen. Das könnte einen ja in den vermeintlichen Grundfesten erschüttern, das könnte den Glauben an die Machbarkeit von allem und an die Kontrollierbarkeit des Lebens erschüttern.

Hat einen selbst aber das Schicksal mit einer Krankheit getroffen so läuft man Gefahr, in dieser auf Coolness getrimmten Gesellschaft an den Rand gedrängt zu werden: Man kann ja nicht mehr mithalten, ist nicht mehr so leistungsfähig, nicht mehr so effizient, auch nicht mehr nur cool und zu Small Talks motiviert. Das Leben hat einen selbst und die Sicht auf das Leben verändert.

Wird man da noch ernst genommen, nehmen einen die Gesellschaft und die Kolleginnen und Kollegen noch für voll?

Aus den Berichten der Patientinnen und Patienten kann das zum Teil – je nach Kreisen, in denen man sich bewegt – sehr schwierig und leidvoll sein. Kann und will man sich nicht mehr mit den Oberflächlichkeiten von gewissen Gesprächen abgeben, verabschieden sich Kolleginnen oder Freunde oft. Man will ja nicht mit einem Miesswetter-Peter oder einer -Petra unterwegs sein. Lieber spielen wir doch Schönwetter! Dass sich da Menschen allein vorkommen können, ist nur zu gut verständlich! Auch Partnerschaften, wo die eine oder der andere sich nicht mit solch eher schweren Themen des Lebens auseinandersetzen kann oder will, können gefährdet sein. Das Paar steht dem Risiko gegenüber, sich zu entfremden. Beide Seiten fühlen sich nicht verstanden vom andern. Der eine zieht die andere emotional runter, die andere fühlt sich überhaupt nicht verstanden und abgeholt in ihrem Leid und Kummer. In solchen Fällen rate ich jeweils, sich externe Unterstützung zu holen, wo es zumindest einmal wieder einen Raum gibt – für beide Seiten.

> **Mathilda**
>
> Ich lernte die 60-jährige, sportliche Mathilda, voll im Leben und im Beruf stehend, kurz nach ihrer Diagnose eines Hirntumors kennen.
> Ich betreute sie psychoonkologisch durch die Phasen ihrer großen Ängste vor weiteren Epilepsieanfällen. Eine Lähmung am rechten Arm und motorische Defizite in der rechten Hand verhinderten ihr zunehmend das Schreiben – trotz logopädischen und ergotherapeutischen Sitzungen.
> Auch das Sprechen und die Wortfindungsstörungen nahmen fast von Sitzung zu Sitzung zu. Immer wieder war Mathilda auch stationär im Krankenhaus. Und so müssen alle mitansehen, wie das Sprechen nun praktisch nicht mehr möglich ist. Das Grausame an der Sache ist, dass die Patientin das voll mitbekommt, was da abgeht. Wie furchtbar muss das sein!

7.17 Angst am Lebensende

Angst am Lebensende bekommt nochmals eine andere Ausrichtung. Angst am Lebensende hat häufig mehrere Gründe. Oft tritt sie zusammen mit körperlichen und psychischen Symptomen auf und ist daher vielfach auch schwierig zu erkennen.

So kann hinter einem fordernden bis aggressiven Verhalten eines kranken Menschen, das es allen Pflegenden schwer macht, eine tiefe Angst stecken, die aber hinter dem Verhalten verdeckt bleibt.

Angst kann sich unter anderem äußern in

- einem Engegefühl in der Brust, einem Gefühl von Einschnürung;
- unklaren Schmerzen im Brustbereich;
- Zittern und motorischer Unruhe;

- Appetitlosigkeit, Übelkeit, in unspezifischen Bauchschmerzen;
- Schweißausbrüchen, Mundtrockenheit;
- subjektiv empfundenen großen Schmerzen, die schwer in den Griff zu bekommen sind;
- Schlafstörungen;
- Konzentrationsschwäche, verminderter Aufmerksamkeit, Gedankenkreisen, Vergesslichkeit, Entscheidungsschwäche;
- Spannung, Gereiztheit;
- unruhigem, misstrauischem Verhalten, einer fehlenden Fähigkeit, sich zu entspannen.

(Zusammengestellt nach BIGORIO 2011)

Angst können auch somatische Erkrankungen wie Atemnot, Asthma, Schwindel, Herzerkrankungen, Lungenerkrankungen, neurologische Erkrankungen und spezifische Mangelerscheinungen auslösen.

7.18 Angst vor dem Sterben

„Ich weiß gar nicht, wie sterben geht. Tot zu sein, kann ich mir irgendwie vorstellen, aber sterben? Ich habe große Angst davor!"

Den Sterbeprozess eines nahen Angehörigen oder Zugehörigen haben sicher schon viele Menschen miterlebt. Aber was geht da beim sterbenden Menschen selbst vor? Hat er oder sie Schmerzen, hört er die ihn umgebenden Menschen, spürt sie die Hand, die gehalten wird? Riecht sie oder er den geliebten Mann oder die geliebte Frau? Diese Fragen stellen sich vor allem dann, wenn der sterbende Mensch döst oder auch sediert ist.

Häufig sagen mir die kranken Menschen, dass sie weniger Angst haben vor dem Tod als vor dem Sterben:

Da ist zum Beispiel die häufig genannte Angst zu ersticken. Nach meinem Stand des medizinischen Wissens ist hier noch viel Erklärung und Aufklärung notwendig. Bei guter ärztlicher und pflegerischer Beobachtung und Versorgung ist die Angst vor dem Ersticken unbegründet. Doch müssen die Pflegenden, Ärztinnen und Ärzte unbedingt wissen, dass die betreffende Patientin oder der Patient Angst davor hat.

Oft hört man, der besagte Mensch sei ‹friedlich eingeschlafen›, ‹ruhig hinübergetreten› oder was es sonst noch für Begrifflichkeiten für das Sterben gibt. Aber was ist mit den Menschen, die mit einem verbitterten, verzerrten Gesicht auf dem Totenbett liegen? Was ist wohl in den Minuten des Sterbens bei ihnen vorgegangen? Mussten sie leiden?

> **Jann**
>
> Ein 60-jähriger, schwer an Krebs erkrankter Patient, fragte mich ungefähr vier Tage vor seinem Tod, wie ich denke, dass er sterben würde. Jann möchte nicht weiter so dahinserbeln, wie er es jetzt angefangen habe. Dieser Zustand sei schrecklich für ihn, da er noch alles mitbekomme. Er halte das fast nicht mehr aus. Ich sagte ihm, dass ich es nicht wisse, dass er aber davon ausgehen könne, dass man seine Schmerzen gut lindern könne. Einen Tag später lese ich in seiner Krankengeschichte, dass der Patient mehrheitlich döse und nur noch wenig wach sei. So wurde ihm wohl sein großes Leiden an seinem Zerfall weitgehend erspart.

Was die sterbenden Menschen letztlich spüren, fühlen und erleben, weiß man wohl nie. Auch was passiert, nachdem ein Mensch gestorben ist. Ist man einem Glauben verpflichtet, weiß man es wohl eher. Aber sonst? Niemand ist je schon zurückgekommen.

7.19 Angst vor dem Tod

> **Mary**
>
> Mit der Angst vor dem Tod wurde ich eindringlich bei einer 52-jährigen Patientin, Mary, konfrontiert, die eine Lungentumorerkrankung in fortgeschrittenem Stadium mit Metastasen erstdiagnostiziert bekommen hat. Das sei eindeutig zu früh, das gehe nicht, meinte sie. In ihrer Verwandtschaft sei noch niemand so früh gestorben – und sie habe noch so viel unternehmen wollen. Mary wolle 80 Jahre alt werden. Ihr werde durch diese Diagnose die ganze Lebensperspektive genommen und sie sei sterbenskrank. Dass sie nun so früh sterben müsse, ängstige sie. Sie habe sich bislang nicht mit dem Tod befasst.
>
> Ich sah die Patientin wöchentlich. Immer wieder ist bei ihr das Thema aufgekommen, dass sie sich wohl mit dem Tod aussöhnen müsse. Der Tod erschien ihr als Lebenskiller, als der Bösewicht, der ihr das Wertvollste stiehlt.

Der bereits erwähnte Irvin D. Yalom ist der Ansicht, dass der Tod die ursprünglichste Quelle der Angst sei. Der Tod erscheint oft als lebensfeindliches Prinzip, dem wir aber nicht aus dem Weg gehen können. Was mit einer Krebserkrankung einhergeht, ist die unerwartete Begegnung mit dem Tod. Wir erschrecken, erstarren, denn er dringt ohne Rücksicht auf das, was man noch vorhatte, ins Leben ein. Das macht uns insbesondere zu schaffen, als dass wir gewohnt und auch so sozialisiert sind, dass alles kontrollier- und machbar ist. So ist der Tod im Alltag doch in weiten Strecken aus unserem Bewusstsein verdrängt. Es scheint mir, dass der Tod erst im hohen Alter als zulässig erlebt wird.

Der Tod sei die wunde Stelle in unserem Leben, sagt der Psychoanalytiker Jürgen Grieser. So wird auch die Todesangst als „die Mutter aller Ängste" bezeichnet. In seinem höchst lebenswerten Buch *Das Geschenk der Unsterblichkeit* setzt sich auch der Berliner Psychiater Jan Kalbitzer eindrücklich und tiefsinnig mit seiner eigenen Angst vor dem Tod auseinander.

Für Irvin D. Yalom ist letztlich jede Angst Angst vor dem Tod. In seinem für mich eindrücklichsten und ‚wärmsten' Buch *In die Sonne schauen,* in dem er sich selbst mit der Angst konfrontiert und offen von sich und seinen Ängsten schreibt, bin ich auf für mich bedeutsame Zusammenhänge gestoßen: Yalom sieht die Wurzel alles menschlichen Leides (u. a. Angst und Depression) im Wissen um die eigene Sterblichkeit. Hierzu würden die Menschen auch allerhand Methoden entwickeln, um den Schrecken des Todes abzumildern: beispielsweise reich, berühmt werden, Kinder gebären, das Errichten zwanghafter Schutzrituale oder auch das Zelebrieren des Glaubens.

Wie begegne ich als Psychotherapeutin und Psychoonkologin der Angst der Patientinnen und Patienten?
Manchmal scheint es mir, dass uns die Angst vor dem Tod umso mehr heimsucht, desto mehr wir aktiv im Leben stehen und unser Leben kontrollieren wollen. Mitten im Leben stehen, in all seiner Fülle, mit all seiner Arbeit und seinen Freizeitmöglichkeiten und sonstigen Verführungen – und jetzt an den Tod denken? Für viele Menschen wohl eine schwierige Vorstellung. Lieber verdrängen, sich in die Arbeit, in Freizeitaktivitäten stürzen. Der Tod ängstigt uns womöglich durch die Vorstellung, nicht mehr da zu sein, für die Angehörigen nicht mehr Unterstützung bieten zu können, allenfalls Kinder und Enkelkinder nicht mehr aufwachsen zu sehen. Oder könnte es auch sein, dass die Angst vor dem Tod gar nicht Angst vor dem Tod ist, sondern Angst, das Leben nicht genügend gelebt zu

haben? Angst, Dinge und Erfahrungen verpasst zu haben, Beziehungen nicht genügend gepflegt zu haben? Bestimmt kann die Angst vor dem Tod auch moralisch oder religiös geprägt sein, etwa, wenn die Vorstellung von Bestrafung und Busse mit dem Tod in Verbindung gebracht wird.

Für mich gibt es in meiner psychotherapeutischen Tätigkeit nichts Beruhigenderes, als wenn ein Mensch mir sagt: „Wissen Sie, ich habe ein gutes Leben gehabt. Es stimmt nun so für mich."

Der Rückblick auf ein erfülltes oder ein weniger erfülltes Leben ist sehr persönlich. Manch ein Mensch, der von außen betrachtet ein vielfältiges Leben hatte, genügend Geld und was man sich so alles wünscht, empfindet sein Leben als sinnlos und unerfüllt und hadert. Umgekehrt kann ein Mensch mit schwierigen Startbedingungen und weiteren Hürden mit seinem Leben letztlich zufrieden sein und mir zum Beispiel, wie ich dies erfahren durfte, im Gespräch sagen: „Also das mit meinen Kindern habe ich gut gemacht, wenn auch der Rest Scheiße war."

Besonders meine Erfahrung aus der Tätigkeit im Hospiz zeigt mir, dass sich – je kränker ein Mensch ist – die Orientierung und auch die Werte verschieben: und zwar nach Innen. Immer weniger ist wichtig, was in der Welt draußen abläuft, welche (schrecklichen) Ereignisse die Welt erschüttern. Die Sichtweise wendet sich immer mehr nach Innen. Das aktive Geschehen transformiert sich in passive Einkehr nach Innen. Der kranke Mensch wird immer müder, schläft viel, mag nicht mehr essen und immer weniger trinken. In dieser letzten Lebensphase habe ich kaum einen Menschen erlebt, der mir gegenüber die Angst vor dem Tod erwähnt hätte.

> **Wichtig**
>
> Der Tod, dieses große Lassen-Können und der größte aller Abschiede überhaupt!
>
> Im Angesicht des Todes geht es immer um das konkrete Leben, um die letzten Fragen und die wesentlichen Dinge.

7.20 Was tun gegen die Angst? – Was kann helfen?

Für mich als existenzielle Psychotherapeutin gilt es vor allem, zusammen mit dem von Angst erfüllten Menschen, die Angst auszuhalten, bei ihm zu sein, ihm zuzuhören und ihm Schutz und Halt zu geben. Ihm zu zeigen, dass ich mit ihm diese schreckliche Angst aushalten kann. Und immer wieder ist es wichtig, dem angstvollen Menschen zu sagen, dass das ein überbordendes Gefühl ist, aber dass das nicht alles ist, dass er mehr als seine Angst ist.

7.20.1 Anpassungsleistung

Ich staune immer wieder erneut, wie Menschen mit einem schweren Schicksalsschlag umgehen. Im stationären und auch ambulanten Bereich werden Psychoonkologinnen und Psychoonkologen oft gerufen, wenn die Patientin oder der Patient vor kurzem eine ungute Diagnose gestellt bekommen hat. Die Patientinnen und Patienten und ihre Angehörigen sind in diesem Moment oft wie gelähmt, verzweifelt, die Welt ist für sie zusammengebrochen, der Boden unter den Füssen scheint weg zu driften. Fragen kommen auf, ob es angesichts dieser ungünstigen

Diagnose und Prognose überhaupt noch Sinn macht, weiter zu leben. „Was ist mit all unseren Plänen?" „Wir wollten doch nach Jahren des Sparens endlich in den großen Urlaub fahren!" „Werde ich meine Enkelkinder überhaupt noch aufwachsen sehen?"

Das Gedankenkarussell dreht unermüdlich. Häufig ist das dann auch der Punkt, wo die erkrankten Menschen und oft auch ihre Angehörigen über Schlafprobleme klagen. Das Einschlafen ist schwierig oder gar nicht möglich, weil die Gedanken drehen und drehen. Oft ist auch das Durchschlafen gestört: Man erwacht immer wieder – und der erste Gedanke ist, dass man Krebs hat. An ein wohliges Weiterschlafen ist da nicht mehr zu denken.

Und dann der Umschwung: Oft sehe ich die Patientinnen und Patienten nach der Diagnosestellung erneut, sei es stationär oder ambulant, und sie erscheinen mir wie verwandelt: Sie seien nach dem Diagnoseschock nach wie vor verunsichert, die Trauer, und vor allem auch die Angst vor dem, was kommen werde, seien immer noch präsent. Doch sie hätten nun entschieden, den Kopf nicht in den Sand zu stecken, sondern die Hoffnung und die Gedanken auf die bevorstehenden Therapien zu lenken. In solchen Momenten bin ich überzeugt, dass uns unsere Psyche sehr gut schützt. Würden wir nicht über solche Schutzmechanismen verfügen, könnten wir diesen tief sitzenden Schock, die Ungewissheit, die mit einer Krebserkrankung einhergeht, kaum ertragen. Zu groß wären die Trauer und das Leiden. Das gibt mir als Psychoonkologin eine gewisse Zuversicht, weil ich weiß, dass in den meisten Fällen die Psyche ihre Schutzaufgaben für die Patientinnen und Patienten sehr gut erfüllt. Der Mensch verfügt in der Regel über große Anpassungsfähigkeiten, die ihm helfen, sich immer wieder neuen Situationen und Veränderungen im Leben zu stellen und sie auch zu bewältigen.

7.20.2 Gegen den Krebs ankämpfen?

Immer wieder lese ich in Traueranzeigen: „Sie hat so sehr gegen ihre schwere Erkrankung gekämpft – nun hat sie diesen Kampf verloren." Häufig wird das Wort Krebs nicht erwähnt. Auch in meinen Sprechstunden höre ich immer wieder den kriegerischen Begriff des Kampfes: „Ich kämpfe – dem Krebs gebe ich keine Chance. Ich gebe nicht auf!"

Kämpfen tut man in der Regel gegen Feinde, kämpfen tut man gegen Ungeliebtes, Drohendes. Dies alles ist eine Krebserkrankung. Die eingesetzten Therapien sind toxisch – ja. Sei greifen die bösartigen Zellen und meist leider auch die gutartigen Zellen an. Auch hier, beim Angreifen, entnehmen wir das Wort dem kriegerischen Wörterbuch.

Doch beim Kampf, beim Angreifen, im Krieg gibt es selten ‚echte' Gewinnende. Alle bleiben versehrt zurück.

Aber was soll man denn tun? Den Krebs zum wohlgesinnten Freund nehmen? Wohl auch nicht! Mit dem Krebs in einen Dialog treten? Ich begegne immer wieder Menschen, die mit dem Krebs ein Gespräch führen, in dem Sinne, was er von ihnen wolle, was er ihnen sagen möchte, aber auch, was er bräuchte, um zu verschwinden. Auch das ist eine Möglichkeit: In solchen Ausnahmesituationen versucht man alles!

In der Unterstützung von krebskranken Menschen schaue ich jeweils, was sie, als Individuum, brauchen. Wollen sie den Kampf aufnehmen oder mit dem Krebs das Gespräch suchen – hilfreich ist, was für die Patientinnen und Patienten gut ist. Sie spüren es meist selbst.

Und trotzdem gibt es Grenzen für mich, die ich auch klar deklariere: Ich unterstütze es nicht, wenn jemand auf alternative Therapien, auf Extremdiäten oder Therapien setzt, die nicht von ausgewiesenen onkologischen Expertinnen und Experten ausgeführt werden. In der Komplementärmedizin jedoch gibt es – neben den traditionellen medizinischen Angeboten – vielerlei sehr gute und hilfreiche, unterstützende Methoden und Mittel.

7.20.3 Therapieren bis zuletzt?

Was mit einem passiert, wenn man mit einer Krebsdiagnose konfrontiert wird, weiß man meiner Meinung nach erst, wenn es so weit ist. Vorher kann man zwar spekulieren, ob man sich überhaupt therapieren lassen möchte, wie viel man davon möchte und bis zu welchem Zeitpunkt angewendet, wie viel an Nebenwirkungen für einen tragbar sind und vieles mehr. Ich nehme mich davon nicht aus. Doch wenn es dann so weit ist und man vor der Wahl steht, einem womöglich baldigen Tod entgegenzublicken oder doch noch länger zu leben, weiß ich an meiner Stelle nicht, was ich täte.

Da Prognosen betreffend Überlebenszeit mit oder ohne Therapie sehr schwierig zu machen sind, hat man auch da nur geringfügige Anhaltspunkte. Es gibt Prognosen für bestimmte Krebsarten, aber das sind Durchschnittswerte. Niemand weiß, zu welchem Teil sie oder er zählt, ob zu denjenigen, die eine kürzere Lebensdauer noch vor sich haben oder zu denjenigen mit längerer Überlebenszeit. Dazu kommt, dass man beim einzelnen Menschen nicht weiß, wie sich der Krebs – auch unter Therapie – entwickelt und man ebenso nicht weiß, wie der einzelne Mensch auf die Therapie anspricht.

Die heutige Medizin ist jedoch so weit fortgeschritten und entwickelt, dass sie – im Zuge der heilenden Absicht, wie sie sich bisher auf weiten Strecken definiert hat – immer noch sehr oft alle möglichen Therapieformen anbietet. Atul Gawande (*1965), ein US-amerikanischer

Mediziner, spricht in seinem höchst lesenswerten Buch *Sterblich sein. Was am Ende wirklich zählt* von einer „modernen Tragödie", die „millionenfach gespielt wird". Wenn wir nicht genau wissen würden, wie lange unser Körper noch mitmache, würden wir einem inneren Impuls nachgeben zu kämpfen „… und sterben mit Chemo in den Adern, einem Schlauch in der Kehle oder frischen Nähten im Fleisch."

Gängige Krebsmedikamente werden denn auch von der Krankenversicherung übernommen. Bei sehr teuren und spezifisch wirkenden Medikamenten muss man – zumindest in der Schweiz – eine Kostengutsprache der Versicherung haben. Diese erhält man in der Regel bei guter Begründung durch die Onkologin und den Onkologen. Ist zu einer bestimmten Zeit jede Aussicht auf Besserung ausgemerzt, übernehmen die Versicherungen die Kosten für die Medikamente nicht mehr.

Es gibt aber auch Patientinnen und Patienten sowie Angehörige, die die Therapie, auch wenn die Krankenversicherung nicht mehr bezahlt, trotzdem weiter anwenden möchten und auch die Kosten dafür selbst übernehmen. Und es gibt auch die Situation, wo die Therapien zwar immer noch anschlagen, aber die Patientinnen und Patienten physisch in einem so schlechten Allgemeinzustand sind, dass Onkologinnen und Onkologen nicht selten dazu raten, mit den Therapien aufzuhören, da dies der geschwächte Körper nicht mehr ertragen kann. So würde die Patientin oder der Patient eher an den Folgen der Therapie sterben als an der Krebserkrankung selbst.

Birgit

Ich erinnere mich noch gut, wie ich eines Tages am Krankenhausbett von Birgit, einer Patientin, die ich, wie auch einen Teil ihrer Familie, schon länger psychoonkologisch betreut habe, gestanden habe. Ihr Zustand hatte

> sich erheblich verschlechtert. Birgit war durch ihre schwere Hirntumorerkrankung teilweise gelähmt und geistig stark eingeschränkt. Ihre Familie war auch zugegen.
> Es war gerade Chefarztvisite und es ging darum, die Therapie nun abzusetzen, da es absehbar war, dass die Patientin nicht mehr allzu lange zu leben hatte. Die Ärztin erklärte der Familie, dass sie es von ärztlicher Seite nicht vertreten könne, die Therapie weiter fortzusetzen bei dem doch sehr angeschlagenen Gesundheitszustand der Patientin. Die Familie hat in ihrer großen Trauer um den nahenden Verlust der Ehefrau und Mutter jedoch darauf beharrt, die Therapie fortzusetzen. Sie glaubte immer noch daran, dass die Situation irgendwie zu retten war.
> Für mich eine sehr traurige Situation, die Familie so erschüttert zu sehen. Ich habe allen meine Unterstützung angeboten. Diese war jedoch in diesem Moment nicht erwünscht. So ging ich leise und demütig aus dem Krankenzimmer. Birgit ist wenig Zeit später verstorben.

Diese Szene am Bett und die ganze Situation sind mir noch lange nachgegangen. Einerseits, weil ich die Patientin längere Zeit betreut habe und langsam den Zerfall der Frau mit ansehen musste, andererseits weil ich mir überlegt habe, ob die Familie überhaupt hat Abschied nehmen können von der Ehefrau und Mutter oder ob sie so beschäftigt war damit, dass man endlich eine Therapie findet, die die Frau noch retten könnte.

Hier wäre es möglicherweise sinnvoll, die Angehörigen dazu anzuregen, darüber nachzudenken, was ihre Motive sind, die sie zu ihrem Handeln führen: Tun sie es wirklich für den sterbenden Menschen oder eher für sich, um sich zu beruhigen, nichts ungelassen zu haben und alles versucht zu haben?

Doch: Nach längerem Nachdenken bin ich für mich zu Schluss gekommen, dass die Familie das getan haben wird, was sie in der Situation konnte. Es war ihre Art, mit dem Tod der Ehefrau und Mutter umzugehen, indem sie nach der bestmöglichen Therapie für sie suchte. Was ich daraus gelernt habe und es immer noch für mich anwenden kann: Es liegt nicht in meiner Kompetenz zu entscheiden und zu beurteilen, was für eine Familie, was für eine Patientin oder einen Patienten gut ist oder nicht. Alle machen das auf ihre je eigene Art – und das ist gut so und hat seine Stimmigkeit.

> **Benjamin**
>
> Benjamin hat einen anderen Weg gewählt: Nach der Diagnose einer Akuten Myeloischen Leukämie (AML), die unbehandelt sehr rasch zum Tod führt, hat er erste Therapien, die den Körper arg in Mitleidenschaft ziehen, angenommen. Doch die Nebenwirkungen der Hochdosis-Chemotherapien waren für ihn unerträglich.
> Und so hat er sich – was für seine Angehörigen nicht ganz einfach war – dafür entschieden, alle Therapien abzubrechen und ist ins Hospiz eingetreten, wo man ihm – ohne Schmerzen – noch ein möglichst erträgliches Lebensende bieten konnte.
> Kurze Zeit später ist er dann verstorben.

7.20.4 Akzeptanz-orientierte Unterstützung

Eine sich mit der existenziellen Perspektive vereinbarende Methodik, mit starken Gefühlen wie zum Beispiel Angst umzugehen, stellt die Akzeptanz-Commitment-Therapie (ACT) dar, die wiederum verschiedene therapeutische Richtungen integriert.

> **Akzeptanz-Commitment-Therapie (ACT)**
>
> ACT wurde in den 90-er Jahren in Amerika von Steven C. Hayes entwickelt.
> Im Wesentlichen stehen folgende Elemente im Vordergrund:

- Akzeptanz
- Ich bin mehr als meine Gedanken und Gefühle
- Achtsamkeit
- Wer bin ich?
- Werte
- Engagement oder Commitment

Was uns in unserem Fall der Angst interessiert, sind die starken, die Patientinnen und Patienten oft überflutenden und in ihre Macht nehmenden Gedanken und Gefühle: „Was passiert mit mir?" „Werde ich alles durchhalten?" „Was wird mit meiner Familie?" „Was ist, wenn ich sterbe?" Es ist das sogenannte **Grübel- und Gefühls-Karussell**. Um daraus herauszukommen, gibt es unzählige Ratgeberliteratur. Was mir an der Akzeptanz-Commitment-Therapie gefällt, sind insbesondere vier Dinge:

Akzeptanz: Wie es der Name schon sagt, geht es nicht um ein Erdulden, eine Opfer-Haltung, die man einnehmen soll, sondern darum, sich selbst und alle Gedanken und Gefühle, die aufkommen, anzunehmen. Es geht darum, die Gegebenheiten nun mal so zu akzeptieren, wie sie sind (außer, man kann sie von Vorneherein verändern), und sich aktiv mit ihnen auseinanderzusetzen. Es geht um das intensive Spüren all dessen, was sich angesichts der unbeschreiblichen Angst und Ängste in mir auftut.

Die Bedeutung der Gedanken und Gefühle: Ein wichtiger Aspekt scheint mir auch, dass ACT das Gewicht darauf legt, dass das, was in meinem Kopf und in mir vor sich geht, Gedanken und Gefühle sind, die ich *habe*. Ich *habe* diese Gedanken, ich *habe* diese Gefühle – aber: Ich *bin nicht* diese Gedanken und diese Gefühle. Es ist eine Distanz zwischen uns. Ich kann sie wohl wahrnehmen, aber sie dominieren mich nicht, sie haben nicht die totale Macht über mich.

Der Moment der Achtsamkeit: Wer kennt das nicht: Während wir uns zur Arbeit begeben, sind wir gedanklich und gefühlsmäßig nicht auf dem Weg zur Arbeit, sondern schon beim nächsten Meeting, bei der Besprechung mit der Vorgesetzten, beim Krisengespräch mit einem Mitarbeiter. Aber nur nicht, da, wo wir sind: nämlich auf dem Arbeitsweg, auf dem Fahrrad, in der Bahn, im Auto. Wir sind immer woanders, nur nicht im Moment. Unsere Gedanken schweifen dauernd ab. In der Achtsamkeitspraxis geht es darum, bewusst den Moment wahrzunehmen. Wahrzunehmen, was da gerade ist, wie unser Atem geht, wie unsere Füße auf dem Boden stehen beim Sitzen oder auch beim Gehen. In der Achtsamkeitspraxis geht es darum, ein Gespür für den unmittelbaren Moment zu entwickeln.

Werte: Hier geht es, so kann man sagen, um das, was für mich als Mensch existenziell wichtig ist: Partnerschaft, Freundinnen, Kollegen, Beruf, Ausbildung, Gesundheit und anderes. Wenn für die Patientinnen und Patienten noch Zeit bleibt, kann dies ein guter Anstoß sein, darüber nachzudenken, worin man noch im Leben und in der verbleibenden Zeit investieren will. Möchte ich noch mein mir wichtiges Projekt abschließen? Möchte ich mich in der restlichen Zeit mehr um meine Beziehungen kümmern oder komme *ich* nun mal endlich an die Reihe und mache das, was mir guttut, und richte mich nicht mehr ausschließlich nach den Bedürfnissen meines Umfeldes? Die Antwort auf diese Fragen, eben das **Commitment**, kann individuell sehr verschieden sein.

ACT bietet dazu nicht nur Theorie, sondern auch gutes Übungsmaterial an.

7.20.5 Bewahren von Stolz und Würde

„Wenn ich mich selbst nicht mehr waschen kann, besonders intim, dann weiß ich nicht, was ich machen soll!" Solche Aussagen von schwer erkrankten Menschen höre ich immer wieder.

Eine schwere Erkrankung kann Menschen in Situationen bringen, die sie sich nie zuvor vorstellen konnten. Für viele Menschen ist es schon nicht einfach, Unterstützung für alltägliche Aufgaben (Einkauf erledigen, Müll entsorgen, beschwerlichere Hausarbeiten machen lassen) anzufordern. Wie schwierig wird es dann, wenn man auf pflegerische Unterstützung angewiesen ist? „Das ertrage ich in meinem Stolz nicht", sind dann oft die Reaktionen.

Ich kann das sehr gut nachvollziehen. Sich helfen zu lassen, oft nach einem harten und anforderungsreichen Leben, in dem man vieles allein gemeistert hat, und oft auch selbst in der helfenden Rolle war, ist schwierig.

Es kommt immer wieder vor, dass mir Patientinnen und Patienten erzählen, dass sie in der vergangenen Nacht ins Bett ‚gemacht' hätten. Das sei für sie so schrecklich und peinlich – sie würden sich vor dem Pflegepersonal sehr schämen. Kommt Stuhlgang dazu – wie entwürdigend muss das für die betroffene Person sein! Ich musste das bei einem Krankenhausaufenthalt vor vielen Jahren selbst erfahren: Es ist mir immer noch in schlechter Erinnerung und auch ich habe mich sehr geschämt.

Als Psychotherapeutin weiß ich nun aber auch und durfte es von den Pflegefachleuten an Ort und Stelle selbst erfahren, dass das Entfernen von menschlichen Ausscheidungen zu ihrer Arbeit gehört. Sie haben gelernt, damit umzugehen. Sie machen daraus kein Drama und bewerten die jeweilige Person nicht. Es kann passieren

– auch wenn es für die Patientinnen und Patienten sehr entwürdigend ist. Vielfach werden dann in der Folge „Einlagen" angewendet, was natürlich für die Betroffenen auch wieder mit Trauer über die Verabschiedung der Kontrolle über die eigenen Ausscheidungsfunktionen verbunden ist. Schreitet die Krankheit voran und wird man so pflegebedürftig, dass man alle Vorkehrungen am eigenen Körper ‚abgeben' muss, ist das nochmals ein großer Anpassungsprozess, der von den erkrankten Menschen gefordert ist.

Ich durfte bisher von den Pflegefachpersonen erfahren und miterleben, dass diesen für so viele Menschen entwürdigenden Vorkommnissen mit so viel Natürlichkeit und Selbstverständlichkeit begegnet wird, dass Stolz und Würde der betroffenen Menschen bewahrt werden können.

Schön in Worte gefasst hat dies Cicely Saunders, die Begründerin der neuen Hospiz-Bewegung.

> „Sie sind wichtig, weil Sie eben Sie sind. Sie sind bis zum letzten Augenblick Ihres Lebens wichtig und wir werden alles tun, damit Sie nicht nur in Frieden sterben, sondern auch bis zuletzt leben können."
> (Cicely Saunders)

Der Mensch ist wichtig, weil er er ist; und zwar nicht wegen seiner Leistungen und Trophäen. Einfach, weil er ist.

7.20.5.1 Würdezentrierte Unterstützung

Ich werde Ihnen im Folgenden ein Modell vorstellen, das genau diesen Aspekt der Würde eines jeden Menschen besonders ins Zentrum stellt.

> **Würdezentrierte Therapie**
>
> **Würdezentrierte Therapie** ist der deutsche Begriff für das vom Kanadischen Psychiater Harvey M. Chochinov entwickelte Modell der **Dignity Therapy**, das psychosoziale, spirituelle und existenzielle Belastungen von kranken Menschen in der letzten Lebensphase verringern soll. Zudem soll es ihr Empfinden von Würde und Wichtigkeit stärken. Würde bewahrende Ressourcen, die mir als sehr wichtig erscheinen, sind:
>
> - Selbst-Kontinuität
> - Aufrechterhaltung von Rollen
> - Vermächtnis
> - Bewahrung von Stolz
> - Autonomie/Kontrolle
> - Hoffnung
> - Akzeptanz
> - Resilienz

7.20.5.2 Die Methode der Würdezentrierten Therapie

Die Methode sieht vor, dass eine Person (das kann eine freiwillige Helferin sein oder ein Therapeut) mit dem kranken Menschen aufgrund eines Fragenkatalogs ein Gespräch führt. Das Gespräch wird aufgezeichnet. Danach gibt es eine schriftliche Abfassung durch die Helferin oder den Therapeuten. Diese Fassung wird dem kranken Menschen vorgelesen. Je nach Einwänden der Adressatin oder des Adressaten wird sie überarbeitet. In einer eigens für den kranken Menschen ausgedachten und schön gestalteten Form wird ihm dann das Dokument überreicht. Der kranke Mensch kann dieses Dokument seinen Angehörigen übergeben. Es ist sein Vermächtnis an seine Angehörigen.

Hier eine Auswahl von Fragen aus dem Fragenkatalog, damit Sie sich etwas ein Bild machen können, worum es beim Würdezentrierten Ansatz geht:

- Erzählen Sie mir ein wenig aus Ihrem Leben; besonders über die Ereignisse, an die Sie sich am meisten erinnern oder die am wichtigsten in Ihrem Leben sind.
- Wann haben Sie sich besonders lebendig gefühlt?
- Was sind Ihre Hoffnungen und Wünsche für die Menschen, die Ihnen am Herzen liegen?
- Was waren Ihre wichtigsten Leistungen? Worauf sind Sie besonders stolz?
- Gibt es konkrete Empfehlungen, die Sie Ihrer Familie mitgeben möchten, um sie für die Zukunft vorzubereiten?

Was ich an dem Ganzen sehr schön finde, ist, dass durch das Erzählen und Aufschreiben der Erinnerungen, Wünsche und Wertvorstellungen der kranken Person,

- sich die Wertschätzung für das eigene Leben erhöhen kann;
- die Sinnfindung unterstützt wird;
- die Bedeutung des eigenen gelebten Lebens gewürdigt wird;
- so auch die jetzige Lebenssituation besser bewältigt werden kann.

Sehr berührend finde ich auch, dass der kranke Mensch seinen Angehörigen noch sagen kann, was ihm wichtig ist, was seine Wünsche für sie sind, was er an Gelerntem allenfalls an seine Angehörigen weitergeben möchte. Es kann auch ein Rat sein, es können Hoffnungen, Gedanken und vieles mehr sein.

In diesem Ansatz geht es also hauptsächlich um die Würdigung der eigenen Lebensgeschichte. Es kann am Lebensende noch etwas Bleibendes hinterlassen werden, eben ein **Vermächtnis**.

7.20.5.3 Aufrechterhaltung von Rollen

> **Florence**
>
> Florence, Mitte vierzig, alleinerziehend, zwei Kinder.
> Privat hat Florence die Rolle der Mutter inne. Vielleicht hat sie noch einen Ex-Partner, mit dem sie zusammen zusätzlich die Eltern-Rolle teilt, mit dem sie aber auch ihre neue Rolle bestimmen muss: Ex-Partnerin, Freundin, Kollegin, allenfalls Streit-Partnerin und vieles mehr. Sie ist zudem ihren Freundinnen und Kollegen auch Freundin und Kollegin. Wenn Florence noch Eltern und Geschwister hat, ist sie auch noch Tochter und Schwester, allenfalls Schwägerin und Tante. Dann hat sie noch Nachbarinnen und Nachbarn, bei denen sie die Rolle als Nachbarin übernimmt. Wir könnten hier noch einige Rollen mehr aufzählen, die Florence täglich übernimmt.
> Beruflich ist Florence als Teamleiterin Vorgesetzte von fünf Mitarbeitenden. Sie selbst ist ihrer Chefin gegenüber als Mitarbeiterin unterstellt. Bei den Mitarbeitenden, bei welchen sie nicht Teamleiterin ist, ist sie Kollegin.

Wir sehen, wie vielschichtig unsere Rollen sind, zwischen denen wir täglich switchen. Eine echte Herausforderung.

> **Fortsetzung**
>
> Florence erkrankt nun leider schwer. Schlagartig wechseln ihre Rollen: Sie ist zwar immer noch die Mutter ihrer Kinder. Plötzlich ist sie aber nicht mehr für alles verantwortlich, sondern nun müssen auch ihre Kinder neue Funktionen respektive Rollen übernehmen. Schreitet die Krankheit voran, kann es sein, dass die Kinder plötzlich „Mutter-Funktionen" übernehmen müssen.

Auch verändern sich die Beziehungen zu den Kolleginnen und Freunden: War Florence vor ihrer Erkrankung eher eine Leitfigur im Kreise ihrer Bekannten, kann sie diese Rolle nun nicht mehr so gut wahrnehmen. Wie sich die Beziehungen und Rollen in ihrer Herkunftsfamilie ändern, ist je nach Familienkonstellation anders.

Wie sieht es bei Florence beruflich aus? Hier wird durch ihre Krankheit einiges durcheinander gebracht: Durch die Schwere der Erkrankung musste sie krankgeschrieben werden und all ihre Rollen als Teamleiterin, Mitarbeiterin, Kollegin abgeben. Je nach Rollenkonstellation verhalten sich ihre Vorgesetzte, ihre Mitarbeitenden und ihre Kolleginnen und Kollegen nun anders zu ihr.

Sich bewusst zu werden, wie sich diese Rollen nun plötzlich verwischen, ja auflösen, ist sehr hart. In vollem Bewusstsein mitzuerleben, wie einen die Kinder plötzlich „bemuttern": Man kann es sich kaum vorstellen, was das für Florence bedeuten muss.

In der Beratung, in der Pflege, in der Begleitung dieser Menschen generell geht es darum, den Menschen ‹hinter› der Rolle zu sehen; den Menschen, der auch ohne seine vorgängigen Rollen anerkennens- und liebenswert ist.

Tina, Timo und andere

Im Krankenhaus stationär und auch im Hospiz erlebe ich es immer wieder, dass es Menschen schwer fällt, plötzlich in die Rolle eines „kranken Menschen" schlüpfen zu müssen. Wir gerne würden sie ihre Selbstständigkeit, ihre Freiheit und Selbstbestimmung über ihr Handeln bewahren! Es kann uns Betreuenden vielleicht als „aggressiv" entgegen kommen, wenn man Menschen unterstützen will und sie einen schroff anfahren. Damit ist auch für professionell Ausgebildete nicht immer leicht umzugehen. Doch auch hier lohnt es sich, genau hinzuschauen und nicht gleich zu bewerten. Die Aggression kann Ausdruck der Angst sein, die Rolle als autonomer Mensch zu verlieren.

Wie gerne möchten wir Menschen doch unsere Rollen bewahren!

7.20.6 Was sonst noch helfen kann im Umgang mit der Angst

In der Literatur gibt es keine verbindlichen Richtlinien, wie vor allem Angst am Lebensende behandelt werden kann (BIGORIO 2011). So denke ich, sind es vor allem die urmenschlichen **Trostreaktionen**, die den sich ängstigenden Menschen helfen können:

- Gespräche
- Zuhören
- Benennen der Angst, ohne bewertet zu werden
- Raum schaffen für eine tragende Basis
- Schutz herstellen
- Entspannungstechniken
- Massagen
- Musik
- Kunst
- Medikamente: angstlösende Medikamente, auch Antidepressiva – immer in Absprache mit der behandelnden Ärztin oder dem behandelnden Arzt.

7.21 Mit der Angst leben

Angst ist, wie wir gesehen haben, das fundamentale existenzielle Grundgefühl des Menschen. Angst verweist uns auf etwas, das wir oft (noch) nicht wissen.

Angst wird wohl von den meisten Menschen als etwas sehr Negatives erlebt, als etwas, das möglichst schnell weggehen soll. Angst wird als lästig angesehen, sie ist oft lähmend, macht handlungsunfähig, vielleicht sogar starr.

Ursprünglich in der Menschheitsgeschichte hatte Angst die Funktion, den Menschen vor einer großen Gefahr zu bewahren, also Risikoverhalten zu minimieren. Durch die in unserer Zivilisation relativ breite Ausprägung von Angst-Erkrankungen (die unbedingt in professionelle Hände kommen müssen) sieht man diese bewahrende Funktion der Angst weniger. Angst hat quasi ihre ursprüngliche Funktion der Warnung vor einer Gefahr für die meisten Menschen verloren.

7.21.1 Gibt es ein Leben ohne Angst?

Irvin D. Yalom würde diese Frage mit Nein beantworten, denn die Angst gehört für ihn zum menschlichen Leben, da sie ja letztlich die Angst vor dem Tod ist. Auch ich bin durch meine Erfahrung der Meinung, dass Leben ohne Angst nicht möglich ist. Alfried Längle (*1951), der bekannte österreichische Mediziner, Psychotherapeut und Begründer der Personalen Existenzanalyse, sieht in der Angst sogar den Königsweg zu mehr Leben, weil sie uns mitten in unsere Existenz verweist. Sie leite uns an, nach Halt Ausschau zu halten und zugleich zu lernen, die Begrenztheit der Existenz zu akzeptieren. Die Angst erweist sich nach Längle als ein Weg in die Tiefe unseres Daseins. Auch der deutsche Psychiater und Autor Jan Kalbitzer (*1978) sieht in der Angst einen Wegweiser – einen Wegweiser zu einem intensiveren, bewussten Leben.

7.21.2 Die Angst befragen

Angst als existenzielles Grundgefühl, sofern sie nicht jegliches menschliche Denken, Fühlen und Handeln dominiert, hat für mich grundsätzlich keinen Krankheitswert, sondern gehört zum menschlichen Dasein. Hier hat sie eine wichtige Funktion. Oft ist es allerdings nicht immer einfach, diese Funktion oder überhaupt einen Sinn in der Angst zu sehen. In diesem Fall biete ich den angsterfüllten Menschen als Möglichkeit an, sich mit der Angst in einer wohlwollenden und interessierten Form auseinanderzusetzen. Schön finde ich es jeweils, wenn jemand mit seiner Angst in ein Gespräch kommen kann. Es kann eine Möglichkeit sein, dass man die Angst dazu einlädt, einem zu erzählen, warum und wozu sie meint, für uns da zu sein. Für einige Menschen ist dies keine einfache Aufgabe, vor allem, wenn sie der Ansicht sind, doch keine Selbstgespräche führen zu wollen oder irgendwie „durchgedreht" zu sein, wenn sie mit ihrer Angst sprechen. In diesem Fall biete ich an, abzuwarten und in sich hineinzuhören, ob die Angst sie in irgendeiner Form auf etwas hinweisen möchte, welche Funktion und welchen Sinn sie allenfalls hat.

7.21.3 Was will uns die Angst sagen?

Für viele Menschen ist Angst ein äußerst unangenehmes Gefühl. Man wünscht sich, dass uns die Angst möglichst schnell wieder in Ruhe lässt. „Weg damit!" Sie soll uns ja nicht mehr belästigen. Sie hat nichts in meinem vermeintlich sicheren Leben zu suchen.

Angst ist für uns Menschen ein Ur-Gefühl, das uns Signale sendet, dass etwas nicht gut ist, dass eine Gefahr droht. Und wir sollten möglichst schnell auf diese Gefahr reagieren. Anthropologisch gesehen, sind es die urmenschlichen Reaktionen Flucht, Kampf oder Erstarren. Angst ist also ein zentrales Leitsystem für uns. Sie signalisiert, dass etwas nicht stimmt, dass wir handeln müssen.

In meinen Sprechstunden frage ich verängstigte Menschen oft, wovor sie ihre Angst wohl bewahren möchte? Was sie in der gegebenen Situation ohne die Angst machen würden? Gerade, indem wir uns solche Gedanken machen, nehmen wir Abstand von der uns dominierenden Angst und lassen uns so nicht von ihr überfluten. Somit gewinnen wir Zeit und Raum zum Nachdenken über mögliche Handlungsoptionen.

Machen wir zwei Beispiele:

Die Angst vor den Reaktionen der anderen

Ein Mensch, der sich vor den Reaktionen der anderen fürchtet, für den ist möglicherweise die Meinung von anderen Menschen sehr wichtig. Er möchte in gutem Licht dastehen, nicht schlecht beurteilt werden, es möglichst allen recht machen. In der Psychologie spricht man in diesem Fall auch von den sogenannten **inneren Antreibern**. Im Gespräch kann man sich gemeinsam darüber unterhalten, warum dem betreffenden Menschen die Meinungen der anderen so wichtig sind, was denn so schlimm daran ist, wenn Leute etwas denken, obwohl wir ja nie wissen, was sie gerade denken. Wir können weiter darüber nachdenken, wie sich der betreffende Mensch verhalten würde, wenn er sich völlig frei von den Reaktionen der anderen fühlen würde.

Angst, als Mensch nicht mehr vollwertig zu sein

Das könnte die Angst eines Menschen sein, der sehr darauf bedacht ist, dass er möglichst unversehrt durchs Leben kommt. Als voller Mensch da sein, ist möglicherweise für ihn gleichbedeutend mit Gesundheit, physischer Potenz, Schönheit und Perfektion. Im gemeinsamen Gespräch würden wir anschauen, was es für diesen Menschen heißt,
- krank zu sein;
- körperlich und psychisch versehrt zu sein;
- nicht immer voll funktionsfähig zu sein;
- körperlich und emotional eingeschränkt zu sein;
- nicht zu den anscheinend perfekten Menschen zu gehören;
- im Frau- und/oder Mann-Sein eingeschränkt zu sein.

Eine mögliche Haltung der existenziellen Psychoonkologie

Bei der Angst geht es um dasjenige existenzielle Gefühl par excellence. Angst ist ein urmenschliches Gefühl, das uns vor vielen Gefahren bewahrt. Es ist aber auch das Gefühl, das oft seine Dienste nicht so gut tut, vor allem dann, wenn unser Leben durch sie eingeschränkt und behindert wird.

Angst gilt es anzuerkennen, nach ihrem Inhalt zu befragen, aber auch, sie in die Schranken zu weisen. Hierfür sind intensive Gespräche mit allen Betroffenen wichtig.

Innehalten: Angst vor dem Sterben und dem Tod oder Angst vor dem Leben?

Wie wir erfahren haben, bezeichnet Irvin D. Yalom die menschliche Angst vor dem Tod als die größte aller Ängste.

Doch: Wie steht es mit der Angst vor dem Leben? Als Psychotherapeutin stelle ich auch Lebens-Ängste bei vielen meiner Klientinnen und Klienten fest. Die Angst vor dem Leben hindert viele Menschen, ihre Gestaltungmöglichkeiten voll auszuschöpfen, ja, selbstwirksam zu sein. Diese Ängste, die sich (jedenfalls vordergründig) nicht auf den Tod beziehen, gelten dem realen Leben, wie es zu gestalten ist, wie es anzunehmen ist, wie es auszuhalten ist in all seinen Zumutungen.

Die Angst vor dem Sterben und vor dem Tod steht selbstverständlich dann im Vordergrund, wenn Menschen eine schwere Diagnose erhalten. Da steht den Betroffenen tatsächlich die blanke Angst ins Gesicht geschrieben. Auch während der Therapien, vor allem, wenn sie nicht den gewünschten Erfolg zeitigen, ist die Angst vor dem Sterben und vor dem Tod eine ständige Begleiterin.

Je näher Menschen dem Tod entgegen gehen – so erlebe ich es im Hospiz –, desto gelassener und ruhiger werden sie. Sicher kommen auch in dieser Phase Ängste auf, wie alles kommen wird, wie der Sterbeprozess verlaufen wird, wie der Tod sein wird. Doch durch das gute Aufgehoben-Sein in einem geschützten Rahmen und durch

> verschiedene Berufsgruppen begleitet, kann ein Teil der zutiefst verunsichernden Ängste beruhigt werden.
> Die Angst vor dem Tod scheint mir durch diese Erfahrung mehr die Angst von uns Menschen zu sein, die noch eine Weg-Strecke zu bewältigen haben. Und eben: Gerade diese Strecke ist oft durch eine nicht minder große Lebens-Angst gepflastert.

Angst generell, aber auch im Rahmen einer Krebserkrankung, ist ein Gefühl, das wir möglichst vermeiden wollen. Es ist unangenehm, schränkt uns ein, man möchte, dass es möglichst schnell aus unserem Leben verschwindet.

> Gedankenanregung
>
> **Wie reagieren Sie, wenn Sie sich ängstigen?**
> Haben Sie Erfahrung im Umgang mit Angst? Was machen Sie jeweils? Tun Sie etwas dagegen? Lenken Sie sich ab? Möchten Sie sich Ihrer Angst lieber stellen? Was bedeutet für Sie persönlich Angst?

Literatur

Bausewein, C. (2015). *Sterben ohne Angst. Was Palliativmedizin leisten kann.* Kösel.

BIGORIO. (2011). *Angst am Lebensende.* @ palliative ch 2012.

Chochinov, H. M. (2017). *Würdezentrierte Therapie. Was bleibt – Erinnerungen am Ende des Lebens.* Vandenhoeck & Ruprecht.

Gawande, A. (2019). *Sterblich sein. Was am Ende wirklich zählt. Über Würde, Autonomie und eine angemessene medizinische Versorgung* (3. Aufl.). Fischer.

Gottschling, S. mit Amend, L. (2016). *Leben bis zuletzt. Was wir für ein gutes Sterben tun können.* Fischer.

Kalbitzer, J. (2018). *Das Geschenk der Sterblichkeit. Wie die Angst vor dem Tod zum Sinn des Lebens führen kann.* Blessing.

Riemann, F. (2013). *Grundformen der Angst. Eine tiefenpsychologische Studie* (41. Aufl.). Reinhardt.

Schmidbauer, W. (2007). *Das Buch der Ängste.* Blumenbar Verlag.

Schmidt, I. (2019). *Über die Vergänglichkeit. Eine Philosophie des Abschieds.* Edition Körber.

Sitte, Th. (2018). *Ratgeber Lebensende und Sterben. Informationen für unheilbar Kranke und deren Begleiter – von der Diagnose bis zum Tod.* Springer.

Wengenroth, M. (2012). *Akzeptanz- und Commitmenttherapie (ACT). Mit Online-Materialien.* Beltz Verlag.

Wengenroth, M. (4. Nachdruck 2011). *Das Leben annehmen. So hilft die Akzeptanz- und Commitmenttherapie (ACT).* Huber.

8

Verlust

Was Sie in diesem Kapitel erwartet

Unser Leben ist mit ständigen Verlusten konfrontiert: Rein schon durch den natürlichen Alterungsprozess haben wir einige Abschiede und Verluste zu verkraften, sei es durch einen Mangel an Kraft, an Energie, sei es, dass uns bestimmte Kompetenzen verlustig gehen. Doch auch Tage verlassen uns, Wochen, Monate. Wir verabschieden uns von Arbeitskolleginnen und -kollegen beim Wechsel an eine andere Arbeitsstelle. Und vieles mehr.

Existenziell gesehen, kann man sagen, dass jeder Tag, den wir leben, unserem künftigen Leben verlustig geht. Der größte aller Abschiede ist aber wohl der Tod: der eigene, wie derjenige von uns lieben Menschen. So müssen wir uns immer wieder von Menschen endgültig verabschieden.

Dieses Kapitel widmet sich im Speziellen den Verlusten, die Menschen angesichts einer Krebserkrankung erfahren müssen.

> **Fragen**
>
> Haben Sie schon einmal etwas für Sie sehr Wertvolles verloren und nicht wieder gefunden?
> *Wie ist es Ihnen damit ergangen?*
> Vielleicht haben Sie auch etwas verloren und es ist wieder zum Vorschein gekommen?
> *Wie ist es Ihnen dann gegangen?*
> Stellen Sie sich vor:

8.1 Meine vier liebsten Dinge

Welches sind Ihre vier liebsten Dinge, Sachen, Menschen im Leben?

1. ...
2. ...
3. ...
4. ...

Wenn Sie diese für Sie wichtigen Aspekte gefunden haben, schreiben Sie diese bitte auf ein Blatt Papier.

Stellen Sie sich nun vor, Sie seien an Krebs erkrankt und können eines der vier Dinge nicht mehr tun oder ‹haben›. Was würden Sie wegstreichen?

Die Krankheit schreitet weiter voran – Sie müssen nochmals zwei Ihrer liebsten Dinge wegstreichen. Welche sind es? Was bleibt übrig?

Was löst das in Ihnen aus?

> **Hubert**
>
> Mit Hubert habe ich viel über mögliche Verlusterfahrungen angesichts seiner schweren Erkrankung gesprochen. Er hat auch viel in die Zukunft geschaut und wollte auf keinen Fall ein schwerer Pflegefall werden. Im Moment geht

> Hubert noch ins Training, um seine Muskeln zu kräftigen, obwohl er immer mehr an Gewicht verliert. Er merkt auch, dass ihn längere Wanderungen mit seiner Ehefrau sehr viel Kraft kosten und er danach völlig erschöpft ist. Ein Verlust an Kräften. Was ist, wenn er einmal so schwach ist, dass er nicht mehr selbstständig gehen kann? Wenn er in den Rollstuhl gesetzt werden und geschoben werden muss? Eine schreckliche Vorstellung für Hubert im Moment, dieser Verlust an Selbstständigkeit.

Neben materiellen Verlusten, von denen hier nicht die Rede sein wird, die aber genauso einschneidend sein können, gibt es die existenziellen Verluste, wie vorher bei Hubert gehört. Dazu kommen Verluste durch das Verabschieden von Nicht-Erreichtem, von Hoffnungen, von der großen Liebe vielleicht, von einmal gehegten Träumen, wenn man endgültig merkt, dass diese sich nicht realisieren lassen.

Doch: Sich-Verabschieden, Verluste erfahren, letztlich das Lassen-Müssen sind ständige Erfahrungen in unserem Leben.

Verluste sind sehr nah mit dem Thema Trauer verbunden. Es ist die Trauer darüber, was verlustig gegangen ist.

Speziell hervorheben möchte ich in diesem Kapitel den **Verlust** im Rahmen einer Krebserkrankung betreffend

- Autonomie und Freiheit
- der Kontrolle über den eigenen Körper
- der Teilhabe an gesellschaftlichen Aktivitäten
- Fähigkeiten

Der größte Abschied oder Verlust ist wohl der Tod eines geliebten Menschen oder der eigene Tod. Aber dazu später.

8.2 Verlust von Autonomie und Freiheit

Autonomie und Selbstbestimmung stellen in unserer westlichen Welt wichtige Werte dar: Nur ja nicht in der Selbstbestimmung begrenzt werden. Nur ja nicht auf die Hilfe von anderen Personen angewiesen sein. Nur ja nicht jemandem zur Last fallen. Das Individuum soll möglichst alles alleine schaffen! Auch familiäre und soziale Bindungen werden in einer Gesellschaft, in der viele Menschen als Single leben, oft als einengend abgetan. Frage ich meine Patientinnen und Patienten, was für sie ein schlimmer einzutretender Fall wäre, kommt oft die Antwort: „Meiner Familie zur Last fallen". Ich frage dann jeweils zurück: „Haben Sie Ihre Familie gefragt, ob die Unterstützung und Begleitung von Ihnen für Ihre Familie eine Last wäre?" Meist kommt die Antwort: „Nein."

An dieser Situation sieht man, dass die Vorstellung des Zur-Last-Fallens oft eine subjektive Einschätzung ist, also eine fixe Idee, die sich im Kopf eingenistet hat, deren Realitätsgehalt aber in vielen Fällen nicht überprüft worden ist.

Die meisten Eltern haben jahrelang ihre Zöglinge begleitet und unterstützt. Warum darf da keine Gegenleistung sein? Es ist mir durchaus bewusst, dass die gesellschaftlichen Rahmenbedingungen für die Betreuung und die Pflege von Angehörigen erwachsenen Menschen alles andere als rosig sind. Dafür gibt es bislang keine Lobby. Hier besteht dringender politischer Handlungsbedarf für mehr Zeitraum für pflegende Angehörige – gerade angesichts der demografischen Entwicklungen hin zu einer überalternden Gesellschaft.

Bei einer Krebserkrankung fällt der Verlust an Freiheit generell als massiv bedrückend auf. Ich benütze hierfür vielfach das Bild eines Bettes, das oft der einzige Bewegungsraum ist. Der „Lebensraum Bett" sozusagen.

Was heißt das für einen kranken Menschen, wenn der einzige Bewegungsraum ein 90 cm breites Bett ist, wenn auch Rollator und Rollstuhl keine Hilfsmittel mehr sind? Was sich an einem gemütlichen Sonntagmorgen für gesunde Menschen durchaus wohlig anfühlen kann, den ersten Kaffee im Bett zu genießen, wird in der letzten Lebensphase oft zur bitteren alltäglichen und einschränkenden Realität.

8.3 Verlust der Kontrolle über den eigenen Körper oder: „In Windeln gelegt"

Stellen Sie sich vor, Sie haben die Kontrolle über die eigenen Körperfunktionen nicht mehr. Einer meiner Patienten, der an einem Prostata-Krebs erkrankt ist, leidet extrem unter seiner Inkontinenz. Bei jedem Ausflug sei der Blick fixiert darauf, wo sich die nächste Toilette befindet. Dauernd Einlagen und Ersatzhosen mitzutragen, fühlt sich extrem erniedrigend an.

Und was ist, wenn man im Bett liegend, „in Windeln gelegt" wird? Nimmt es die Patientin oder der Patient noch wahr, kann das sehr schmerzvoll sein: Den eigenen Körper unter Kontrolle zu haben, ist uns in unserer westlichen Welt als hohes Gut anerzogen worden. Und nun liege ich hier, uriniere und stuhle in Einlagen. Oder mache im Extemfall ins Bett. Wie kann ich das in mein Scham-Schema integrieren? Ich stelle mir die Situation als sehr schwierig vor. Und so ist es auch für die Patientinnen und Patienten. Natürlich sage ich ihnen, dass es auch Aufgabe der Pflegenden sei, den Patientinnen und Patienten den Po zu putzen und das Bett neu zu beziehen. Und dass sich die Pflegenden gewöhnt seien, Körperausscheidungen wegzuputzen. Doch die Scham über den Kontrollverlust bleibt trotzdem.

8.4 Verlust von der Teilhabe an gesellschaftlichen Aktivitäten

Ein großes Problem für viele an Krebs erkrankte Menschen ist die sich reduzierende aktive Teilnahme an gesellschaftlichen Aktivitäten, was nicht selten zu ernsthaften innerfamiliären Konflikten führen kann. Aufgrund der Krebserkrankung selbst, der Nebenwirkungen von Therapien und der oft unermesslichen Müdigkeit (Cancer Related Fatigue), der Dünnhäutigkeit, der geminderten Aufnahmefähigkeit und der Lärm-Überempfindlichkeit ist es vielen Betroffenen nicht mehr möglich, am gesellschaftlichen Leben teilzunehmen oder nur in eingeschränktem Masse.

Das ist sowohl für die Betroffenen selbst als auch für deren Angehörigen schwierig. Oft herrscht in den Familien ein Klima, das von Unverständnis und Nicht-Verstehen geprägt ist. Für Paarbeziehungen ist das Gift. Von beiden Seiten her ist es – von außen betrachtet – verständlich. An diesem Punkt sind Informationen über Fakten zu einer Krebserkrankung notwendig und hilfreich. Zögern Sie nicht, Unterstützung anzufordern.

8.5 Verlust von Fähigkeiten

Detlef

Detlef, ein 60-jähriger Hirntumorpatient, leidet unter ständig fortschreitenden Wortfindungsstörungen. Er weiß, was er sagen will, doch er findet die Begriffe und Worte nicht, worüber er sich sehr ärgert und wütend ist – auf sich selbst. Diese Situation erschwert unsere Kommunikation sehr, denn sie wird mehr und mehr zu einem Ratespiel, was Detlef nun wohl meint. Mir ist es ein Anliegen, dass der Patient nicht das Gefühl bekommt, nicht mehr ernst genommen zu werden, belächelt zu werden, oder dass er nicht mehr als vollwertiger Mensch von mir wahrgenommen wird! Eine schwierige Aufgabe. Die Verschlechterung zeigt sich praktisch von Tag zu Tag. Im Moment ist es so weit, dass Detlef kaum mehr sprechen kann.

Wichtig

Verlusterfahrungen gehören – aus einer existenziellen Perspektive – zum menschlichen Leben.
Versuchen Sie, sie zu erkennen, zu benennen und auch Ihren Gefühlen nachzugehen, die ein Verlust in Ihnen auslöst.
Es ist normal, wenn Sie darüber zutiefst traurig sind, hadern, sich selbst bemitleiden! Einen Verlust als einen tiefen Schmerz anzuerkennen, ist ein erster Schritt in Richtung Akzeptanz: Verlust als eng zum Leben gehörig.

8.6 Wenn große Verluste mit kleinen einhergehen

Reto

Ein 80-jähriger Klient, der seinen Sohn im Alter von nicht einmal 50 Jahren verloren hat, will mit mir über seinen möglichen Sterbeprozess und Tod sprechen. Dieses Thema sei erst im Zusammenhang mit dem Krebstod seines Sohnes hochgekommen.
Es würden Reto erst jetzt seine altersbedingten Beschwerden bewusst werden: seine schnelle Ermüdbarkeit angesichts von schon geringen Belastungen, seine

> abnehmende Muskelkraft, das Bewusstsein, dass er seinen Körper nicht mehr voll unter Kontrolle habe, der Verlust an sozialen Aktivitäten, weil er so schnell ermüde. Neben dem schmerzlichen großen Verlust seines Sohnes kommen nun die vielen kleinen Verluste seines eigenen Lebens immer mehr zum Tragen.

Da bleibt eine Schwere – den großen Verlust gilt es zu akzeptieren, aber auch die kleinen Verluste lassen sich nicht schönreden. Da hilft es im Moment auch nicht, darauf hinzuweisen, was alles funktioniert; das wäre in dieser Situation wenig dienlich.

Erst mit der Zeit, wenn auch die kleinen Verluste etwas akzeptiert werden können, kann der Fokus dann durchaus darauf gelegt werden, was mit 80 Jahren erfreulicherweise noch geht und funktioniert – was auch wieder zu einer Dankbarkeit dem Leben gegenüber führen kann.

8.7 Der Eintritt ins Hospiz oder: Der letzte Umzug

Was geht in einem Menschen vor, der bei vollem Bewusstsein am Tag x in ein Hospiz eintritt, wohlwissend, dass dies hier der Ort sein wird, wo er sterben wird?

In diesem Moment geht es darum, alles hinter sich zu lassen und sich in einem Zimmer, bereits möbliert mit einem Krankenhausbett, einem kleinen Tisch und ein paar Stühlen, einem zweitürigen Kleiderschrank und einem Lateralschrank, einzurichten. In den Kleiderschrank gehen nicht viele Kleider rein – geschweige denn die vielen Paar Schuhe, die manch eine Patientin oder ein Patient in seinem Leben gehabt hat.

> **Charlotte**
>
> Ich betrete das Zimmer der knapp 60-jährigen Charlotte, die erst gerade seit ein paar Stunden im Hospiz ist. Sie ist daran, ein paar von Zuhause mitgenommene Utensilien an ihren neuen Platz zu stellen.
>
> Kurzerhand legt sie alles weg und setzt sich in ihr neues Bett und beginnt zu erzählen: Charlotte sei vor kurzem hier angekommen, sei aber auch noch parallel dazu am Räumen ihrer eigenen Wohnung. Da sie auf ein Sauerstoffgerät angewiesen sei, gehe es zu Hause nicht mehr, sie sei zu schwach. Ich frage sie, wie das für sie ist, parallel zum Hospiz in ihr altes Zuhause zurückzugehen, das ja nun schon nicht mehr ihr Zuhause ist. Es gehe gut; sie habe auch noch mit ein paar Freundinnen und Freunden mit einem Sekt auf ihren Abschied in dieser Wohnung angestoßen. Es sei so stimmig für sie.

Ich frage mich, wie die Patientin das so gut geschafft hat respektive schafft? Sie wirkt emotionslos im Moment.

Als Vergleich dazu: Ähnlich muss es wohl alten Menschen gehen, die von ihrem Zuhause in ein Alten- oder Pflegeheim umziehen, weil es einfach nicht mehr geht in der bisherigen Wohnung. Dies ist meist in einem Alter von über 80 Jahren. Bei dieser Patientin ist der Umzug mit knapp 60 Jahren – und das ins Hospiz: Dem Ort, wo nicht nur der letzte Lebensabschnitt gelebt, sondern auch gestorben wird.

Auch diese Patientin nimmt nur wenige Habseligkeiten ins Hospiz mit. In den Kleiderschrank geht nicht so viel rein – und wofür soll sie wohl noch ihre guten Kleider tragen?

> **Eine mögliche Haltung der existenziellen Psychoonkologie**
>
> Mit dem Thema Verlust sind wir mitten in den existenziellen Themen und Fragestellungen: Mit jedem

gelebten Tag steht unserem Leben ein Tag weniger zur Verfügung. Das ist der Lauf unseres Lebens zwischen Geburt und Tod.

Es kann traurig machen, wie die Tage uns zwischen den Fingern zerrinnen. Doch es gibt uns auch die Möglichkeit, uns mit den Verlusten in unserem Leben auseinanderzusetzen und die uns bleibenden Tage bewusster wahrzunehmen.

Innehalten: Was übrig bleibt

Diese Frage stelle ich mir immer wieder, wenn ich in ein Zimmer einer Bewohnerin oder eines Bewohners des Hospizes gehe.

Bett, Kasten, Tisch und Stühle werden zur Verfügung gestellt, anderes Mobiliar darf die Bewohnerin oder der Bewohner selbst mitnehmen. Es können Bilder aufgehängt werden, das Zimmer kann nach eigenem Gusto eingerichtet werden.

Vor die gleiche Frage war ich bei meiner Mutter gestellt, als wir ihr Zimmer im Pflegeheim eingerichtet haben. Sie konnte noch ein wenig selbst bestimmen, was sie aus ihrer schönen Wohnung mitnehmen wollte. Es war sehr hart für mich, das Leben so zusammenschrumpfen zu sehen, obwohl ich mir ja immer gesagt habe, dass das Materielle keinen so hohen Wert darstellt. Aber wenn es dann so weit ist?

Wohnte man bisher in einem Haus oder in einer Wohnung, reduziert sich das gesamte Haben auf einen Bruchteil. Ich weiß, das Sein ist wichtig, das hat schon Erich Fromm gesagt.

Freddy

Anders bei einem Hospizbewohner, nennen wir ihn Freddy: Er hatte noch nie viel Hab und Gut. Einen großen Teil seines Lebens hatte er infolge Drogenkonsums und mehrerer schwerer Erkrankungen in öffentlichen Institutionen verbracht. Freddy kann wegen eines Schlaganfalls praktisch nicht mehr sprechen; er hat nur noch Mimik und Gestik und antwortet mit „ja" oder „nein". In seinem Zimmer hängen einige für ihn wichtige Bilder, die er selbst gestaltet hat, und auf die er sehr stolz ist. Als Freddy gestorben ist, kommt ein kleiner Transporter und bringt drei Kartonschachteln von seinem letzten Wohnort. Das ist sein gesamtes Hab und Gut. Es steht nun vor seiner Türe, als ich zum letzten Mal in sein Zimmer gehe, um mich vom verstorbenen Freddy zu verabschieden.

Ich denke: „Drei Kartonkisten für Freddy!"

Was bleibt übrig, frage ich mich. Für mich mehr als die drei Kisten. Freddy ist mir ans Herz gewachsen in seiner fröhlichen, intuitiven und selbstbewussten Art, trotz all seiner Krankheiten. Er bleibt in meinem Herzen – aber die drei Kisten als Symbol auch.

Anna

Anna war Psychiaterin von Beruf und hat mehrere Bücher geschrieben. Als ich sie im Hospiz kennen lernen darf, habe ich mir sogleich eines von den Büchern gekauft, damit ich mit ihr darüber reden könne. Doch Anna ist bereits schwer erkrankt und liegt geschwächt und tief im Bett, wohlwissend, dass sie bald sterben wird. In ihren Büchern hat sie sich mit genau diesen Prozessen auseinandergesetzt.

Von ihrem Haben ist hier im Hospiz noch nicht viel zu erkennen; sie ist neu eingetreten. Aber von ihren publizierten Büchern liegen einige in ihrem Regal – noch mit Folienschutz. Ich frage mich, was Anna damit machen will: verkaufen? Wohl kaum. Das ist nicht ihre bescheidene Art. Hat man sie ihr gebracht, dass sie daran denken kann, was sie einmal geschaffen hat? Sind sie ihr noch wichtig in ihrer jetzigen Situation? Unsere Gespräche drehen sich kaum um ihre Bücher und deren Inhalte. Es wird nun Wirklichkeit, womit sich Anna ihr langes Leben lang theoretisch und mit ihren Patientinnen und Patienten praktisch auseinandergesetzt hat. Ist es nun anders? Eigentlich nicht, denn ihre Trauer wirkt echt, als sie mir sagt, wie traurig sie ist, nun alles hier in dieser Welt zu lassen. Doch sie wirkt auch gefasst, wohl durch ihre intensive Auseinandersetzung mit den existenziellen Themen in ihrem Leben.

Für mich ist es auch traurig, wenn ich die Bücher so im Regal liegen sehe. Immerhin ist ihr Gedankengut zwischen zwei Buchdeckeln gefasst und kann Interessierten weiterhelfen. Für Anna scheint dies kaum mehr Wichtigkeit zu haben. Viel wichtiger ist ihr, dass ich an ihrem Bett sitze, mit ihr über ihr bald zu Ende gehendes Leben nachdenke und dabei ihre Hand halte.

„Was ist es, was im Leben wirklich zählt?", frage ich mich, als ich aus ihrem Zimmer wieder in meinen Alltag gehe.

9

Die Frage nach dem Sinn

> **Was Sie in diesem Kapitel erwartet**
>
> Fragen nach dem Sinn stellen sich bei einer Krebserkrankung besonders virulent. Wir haben dies bereits gesehen, als es um die „letzten Dinge" gegangen ist.
>
> „Macht das Sinn, was ich nun durchmachen muss?" „Wozu das alles?" „Wenn das Ganze, das ich nun durchmachen muss, keinen tiefgründigeren Sinn hat, dann weiß ich auch nicht mehr weiter."
>
> Solche schwerwiegende Fragen beschäftigen uns in diesem Kapitel.

9.1 Was meint Sinn?

> **Sinn**
>
> Die Herkunft des Begriffs „Sinn" ist unklar. Womöglich stammt der Begriff vom Althochdeutschen ‹sinnan›, was mit ‹Reisen›, ‹Gehen›, ‹Streben› übersetzt werden kann.

> (Quelle: Wortbedeutung.info; Zugriff: 28.07.2020)
> Sinn im philosophischen Sprachgebrauch wird je nach Denkrichtung anders ausgelegt.

9.1.1 Sinn aus existenzieller Sicht

Die beiden großen Vertreter der französischen Existenzphilosophie mit berühmten philosophischen und schriftstellerischen Werken, auf die ich mich berufe, sind Jean-Paul Sartre (1905–1980), den wir bereits kennen gelernt haben, und Albert Camus (1913–1960).

9.1.1.1 Das Leben hat keinen Sinn an sich: Jean-Paul Sartre

Jean-Paul Sartre (1905–1980) Für Sartre ist der Mensch ein „Geworfener". Er wird aus dem Nichts ins Dasein hineingeworfen. Der Mensch ist zuerst ein Entwurf. Nicht vordefiniert nach einem göttlichen Plan oder einem sonstigen Willen. Es ist der Mensch, der sich selbst zu definieren hat, indem er sich selbst schafft. Der Mensch ist so, wie er sich konzipiert. So lautet Sartres bekannter Satz:

> „… der Mensch ist nichts anderes als wozu er sich macht."

Seine Definition nimmt der Mensch gemäss Sartre also selbst vor. Er ist alleine dafür verantwortlich, und zwar nicht nur für sich selbst, sondern auch für seine Mitmenschen.

Sartre war Atheist: Für ihn existierte Gott nicht. Aus diesem Grund gibt es keine Vorgaben, Gebote oder Werte, die den Menschen leiten könnten, keine Vorausbestimmung. Das heißt wiederum, es gibt bei Sartre keinen Sinn an sich, keinen in der Welt, keinen übergeordneten. Ist der Mensch erst einmal in die Welt geworfen, ist er einerseits frei, andererseits für alles verantwortlich, was er tut. Das ist eine große Aufgabe. Für Sartre heißt das, dass der Mensch sich selbst definiert, um Mensch zu sein, und auch den Sinn für sich selbst zu definieren hat.

> **Sinn nach Jean-Paul Sartre**
> Der Mensch ist, was er tut.
> Der Mensch definiert sich durch sein Handeln.
> Es gibt keinen Sinn an sich – der Mensch hat Sinn zu kreieren.
> Der Mensch ist frei und für sein Handeln in voller Verantwortung.

9.1.1.2 Das Absurde und der Sinn: Albert Camus

> **Albert Camus (1913–1960)**
> Albert Camus war ein großer französischer Schriftsteller und Philosoph. Er ist in sehr ärmlichen Verhältnissen im heutigen Algerien aufgewachsen. Weniger radikal in seinen Ansichten wie Sartre, spielen Fragen nach dem Sinn des Lebens in all seinen vielfältigen Publikationen eine wichtige Rolle. Doch auch bei Albert Camus geht es darum, durch die eigene Lebenspraxis und durch das gelebte Leben Sinn zu gestalten, zu kreieren.

Unmittelbar mit der Frage nach dem Sinn hängt für Camus der Aspekt des **Absurden** zusammen. Für das existenzielle Denken nach Camus bildet das Absurde den Ausgangspunkt. Das **Absurde** beinhaltet für Camus mehrere Dimensionen:

- die Fremdheit der Welt;
- die Feindseligkeit der Welt;
- die Unmenschlichkeit der Welt und letztlich
- der Tod.

Das ist keine komfortable Situation für den Menschen, hineingeboren zu werden in eine Welt, die einem fremd und feindselig ist, unmenschlich dazu. Wenn dem so ist, wie steht es denn um die Frage nach dem Sinn? Ist das Leben denn wert, gelebt zu werden, hat das Leben überhaupt einen Sinn, der das Leben lohnenswert macht? Für Camus gibt es einen Moment, der den Menschen aufhorchen lässt. Es ist dann, wenn das Leben stehen zu bleiben scheint in seinem gewohnten Rhythmus. Es ist dann, wenn etwas passiert, wenn sich der Mensch bewusst wird über seine absurde Situation. Übertragen auf die psychoonkologische Praxis wäre das der Zeitpunkt der Krebsdiagnose. Eines Tages stelle sich die Frage nach dem Warum, meint Camus. So ist es ja bei vielen Patientinnen und Patienten auch. Und nun wird es etwas komplex: Ist das Bewusstsein einmal erwacht, so könne der Mensch nach zwei Möglichkeiten verfahren: Entweder er geht zurück in die mechanische Kette seiner Handlungen, er verdrängt quasi, oder er erwacht – und dieses Erwachen führt zur Entscheidung nach Camus. Zur Entscheidung zu einem authentischen Leben, auch wenn das Leben an sich keinen Sinn hat.

> **Sinn nach Albert Camus**
>
> Das Absurde wird als einzige Tatsache anerkannt.
>
> Wird das Absurde als solches erkannt, hat der Mensch die Möglichkeit, in seinem vollen Bewusstsein authentisch zu leben.

Ob es angesichts einer schweren Krise möglich ist, Sinn zu kreieren oder in vollem Bewusstsein über der Absurdität des Lebens zu stehen, wo einem der Boden unter den Füssen buchstäblich entrissen wird, wage ich hingegen zu bezweifeln.

9.1.2 Sinn aus logotherapeutischer Sicht

9.1.2.1 Das Leben ist auf Sinn ausgerichtet: Viktor Frankl

> **Viktor Frankl (1905–1997)**
> Viktor Frankl gilt als Begründer der Logotherapie, der dritten anerkannten Schule des damaligen Wiens. Aufgrund seiner jüdischen Herkunft wurde Frankl als Psychiater 1938 untersagt, arische Patientinnen und Patienten zu behandeln. Als Juden wurden er, seine erste Frau und seine Eltern 1942 nach Theresienstadt deportiert. Frankls Eltern, sein Bruder und seine Frau wurden alle in den Konzentrationslagern ermordet. Frankl wurde in weitere Lager deportiert. Im April 1945 wurde er in Türkheim von der US-Armee befreit. Frankl war danach Professor für Neurologie und Psychiatrie an der Universität Wien und hatte zahlreiche Professuren in den USA inne.
> Viktor Frankls Publikationen haben eine unglaubliche Resonanz erlebt: Sie wurden in unzählige Sprachen übersetzt – darunter *Der Mensch vor der Frage nach dem Sinn* und *…trotzdem Ja zum Leben sagen. Ein Psychologe erlebt das Konzentrationslager*.

Gemäß seiner Autobiografie soll Frankl bereits im Alter von 15 oder 16 Jahren einen Vortrag über den Sinn des Lebens gehalten haben. Und bereits zu dieser Zeit habe Frankl zwei seiner Grundgedanken gefasst gehabt. Diese sind für uns besonders interessant, weil sie einen Gegenpart zu Sartre und Camus darstellen. Die beiden Grundgedanken lauten:

- Eigentlich dürfen wir Menschen nicht nach dem Sinn des Lebens fragen, da wir selbst es sind, die vom Leben befragt werden.
- Und es ist wiederum der Mensch, der zu antworten hat auf die Fragen, die das Leben stellt.

Anders als für Sartre und Camus gibt es für Frankl einen von ihm sogenannten **Übersinn**. Frankl formuliert dies so:

> „… dass der letzte Sinn über unser Fassungsvermögen hinausgeht, hinausgehen muss, mit einem Wort, dass es sich um einen Übersinn handelt (…), aber *nicht etwa im Sinne von etwas Übersinnlichem.* (…)"

Nach Frankl hat alles, was uns in irgendeiner Weise zustößt, irgendeinen letzten Sinn, den er eben den Übersinn nennt. Frankl geht sogar von einem angeborenen **Willen zum Sinn** aus, der für ihn zu einem Überlebens-Wert geworden ist (wohl bedingt durch seine Erfahrungen in Konzentrationslagern). Der Sinn ist für Frankl also vorgegeben. Je nach Situation wird der Sinn nicht immer gesehen, er muss daher erst gefunden werden. Nur aufgrund seines Willens zum Sinn sei der Mensch darauf aus, Sinn zu finden und zu erfüllen. Frankl ist überzeugt, Möglichkeiten zu finden, der jeweiligen Situation einen Sinn abzuringen, auch bei einem noch so schweren Schicksal. Und er nennt als Beispiel einen nicht operierbaren Krebs, was ich als sehr spannend für unsere Belange erachte. Selbst in diesem Leiden könnte der Mensch dem Leben einen Sinn abringen. Denn dieses Leiden sei eine Chance, sich selbst zu verwirklichen.

Es ist viel, was Frankl meiner Ansicht nach vom Menschen fordert, wenn er meint, dass es keine Lebenssituation gebe, die wirklich sinnlos wäre, auch nicht in Grenzsituationen.

Er schreibt:

> Erst das „Wie des Tragens notwendigen Leidens birgt möglichen Sinn".

In dem der Mensch auch im Leiden einen Sinn sehe, würde er reifen und wachsen.

9.1.2.2 Das Streben des Menschen nach Sinn

Einen Ausblick auf einen höheren Sinn zu haben, auf einen Sinn, der einem vielleicht die Spur für das Leben vorgibt, macht das Leben erträglicher. Daher ist womöglich Viktor Frankls Ansatz alltagstauglicher als die Konzeptionen von Camus und Sartre. Wohl daher haben seine Publikationen so große internationale Resonanz erfahren. Der Ausblick auf ein Nichts (ein Begriff, der für Sartre sehr wichtig ist), das Wissen, dass ich dafür verantwortlich bin, mir täglich oder stündlich neuen Sinn zu erschaffen, ist beschwerlich, kann aber durchaus auch eine Lebens-Konzeption sein.

> **Sinn nach Viktor Frankl**
> Das Leben ist es, das uns Fragen stellt.
> Der Mensch ist es, der zu antworten hat.
> Es gibt einen sogenannten Übersinn und einen Willen zum Sinn, der nach Sinnmöglichkeiten sucht.
> Auch schwerstem menschlichen Leiden ist ein Sinn abzuringen.

9.2 Die Frage nach dem Sinn – Was kann existenzielle Psychoonkologie leisten?

Von Frankl, der selbst Psychiater und Psychotherapeut war, haben wir gehört, dass auch das schwerste Leid einen Sinn hat. Er formuliert dies so:

„Kein Psychiater, kein Psychotherapeut – auch kein Logotherapeut – kann einem Kranken sagen, was der Sinn ist, sehr wohl aber, dass das Leben einen Sinn hat, ja – mehr als dies: dass es diesen Sinn auch behält, unter allen Bedingungen und Umständen, und zwar dank der Möglichkeit, noch im Leiden einen Sinn zu finden."

Durch diese hohe Erwartung an Psychiaterinnen und Psychotherapeuten fühle ich mich sehr gefordert, ja, herausgefordert: Bin ich es, die den Patientinnen und Patienten, die aufgrund ihrer schweren Situation nach Sinn ringen, einfach sagen kann, dass es nicht einfach ist, da einen Sinn zu finden, dass es aber auf jeden Fall einen gibt?

Ich muss eingestehen, dass ich das nicht kann. Ich muss eingestehen, dass ich in einer Krebserkrankung keinen Sinn sehe, dass ich in schwerem Leid und Schmerz keinen Sinn sehe. Was ich aber sagen kann, dass das Schwere, dass Leiden und Schmerz, Sterben und Tod zum Leben gehören.

Natürlich sind wir als analytische, immer nach einem Grund suchende Menschen dazu geneigt, bei allem, was vorfällt, was uns zustößt, einen dahinter stehenden Sinn zu suchen. Das gehört wohl zu uns Menschen. Dann müssen wir uns aber auch damit abfinden, dass wir vielleicht keine Antwort finden, keinen Grund und keinen Sinn.

Mir steht daher die Perspektive näher, dass Sinn je eigens geschaffen werden muss – und zwar durch unsere Haltung und unser Handeln. Oder es gelingt uns, was mir aber eine große Herausforderung zu sein scheint, zu akzeptieren, dass es Dinge und Situationen gibt, die einfach keinen Sinn machen und keinen Sinn haben.

Wäre das folgende vielleicht ein Beispiel, wie Sinn – auch im der schwersten Stunde – kreiert werden kann?

Friedrich

Alle im Hospiz Mitarbeitenden sind informiert, dass der 90-jährige Friedrich von Zimmer 3 im Sterben liegt. Dass Bewohnerinnen und Bewohner sterben, ist Alltag im Hospiz.

Die Pflegenden, die Ärztinnen, die sozial Tätigen und auch ich wissen das und gehen im Flur auf und ab, ins nächste Zimmer, um zu schauen, wie es der Bewohnerin von Zimmer 7 oder dem Bewohner von Zimmer 11 geht.

An diesem Nachmittag, es ist ein heißer Juli-Nachmittag, steht die Tür zum Sterbezimmer des 90-jährigen Patienten offen. Die Familie ist beim sterbenden Mann. Alles ist ruhig und still. Da höre ich eine leise Melodie, die der Sohn sanft vor sich hin für seinen sterbenden Vater singt – ein Schlaflied.

Innehalten: Wenn Leben und Tod sehr nahe sind

Im Hospiz sind Leben und Tod so nah beieinander, wie sie es eben sind, aber wie es in unserer Gesellschaft oft schwer zu akzeptieren ist.

Ich höre immer wieder, wie es vielen Leuten außerhalb des Hospizes schwerfällt, überhaupt den Gedanken an ein Hospiz zu haben, umso mehr, einen Schritt ins Hospiz zu machen. Und erst arbeiten dort? Das muss ja kaum zu ertragen sein! Ja, ist es wohl, wenn das Sterben und der

> Tod aus unserem Leben verbannt, tabuisiert und verdrängt werden. Dann muss dieser Gedanke schauerlich sein. Für mich ist es nach wie vor die schönste Arbeit!
>
> Ein paar Bewohnerinnen und Bewohner, denen es physisch und psychisch möglich ist, und eine Gruppe von Mitarbeitenden und Angehörigen aus der Geschäftsleitung treffen sich am 23. Dezember (es ist noch nicht Corona-Zeit) zu einer kleinen Weihnachtsfeier im Aufenthaltsraum des Hospizes. Es werden Gedichte und Lieder vorgetragen, es wird etwas Feines serviert, aufmerksam hergerichtet vom Koch des Hauses. Eine warme und wohlwollende Atmosphäre, wie man sie von diesem Haus gewohnt ist, spendet den Beteiligten Ruhe und Geborgenheit.
>
> Nach einer Weile mache ich mich auf, meinen Weg nach Hause unter die Füße zu nehmen. Ich nehme das Treppenhaus ins oberste Stockwerk, wo ich meinen Arbeitsplatz habe, und möchte meine Sachen holen. Etwa auf halber Strecke stoße ich auf Angehörige einer Bewohnerin, von der wir wussten, dass sie im Sterben liegt. Ich gehe mit der Tochter und dem Sohn ins Sterbezimmer, wo die Mutter vor wenigen Minuten verstorben ist. Ich gehe zu ihr ans Bett, halte ihre erkaltete Hand. Tochter und Sohn frage ich, was sie brauchen.
>
> Ich denke für mich: Wie nahe sind doch Leben und Tod respektive wie sehr gehören sie zusammen. Das eine ist ohne das andere nicht zu denken. Gerade war ich noch auf der besinnlich-fröhlichen Weihnachtsfeier – und nun stehe ich am Bett eines verstorbenen Menschen.
>
> Nachdenklich trete ich hinaus in die Nacht nach Hause.

Manchmal sieht man hinter bestimmten Ereignissen, schmerzenden Erfahrungen den Sinn nicht. Viele Menschen sind jedoch – wie wir das bei Viktor Frankl gesehen haben – auf Sinn ausgerichtet. Die Dinge, Geschehnisse und Erfahrungen sollen einen Sinn ergeben.

> Gedankenanregung
>
> **Wie ist es bei Ihnen?**
> Gelingt es Ihnen, Ihren Erfahrungen – auch wenn sie schmerzen und unschön sind – einen Sinn abzugewinnen?
> Oder ist Ihnen auch schon jeglicher Lebens-Sinn abhandengekommen? Wie haben Sie sich da gefühlt? Was haben Sie gemacht? Wie sind Sie damit umgegangen?

Literatur

Camus, A. (2017). *Der Mythos des Sisyphos*. Deutsch und mit einem Nachwort von Vincent von Wroblewsky (22. Aufl.). Rowohlt.

Frankl, V. E. (2011). *Ärztlich Seelsorge. Grundlagen der Logotherapie und Existenzanalyse* (3. Aufl.). Deutscher Taschenbuch Verlag.

Frankl, V. E. (2015a). *Das Leiden am sinnlosen Leben. Psychotherapie für heute*. Kreuz (Erstveröffentlichung 1977).

Frankl, V. E. (2015b). *Der Wille zum Sinn*. In V. E. Frankl (Hrsg.), *Das Leiden am sinnlosen Leben. Psychotherapie für heute* (S. 76–80). Kreuz (Erstveröffentlichung 1977).

Frankl, V. E. (2017). *Dem Leben Antwort geben. Autobiografie*. Beltz.

Sartre, J.-P. (2018). *Der Existentialismus ist ein Humanismus und andere philosophische Essays 1943–1948* (9. Aufl.). Rowohlt.

10

Betreuung am Lebensende

> **Was Sie in diesem Kapitel erwartet**
>
> Nur einer von zehn Menschen stirbt einen unerwarteten Tod. Alle anderen sterben nach kürzerer oder längerer Krankheit.
>
> Man weiß aus Umfragen, dass die meisten Menschen am liebsten zu Hause sterben würden. Doch das gelingt den wenigsten.
>
> So nehmen Betreuung und Pflege am Lebensende verschiedene Formen an:
>
> - Pflege des kranken Menschen zu Hause von Angehörigen und externen Fachpersonen, meist mithilfe einer ambulanten Palliativversorgung.
> - Betreuung in einem Alten- und Pflegeheim.
> - Pflege auf einer Palliativstation im Krankenhaus: Nach einer Stabilisierung der Gesamtsituation treten die kranken Menschen meist wieder aus und werden in einer anderen Einrichtung oder zu Hause weiter betreut.

© Springer-Verlag GmbH Deutschland, ein Teil von Springer Nature 2021
B. Leu, *Diagnose Krebs,*
https://doi.org/10.1007/978-3-662-62846-1_10

- Betreuung in einer spezialisierten Palliativ-Pflegeeinrichtung, wie einem stationären Hospiz (hier gibt es auch die Möglichkeit eines Tageshospizes).

In diesem Kapitel lenken wir den Blick auf diese Palliative-Einrichtungen und schauen uns den Alltag in einem stationären Hospiz genauer an.

Ebenso widmet sich das Kapitel der Bedeutung von Palliativpflege und deren Inhalt.

10.1 Palliative Care

Palliative Care

Palliative Care ist ein international verwendeter Begriff. Der Begriff leitet sich aus dem lateinischen Wort „pallium" ab, was einem mantelähnlichen Umhang entspricht. Der englische Begriff „care" heißt Pflege. (Quelle: palliative.ch; Zugriff: 23.06.2020)

„Palliative Care ist ein Ansatz zur Verbesserung der Lebensqualität von Patienten und ihren Familien, die mit Problemen einer lebensbedrohlichen Erkrankung einhergehen – durch Vorbeugen und Lindern von Leiden, durch frühzeitiges Erkennen, exakter Beurteilung und Behandlung von Schmerzen sowie anderen belastenden Beschwerden körperlicher, psychosozialer und spiritueller Art."

(WHO-Definition von 2002).

Funktionen von Palliative Care

Die Funktionen von Palliative Care können so umschrieben werden:

10 Betreuung am Lebensende

- Schmerzlinderung;
- Integratic Arbeitsfeldern zur Unterstützung; in die Betreuung einbezogen sind: Ärztinnen und Ärzte, Pflege, Physiotherapie, Ergotherapie, Seelsorge verschiedener Konfessionen, Psychotherapie, Kunst- und Musiktherapie, Sozialdienst, Hotellerie und Küche;
- es geht um ein noch möglichst gutes Leben (Palliative Care ist lebensbejahend) – und dazu gehören auch Sterben und Tod;
- der Tod wird weder herbeigeführt noch hinausgezögert;
- Unterstützung der An- und Zugehörigen gilt als wichtiger Aspekt;
- Palliative Care bietet Unterstützungsmöglichkeiten sowohl für Patientinnen und Patienten als auch für deren An- und Zugehörigen, ebenso nach dem Versterben der Patientin oder des Patienten.

Sie können sich das durchaus so vorstellen, dass den Patientinnen und Patienten in unheilbaren und lebensbedrohlichen Situationen bildlich ein sie schützender Mantel umgelegt wird, in dem sie sich wohl fühlen, trotz ihrer schweren Erkrankung. In der Palliative Care geht es darum, den Patientinnen und Patienten eine möglichst angepasste und gute Lebensqualität bis zu ihrem Tod zu gewährleisten. Ebenfalls werden ihre An- und Zugehörigen unterstützt. Wichtigstes Ziel ist, unnötigen Schmerzen und unnötigem Leiden vorzubeugen. Die Betreuung erfolgt durch verschiedene Professionen, wie bereits angetönt. Palliative Care wird häufig in „dafür spezialisierten Institutionen" angewendet.

Palliativmedizin ist keine „Kuschelmedizin" (nach Schneider Gurewitsch), sondern eine Medizin, die die psychosozialen Themen der Patientinnen und Patienten miteinbezieht und die auf Augenhöhe mit den Patientinnen und Patienten und deren Angehörigen basiert.

Palliative Care entstand aus der Hospizbewegung.

> **Hospiz**
>
> Im frühen Christentum sind schwer erkrankte und sterbende Menschen von ihren Angehörigen zu Hause aufgenommen worden. Im Mittelalter wurde dies von sogenannten Ordensgemeinschaften übernommen. Der Name Hospiz stammt denn auch aus dieser Zeit, wie dies die Ethikdozentin und Autorin Denise Battaglia aufzeigt.
> Das lateinische Wort „hospitium" bezeichnete denn auch christlich geführte Pilgerherbergen und Armenhäuser. Danach wurden aus diesen Hospizen „Hospitäler".
> Cicely Saunders, eine ehemalige britische Krankenpflegerin und Sozialarbeiterin, hat die Idee der Hospize als Erste wieder aufgenommen. Sie gilt als die Begründerin der modernen Hospizbewegung, angefangen 1967 im Südosten von London. In Deutschland entstand das erste Hospiz 1986. Damit wurde ein Umdenken über den Ort des Sterbens eingeläutet.
> Cicely Saunders formulierte ihr Ziel für die Hospizbewegung so:
>
> „Es geht nicht darum, dem Leben mehr Tage zu geben, sondern den Tagen mehr Leben."
>
> Mit dem heutigen Begriff „Hospiz" wird eine Pflegeeinrichtung bezeichnet mit vergleichsweise wenigen Betten und einem größeren Betreuungsschlüssel als in übrigen Pflegeheimen oder Krankenhäusern.

10.2 Wie kann eine Betreuung am Lebensende aussehen? – Ein Einblick in den Hospizalltag

> **Rebekka**
>
> Rebekka hatte kein einfaches Leben: Sie musste tagsüber als Schneiderin hart arbeiten, am Abend ist sie jeweils bei einer Bank reinigen gegangen. Ihre vier Kinder hat sie

alleine groß gezogen. Eine Mehrfachbelastung und Überlastung.

Als Rebekka mit 50 Jahren an Brustkrebs erkrankte, ist für sie eine Welt zusammengebrochen. Es folgten Chemo- und Strahlentherapie, was sie relativ gut vertragen hat. Finanziell war die Krankheit für sie ein großer Einbruch, da sie phasenweise überhaupt nicht oder wenn, dann nur in einem sehr reduzierten Pensum arbeiten konnte.

Einige Zeit ist vergangen: Rebekka hat auf die Therapien gut angesprochen und konnte wieder ihr bisheriges Arbeitspensum bewältigen, auch wenn sie in ihrer wenigen Freizeit praktisch nur noch geschlafen hat. Denn Pausen, Ausruhen, etwas für sich machen, waren für sie Fremdwörter. Auch das Wochenende war mit Haushalt, Waschen, Einkaufen und Administrativem ausgefüllt.

So hat Rebekka drei Jahre weitergelebt. Über Weihnachten war seit sehr langer Zeit eine kleine Verschnaufpause geplant, wo sie mit ihren Kindern zu ihren Eltern in den Norden fahren wollte. Doch ein seltsamer Husten hielt sie von der Reise ab. Sie hat mit ihrer Onkologin einen neuen Termin vereinbart. Diese ordnete eine Magnetresonanztomografie (MRT) an mit der fatalen Diagnose einer Lungenmetastase. Die Ärztin erklärte Rebekka, dass sie ihr eine weitere Chemotherapie empfehlen würde, dies aber nicht mehr in heilendem Sinne, sondern lediglich als lebensverlängernde Maßnahme.

Diese Chemotherapie hat Rebekka weit weniger gut vertragen als die erste. Nach einer erneuten MRT-Untersuchung wurde leider auch festgestellt, dass die Chemotherapie nicht angeschlagen hat und sich weitere Lungenmetastasen gebildet haben.

Rebekka entscheidet sich an diesem Punkt, keine weitere Therapie mehr zu machen.

Ein Freund erzählte ihr in diesen Tagen von der Möglichkeit, die letzte Lebensphase in einem Hospiz zu verbringen – denn mit 54 Jahren in ein Alten- und Pflegeheim zu gehen, wer möchte das schon?

So hat Rebekka gleich einen ersten Gesprächstermin in der nächsten größeren Stadt vereinbart, den sie zusammen mit der einen Tochter und dem besagten Freund wahrgenommen hat. Im Hospiz wurden sie aufmerksam empfangen: Ebenfalls waren eine Ärztin, eine Pflegefachperson und der Sozialarbeiter zugegen. Das Gespräch war für Rebekka informativ. Aber im Kopf drehte sich alles. Sie war sehr aufgewühlt. Soll ihr Leben so zu Ende gehen? Was gäbe es für weitere Alternativen? Kann sie überhaupt einen so gewichtigen Entscheid fällen? Rebekka bedingte sich ohne Probleme zwei Nächte aus, die sie überschlafen wollte, bis zu ihrem definitiven Entscheid.

Aufgrund des guten Informationsgespräches, aber auch aufgrund fehlender Alternativen, entschied sich Rebekka für das Hospiz.

Wiederum in Begleitung ihrer einen Tochter und des Freundes ist Rebekka an einem Dienstagmorgen im März ins Hospiz eingetreten. Ein schwerer Schritt.

Es steht nun das definitive Aufnahmegespräch an. Und bald geht es auch schon in ihr Zimmer, das nun für eine unbestimmte Zeit ihr kleines Zuhause wird. Der Raum ist mit einem Spitalbett, einem kleinen Tisch mit drei Stühlen, einem gemütlichen Sessel, einem Kleiderschrank und einem Regal ausgestattet. Selbstverständlich kann sich Rebekka von zu Hause noch Dinge mitbringen lassen, die ihr lieb sind. Oder sie kann Kreatives mit der Kunsttherapeutin im Haus gestalten und aufhängen.

Der Eintrittstag ist für Rebekka anstrengend. Immer wieder kommt eine neue Person vom Hospizteam in ihr Zimmer und stellt sich bei ihr vor.

Als auch ich noch bei ihr vorbeikomme, um mich vorzustellen, befürchtet Rebekka, dass sie sich die Namen aller nie werde merken können. Da kann ich sie beruhigen, dass es hier im Haus allen gleich gehe.

Um 18 Uhr wird im Aufenthaltsraum das Nachtessen serviert. Rebekka geht hin. Ein paar wenige andere Bewohnerinnen und Bewohner sind auch dort, denen es den Umständen entsprechend noch so gut geht, dass sie das Essen nicht auf dem Zimmer einnehmen müssen.

Rebekka ist müde. Schon bald geht sie duschen und dann ins Bett; sie schaut noch etwas TV.

Am nächsten Tag stellt sich der Seelsorger bei ihr vor, auch die Physiotherapeutin kommt für die Rebekka wohltuende Lymphdrainage vorbei.

Von den Schmerzen her geht es Rebekka von Tag zu Tag besser. Es brauchte am Anfang etwas Zeit, bis die Medikamente auf Rebekkas Bedarf eingestellt waren.

Vom Tagesablauf her ist Rebekka frei. Da sie gerne lange schläft – was sie ihr ganzes bisheriges Leben nie tun konnte – und auch aufgrund ihrer Erkrankung sehr müde ist, steht sie erst gegen 10 Uhr auf. Dies kann

10 Betreuung am Lebensende

> jede Bewohnerin und jeder Bewohner in diesem Hospiz individuell handhaben.
>
> Wenn es Rebekka in den letzten Tagen zusehends schlechter geht – kräftemässig und auch von den Schmerzen her –, kann sie jederzeit die Glocke drücken. Dann kommt eine speziell geschulte Pflegefachperson und fragt nach Rebekkas Anliegen.
>
> Nebst der Physiotherapeutin, dem Seelsorger und der Kunsttherapeutin gehe auch ich regelmäßig zu Rebekka. Die Gespräche haben nun des Öfteren ihre Wünsche, Bedürfnisse und auch noch Unerledigtes zum Thema.
>
> Und immer wieder sagt Rebekka, wie gut umsorgt sie sich in diesem Haus fühle. So umsorgt und betreut sei sie ihr ganzes Leben nie gewesen. Nie habe sich jemand so intensiv um sie gekümmert.
>
> Rebekkas soziales Umfeld lässt sie nicht im Stich. Besuche sind jederzeit willkommen. Wer will, kann auch bei ihr übernachten.
>
> Gestern hatte Rebekka einen sehr schlechten Tag: Sie musste mehrfach erbrechen und hatte auch Fieber. Da der ärztliche Dienst jederzeit zugegen ist, konnte man schnell reagieren. Wäre Rebekka zu Hause oder in einem Heim, wäre wohl einmal mehr eine Noteinweisung ins Krankhaus angesagt gewesen.
>
> In der letzten Zeit schläft Rebekka sehr viel. Die Türe zu ihrem Zimmer ist leicht geöffnet – das mag sie. Besuche kommen immer noch; alles verläuft sehr ruhig. Rebekka mag kaum mehr essen und trinken. Das ist normal für diese letzte Lebensphase.
>
> In den letzten Tagen merkt man, dass es dem Ende zugeht. Es ist weiterhin dafür gesorgt, dass Rebekka genügend Luft bekommt und keine Schmerzen hat.
>
> In einer Mai-Nacht ist Rebekka dann verstorben, nachdem sich ihre Kinder gegen Mitternacht von ihr verabschiedet haben. Eine Pflegefachperson, die Rebekka sehr mochte, war bei ihrem letzten Atemzug bei ihr.

Der Tod wird in unserem hektischen Alltag meist verdrängt, wie wir bereits gesehen haben. Im Hospiz erlebe ich das Gegenteil. Ich erlebe quasi eine zeitliche Rückkehr: Noch bis ins 19. Jahrhundert starb man öffentlich: Da wurde der verstorbene Mensch in einem Zimmer aufgebahrt und jeder Mensch, der ihn noch sehen wollte, durfte dies tun.

Auch im Hospiz, wo ich arbeite, ist das so: Der tote Mensch wird sorgfältig mit für ihn passenden Kleidern eingekleidet, seine liebsten und ihn auszeichnenden Sachen werden um ihn herum gelegt und alle, die den Menschen noch sehen möchten, dürfen ins Zimmer eintreten und sich von ihm verabschieden.

Eine mögliche Haltung der existenziellen Psychoonkologie

Die existenzielle Haltung in der Psychoonkologie ist eng verbunden mit dem Ansatz der Palliative Care: Das Leben möglichst lebenswert, in voller Verantwortung, achtsamer Begleitung, unter gutem Management der Symptome zu Ende zu gehen. In einem Hospiz geht es ums Leben, entgegen vieler Annahmen von Menschen außerhalb eines Hospizes, nicht nur ums Sterben. Im Hospiz wird gelebt, in vollem Bewusstsein des sicheren und nahenden Todes.

Wichtige Adressen für Hospiz- und Palliativangebote

Deutschland:
https://www.wegweiser-hospiz-palliativmedizin.de
Österreich:
https://www.hospiz.at/einrichtungsuebersicht
Schweiz:
https://www.palliativkarte.ch

Wichtige Adressen für Informationen zu Hospizen und Palliative Care

Deutschland:
Deutsche Gesellschaft für Palliativmedizin
Deutscher Hospiz- und Palliativverband e. V

Österreich:
Österreichische Palliativgesellschaft
Dachverband Hospiz Österreich
Schweiz:
Schweizerische Gesellschaft für Palliative Medizin, Pflege und Begleitung
Dachverband Hospize Schweiz

Innehalten: Im Hospiz das Glück finden? Oder: Das Hospiz als Neuanfang?

Kann man im Hospiz – also relativ kurz vor dem Ende seines Lebens – glücklich sein?

Was für eine dumme Frage, werden Sie denken! Hätte ich auch gedacht. Im Hospiz geht es ja vor allem ums Sterben, so stellte ich mir das vor. Da findet man eine Atmosphäre getränkt von Apathie, Trauer und Schwere.

Da durfte ich mich zum Glück eines anderen belehren lassen: Immer wieder klingt ein Lachen durchs Haus, dort, wo ich arbeite. Die Teambesprechungen laufen in einem warmen, oft auch fröhlichen Klima ab. Und auch die Bewohnerinnen und Bewohner sind – wohl nicht gerade in Euphorie und Freudentaumel – meist entspannt und ruhig. Natürlich gibt es auch Menschen im Delir, die schreien, weinen, verstört herumlaufen. Da braucht es dann besondere Betreuung.

Und: Immer wieder erlebe ich in meinen Kontakten Bewohnerinnen und Bewohner, die mir sagen, dass es ihnen in ihrem ganzen Leben noch nie so gut gegangen sei, wie im Hospiz. So gut betreut zu werden, nach Essenswünschen gefragt zu werden, ein Zimmer für sich alleine zu haben, auch wenn es sehr bescheiden eingerichtet ist, scheint für manche der pure Luxus zu sein. Ganz entscheidend scheint mir auch der Aspekt, dass niemand über die Bewohnerinnen und Bewohner bestimmt, außer der Krankheit. Einmal nichts mehr leisten zu müssen und nicht mehr täglich gefordert zu sein, ist für viele eine große Entlastung. Einen Raum für sich zu haben, mit persönlichen Kleinigkeiten und Erinnerungen ausgestattet, ist für viele Bewohnende des Hospizes ein großes Glück.

Kürzlich überraschte mich eine neu eingetretene Bewohnerin, die befand, ihr nächstes Ziel sei es, neue

> Kleider einzukaufen respektive shoppen zu gehen. Sie habe alle alten Klamotten, Schuhe, Taschen weggegeben und beginne nun im Hospiz neu. Dazu gehöre eine komplett neue Kleiderausstattung! Das Hospiz als Neuanfang also? So kann man es auch sehen.

Literatur

Battaglia, D. (2020; 2., aktualisierte Aufl.). *Was mein Leben sinnvoll macht. Über persönliche Werte, Selbstbestimmung, das Altern und das Sterben.* Zürich: Beobachter-Edition.

Bode, S., & Roth, D. (2018). *Das letzte Hemd hat viele Farben. Für einen lebendigen Umgang mit dem Sterben.* Köln: Lübbe.

Egan, K. (2016). *Leben. Von Sterbenden lernen, was zählt.* Gütersloh: Gütersloher Verlagshaus.

Gockel, M. (2019). *Sterben. Warum wir einen neuen Umgang mit dem Tod brauchen. Ein Palliativmediziner erzählt.* München: Berlin Verlag.

Jehle, F.-J. (Hrsg.). (2007). *Wenn der Atem leiser wird. Leitfaden für den Umgang mit Menschen in Grenzsituationen.* Vaduz: Eigenverlag der Hospizbewegung Liechtenstein Verlag Atelier Silvia Ruppen.

Panian, R., & Ibello, E. (2013). *Zu Ende denken. Worte zum Unausweichlichen.* Gockhausen: Wörterseh Verlag.

Pausch, R. mit Zaslow, J. (2010; 3. Aufl.). *Last Lecture. Die Lehren meines Lebens.* München: Goldmann.

Sandgathe Husebö, B.; Husebö, St. (o. J.). *Die letzten Tage und Stunden. Palliative Care für Schwerkranke und Sterbende.*

Winter-Pfändler, U. (2017; 3. Aufl.). *Nahe sein bis zuletzt. Ein Ratgeber für (pflegende) Angehörige und Freunde.* St. Gallen: Edition SPI.

Teil II
Angehörige

11

Schwankende Gefühle

Was Sie in diesem Kapitel erwartet

Viele Angehörige haben an sich den Anspruch, die Betreuung und Pflege ihres (schwer) kranken Menschen selbst zu übernehmen. Vielleicht sind es auch die unausgesprochenen oder gar expliziten Erwartungen vonseiten des kranken Menschen, die die Angehörigen dazu veranlassen?

Doch: Eine Pflege zu Hause soll wohl überlegt sein. Sie gleicht einem Hochseilakt, dessen Ausgang oft schwer abzusehen ist.

Es muss aber nicht nur die Pflege zu Hause sein: Ist der schwer kranke Mensch in einer externen Pflegeeinrichtung, ist auch das für die Angehörigen sehr kräftezehrend. Als An- und Zugehörige will man für den kranken Menschen Gutes tun, ihn so oft wie möglich besuchen, unterstützend und ihm wohlgesinnt sein. Aber auch dieser Anspruch kann überfordernd sein. In dieser Überforderung gesellen sich zu den herbeigewünschten guten Gefühlen plötzlich sehr unerwünschte Gefühlslagen.

© Springer-Verlag GmbH Deutschland, ein Teil von Springer Nature 2021
B. Leu, *Diagnose Krebs,*
https://doi.org/10.1007/978-3-662-62846-1_11

> Dieser schwierigen Thematik gehen wir in diesem Kapitel nach.
> Die Herausforderungen für Angehörige in der Begleitung und auch in der Pflege von einem lieben Menschen sind kaum beschreibbar. Ich spreche da nicht nur von theoretischen Erfahrungen, sondern von Erlebtem von Angehörigen und auch von mir selbst in der Begleitung meiner Eltern.

11.1 Widersprüchliche Gefühle

> **Emotion / Gefühl**
>
> „Emotion" kommt aus dem Lateinischen ‹emovere›, was mit ‹Herausbewegen›, ‹Erschüttern› übersetzt werden kann. Die Definition ist schwierig und die Abgrenzung zum Begriff „Gefühl" ist ebenso schwierig. So lässt es sich am besten durch die Aufzählung von einzelnen Emotionen oder Gefühlen handhaben. Es gibt in der Literatur verschiedene Zahlen von Gefühlen (6 bis 27) (nach google.ch/Marc Rohling/bento.de).
> Ich verwende im Folgenden den Begriff des Gefühls.

Eine sehr schöne Übersicht – auf einer laminierten Karte – gibt der *GFK-Navigator – für Gefühle, Emotionen, Stimmungen.* Er beinhaltet 12 **Grundgefühle**, die detailliert mit weiteren Gefühlen beschrieben werden können.

Grundgefühle

- Angst und Stress
- Hoffnungslosigkeit
- Ohnmacht
- Scham
- Trauer

- Ärger und Wut
- Freude und Glück
- Frust
- Unzufriedenheit
- Schuld
- Einsamkeit
- Gleichgültigkeit

Ein Beispiel für die weitere Aufschlüsselung eines Gefühls
Gleichgültigkeit
Gleichgültig/gefühllos/teilnahmslos/lustlos/angeödet/gelangweilt/desinteressiert.

Zu jedem der oben genannten Grundgefühle kann auch der Gegenpart gefunden werden. Also zum Beispiel: Angst und Stress gegenüber Freude und Gelassenheit.

> **Frage**
> Welchen Gegenpart zu den oben genannten Gefühlen finden Sie für sich? Notieren Sie anschließend das Gefühlspaar auf.

Wie Sie sehen, haben wir es mit vielen sich widersprechenden Gefühlen zu tun, besonders in einer Grenzsituation. Da dreht sich alles in unserem Kopf.

Warum ist das so? Ich könnte es mir so vorstellen: Die betreuende Person steht grundsätzlich in einer sehr großen Hilflosigkeit. Die Patientin oder der Patient ist in Untersuchungen, zum Teil in täglichen Behandlungen eingeteilt und damit eingetaktet. Als Angehörige hat man praktisch keine eigene Handlungskompetenz und wenig bis gar keinen Einfluss auf das ganze Geschehen. Das macht, wie es Aaron Antonovsky (1923–1994) in seinem wichtigen und viel beachteten Konzept betont, psychisch krank. Dazu kommt, dass die begleitende Person meist noch gesund ist und selbst auch Bedürfnisse an das eigene Leben hat. Oft sind die Angehörigen einer kranken Person selbst noch berufstätig und in die Forderungen des Alltags eingebunden, wo es, wie allen bekannt ist, oft nicht mit Samthandschuhen zu und her geht.

„Ich habe noch nie eine Träne der Trauer geweint, sondern, wenn, dann nur aus Wut." Nicht selten sitze ich auch Angehörigen gegenüber, die einen Menschen nach langer Krankheit und vielen Herausforderungen verloren haben. Auch sie erzählen nach dem Tod des kranken Menschen von vielen widersprüchlichen Gefühlen, von denen sie selbst überrascht werden und die sie nicht einordnen können.

Die Gefühle von Angehörigen während der Sterbephase eines Menschen und/oder auch nach dessen Tod können in der Tat sehr widersprüchlich und ambivalent sein. Auch ich hatte eine zu idealistische Vorstellung: Sterben und Tod seien primär mit dem Gefühl der Liebe und der Trauer um den sterbenden oder verstorbenen Menschen verbunden. Nein, so einfach scheint es nicht zu sein: Da können höchst unangenehme Gefühle wie die erwähnte Wut, aber auch Ärger, Zorn, Hass, Schuldgefühle hochkommen. Das ist für viele Angehörige sehr irritierend. Das dürfte so nicht sein, meinen sie: Tod und Sterben haben mit großer Liebe betrauert zu werden. Das ist eine Norm unserer Gesellschaft.

Ich mache die Erfahrung, dass sich im Sterbeprozess oft die Familiendynamik, die sich seit Jahren verfestigt hat, in konzentrierter Form wiederspiegelt. Vielfach sind es aufgestaute Gefühle, die sich während des Lebens nicht äußern konnten oder nicht durften, die im Sterbeprozess oder nach dem Tod des Angehörigen aber vehement zutage treten können.

> Wichtig ist es hier zu wissen und zu fühlen: Diese einen oft überkommenden Gefühle sind nur ein Teil von mir, der ‹Rest› funktioniert immer noch ganz ‹normal›.

11.2 Sollen Angehörige die Pflege ihres kranken Menschen übernehmen?

„Ich pflege meinen angehörigen Menschen bis zuletzt!"

Für viele Partnerinnen und Partner eines erkrankten Menschen ist es ausgeschlossen, dessen Pflege an externe Personen abzugeben. Da kann die eingesetzte Pflegefachperson noch so kompetent sein. Viele pflegende Angehörige handeln aus einem Pflichtgefühl, das sich über Jahre in einer Beziehung aufgebaut hat. Motivation kann auch die Liebe zum kranken Angehörigen sein oder auch die Erwartung an sich selbst, den kranken nahen Menschen nicht noch in seiner letzten Lebensphase in ein Heim ‹abzuschieben›.

Oft sind es aber auch die erkrankten Menschen selbst – auch mit hohem Pflegebedarf –, die niemanden Externen an sich heranlassen, außer die eigene Partnerin oder den eigenen Partner. Ich kann das verstehen, sind es doch ganz intime Momente und auch Orte, wo man sich von quasi fremden Personen berühren lassen muss. Zudem kann es sein, dass die kranken Menschen den dringenden Wunsch geäußert haben, zu Hause sterben zu wollen – und niemals in einem Krankenhaus oder in einem Heim.

Die oft selbstlose Pflege naher Angehörigen empfinde ich als einen großen Akt der Menschlichkeit. Doch: Es kann auch kippen, wie Wolfgang Schmidbauer in den 70er Jahren des letzten Jahrhunderts in seinem Bestseller *Hilflose Helfer* eindrücklich beschrieben hat. Und zwar, indem mit dem sogenannten ‹Helfersyndrom› eigene Gefühle der Hilflosigkeit und des Nicht-Genügens überspielt werden. Dadurch kann eine Überforderung hervorgerufen werden, die für die pflegende Person wie auch den kranken Menschen sehr negative Konsequenzen haben kann.

> **Wichtig**
> Im Rahmen einer Themenwoche der ARD, so berichtete das Deutsche Ärzteblatt 2012, gaben 66 % der Befragten an, zu Hause sterben zu wollen. Nur 18 % wollten in einer Einrichtung zur Betreuung schwerstkranker und sterbender Menschen sterben.
> Die tatsächlichen Zahlen sehen allerdings anders aus. Die meisten Menschen (47 %) sterben nach wie vor im Krankenhaus, rund 30 % in einer stationären Pflegeeinrichtung und nur etwa 25 % zu Hause.
> (Dtsch Arztebl 2012; 109(48): A-2405 / B-1961 / C-1919).
> Die Zahlen in der Schweiz sehen einige Jahre später so aus: 44 % der Schweizerinnen und Schweizer sterben in einem Heim, 37 % in Spitälern und 19 % zu Hause oder anderswo.
> (https://www.swissinfo.ch/ger/gesellschaft/-lebeninderschweiz_so-stirbt-man-in-der-schweiz/44782564, 11.08.2019)

Ich weiß aus eigener Erfahrung, wie grausam es sich anfühlt, einen lieben Menschen in eine Pflegeinstitution zu übergeben, wenn es einem selbst nicht möglich ist, die Pflege zu leisten oder man eine 24-h-Pflege bräuchte, die relativ schwierig einzurichten ist und finanziell sehr teuer zu stehen kommt.

Doch: Ist es in jedem Fall sinnvoll, dass Angehörige die Pflege, besonders wenn der Pflegebedarf sehr hoch ist, zu Hause übernehmen? Soll ich als Ehefrau oder Partnerin meinen mir nächsten Menschen in oft unangenehmen intimsten Situationen sehen, ihm oder ihr den Po putzen, allenfalls das Erbrochene aus dem Bett wischen? Soll man als Tochter oder Sohn seine schwer kranken Eltern aufs Klo bringen, ihnen zusehen, sie reinigen und ihnen dann die Hose wieder hochziehen? Ist das die Rolle als Tochter/Sohn respektive als Partnerin/Partner?

> **Sven**
>
> Meine bisher eindringlichste Erfahrung machte ich mit einem Angehörigen, der seine Partnerin mit einer sehr schweren Krebserkrankung mit höchster Hingabe umsorgt und gepflegt hat. Tagsüber, während Sven arbeitete, waren Pflegende zugegen; alles andere hat er selbst übernommen. Sven setzte seine geliebte Frau in den Rollstuhl, nahm sie wieder heraus, trug sie ins Auto. Er hat sie bis zuletzt überall hin mitgenommen, auch dann noch, als sie nicht mehr alles wahrnehmen und kaum mehr sprechen konnte.
> Dadurch durfte ich die Patientin sehr lange betreuen, weil der Mann sie fast bis zuletzt in meine ambulante Sprechstunde gebracht hat. Dafür bin ich auch ihm sehr dankbar.

Die Frage, ob und in welchen Situationen Menschen ihre kranken Angehörigen pflegen sollen, ist sehr schwierig zu beantworten und auch sehr individuell. Ich denke, ein Patentrezept dafür gibt es nicht. Was der Mann im geschilderten Beispiel vollbracht hat, ist sehr bewundernswert. Doch Pflegen ist nicht allen Menschen gegeben. Manchmal ist es auch einfach zu nah. Und manchmal ist es wohl auch eher kontraproduktiv – nämlich dann, wenn familiäre Verstrickungen vorhanden sind oder die zwischenmenschlichen Beziehungen nicht sehr stabil sind.

11.3 Am Sterbebett bis zuletzt?

> **Frage**
> „Muss, soll, darf ich am Sterbebett meines Angehörigen bis zuletzt sein?"
> „Kann ich das überhaupt aushalten?"

Viele begleitende und pflegende Angerhörige haben den Anspruch an sich selbst oder auch den Wunsch, den kranken und dann auch sterbenden Menschen in seinen letzten Tagen und Stunden nicht alleine zu lassen. Doch dann kommen auch Fragen auf, ob das alles auszuhalten ist.

Ich gebe jeweils zur Antwort, dass ich in meiner Tätigkeit noch von niemandem gehört habe, dass sie oder er es nicht hätte ertragen können. Da kommt eine urmenschliche Kraft zum Vorschein, die es möglich macht, dass wir diese letzten Stunden – sogar sehr liebevoll – ertragen und auch begleiten können. Und es sind oft sehr stille, berührende Momente.

Ob das der sterbende Mensch auch möchte, dass wir bei ihm sind, merkt man an vielerlei Zeichen: Beruhigt sich der sterbende Mensch in unserer Nähe oder wird er eher unruhig? Mag es die sterbende Person, wenn ihre Hand gehalten wird? Und was ist, wenn der sterbende Mensch größtenteils dösend ist? Was möchte er dann? Wie kann ich das erraten? Man weiß, dass der Gehörsinn lange noch aktiv ist. Ich bin der Meinung, dass es für die meisten Sterbenden gut ist, wenn jemand zugegen ist. Ansonsten merken Sie das schnell.

Vielfach wird berichtet, dass die Angehörigen Tag und Nacht – im Schichtwechsel und fast ohne Unterbruch – beim sterbenden Menschen am Bett sitzen. Und just in dem Moment, wo sie kurz aus dem Zimmer gehen, um einen Kaffee oder Tee trinken zu gehen, verstirbt er. Das kann ich auch aus meiner Erfahrung bestätigen. Für viele Angehörige fühlt sich das fast wie eine Beleidigung an, nicht beim letzten Atemzug dabei gewesen zu sein. „Jetzt sind wir ohne Unterbruch da gewesen – und kaum sind wir eine halbe Stunde weg, stirbt er!" Ja, das kann sich so anfühlen. Nehmen Sie es so, wie es ist. Sterbende wissen intuitiv genau, wen sie bei sich haben wollen in den letzten Minuten ihres Lebens. Vielleicht wollen sie auch allein sterben; auch das gilt es zu akzeptieren. Vielleicht muten sie es nicht jedem Familienangehörigen zu und sterben dann im Beisein eines Teils der Familie oder einer Person. Es gibt vielerlei Gründe. Doch die Sterbenden scheinen es zu wissen und zu spüren.

Das heißt, Sterbende wählen nach meiner Erfahrung ihren individuellen Weg, wie sie den letzten Atemzug machen wollen. Sie sind es, die entscheiden, ob sie allein sterben wollen, wen sie bei sich haben wollen, wem sie diese Erfahrung „aufbürden" wollen. Auch hier gilt einmal mehr: Wir können es als Außenstehende nicht kontrollieren. Es ist für mich auch immer wieder ein Mysterium, wie sich alles fügt. Wir Lebenden haben es definitiv nicht in der Hand, wie der kranke Mensch sterben will und wen er sich bewusst oder unbewusst aussucht, bei seinem letzten Atemzug dabei zu sein.

Beim letzten Atemzug eines nahen Angehörigen dabei gewesen zu sein, verändert die eigene Lebenshaltung, verändert Denken und Fühlen und lässt Prioritäten nachhaltig anders setzen. Ich höre das viel in meinen Beratungen und habe es selbst auch so erfahren. Die Situation konfrontiert auch mit der eigenen Endlichkeit, lässt Dinge und Ereignisse aus einer anderen Perspektive erscheinen.

> Es ist auch beruhigend zu wissen: In all den Jahre, in denen ich sterbende Menschen und ihre An- und Zugehörigen begleite, ist noch niemand am Sterbebett zusammengebrochen! Dafür sorgt unsere Psyche sehr gut für uns. Wird es zu viel, hat sie allerlei Abwehrstrategien auf Lager.

11.4 Die Pflege von Angehörigen: Ein Hochseilakt, der auch schiefgehen kann

Die Pflege von Angehörigen ist ein Hochseilakt, der auch schiefgehen kann. Nicht selten überfordern und verausgaben sich Angehörige so sehr, dass sie selbst krankgeschrieben werden müssen, weil sie so entkräftet sind, dass nichts mehr geht.

Denn Pflegen ist nicht nur aufwendig, sondern kann auch durch das Verhalten des kranken Menschen zusätzlich erschwert werden. Dies vor allem bei verändertem Verhalten durch die Krankheit selbst, sodass die Beziehung fast ausschließlich durch Aggressivität, Nörgeleien auf der einen Seite und Hilflosigkeit und Ohnmacht auf der anderen Seite geprägt ist.

Meine Haltung diesbezüglich ist dezidiert: Auch wenn man Pflegeleistungen übernimmt und das gerne macht, sollen die bisherigen Beziehungs-Rollen bewahrt bleiben. Das heißt: Meine Rolle als Partnerin oder Partner oder auch als Tochter und Sohn soll bewahrt bleiben. Töchter und Söhne müssen den Po ihrer Mutter oder ihres Vaters nicht putzen, sie nicht waschen, allenfalls Einlagen wechseln. Sonst verwischen sich die Rollen. Die Rolle als Tochter oder Sohn ist da zu sein für Mutter oder Vater, sie von sich und früher erzählen zu lassen, vielleicht noch Dinge zu klären, und sie auch in ihrer Rolle als Mutter und Vater weiterhin zu schätzen.

> Seien Sie als Partnerin oder Partner nicht hauptamtlich Pflegende! Auch wenn der oder die kranke Angehörige noch so krank ist – sie oder er ist nicht Ihre Patientin und nicht Ihr Patient. Auch in der bedrängendsten Krankheit können Sie noch Nähe empfinden, vielleicht auch erotische Gefühle entwickeln. Dies geht Ihnen in der Rolle als Pflegende vor lauter Druck und Stress verloren.

11.4.1 Überforderung

Die Überforderung von Angehörigen in der Unterstützung und/oder Pflege eines kranken Menschen ist ein wichtiges, oft aber auch tabuisiertes Thema.

Für Eltern mit kranken Kindern gibt es gesetzlich verankerte Lösungen, wie die Eltern es arbeitsrechtlich handhaben können, wenn ihr Kind krank ist. Für Angehörige mit pflegebedürftigen Partnerinnen und Partnern oder Eltern gibt es bisher keine rechtliche Grundlage.

Kommen Arbeitstätige in der Betreuung und Pflege ihrer Angehörigen an den Anschlag ihrer Krafte, stehen sie absolut allein da, außer sie haben Bekannte, Verwandte oder Leute aus der Nachbarschaft, die einspringen können. Können sie aufgrund eines Notfalls nicht arbeiten gehen, geht das auf Überzeit oder Urlaub. Das darf und kann – auch angesichts unserer demografischen Entwicklung zu einer alternden Gesellschaft – nicht sein! Nur zu oft müssen Angehörige krankgeschrieben werden, die ihre Überforderung nicht meistern. Doch sie sind nicht krank! Sie bräuchten genauso gesetzlich verankerte Tage wie Eltern mit kranken Kindern, die es ihnen erlauben, eine gewisse Zeit zu Hause zu sein, ohne sich krankschreiben zu müssen.

11.4.2 Spagat zwischen Leben und Tod

Einen Menschen in einer schweren Erkrankung als nahe Angehörige zu begleiten, bedeutet sowohl einen Hochseilakt, indem man nie weiß, wann der Sturz ins Bodenlose folgen kann, als auch eine fast unmenschliche Herausforderung auf dem härtesten Boden der Realität. Selbst sollte man im Leben stehen und allerhand Anforderungen des Alltags bestehen, derweil der liebste Mensch allenfalls bald oder kurz vor dem Tod steht? Wie ist dieser Spagat überhaupt auszuhalten?

> **Sven und Theresa**
>
> Sven haben wir bereits kennen gelernt. Sven und Theresa haben diesen Spagat – trotz aller Schwere und Traurigkeit – auf wunderbare Weise geschafft.
> Theresa litt an einem relativ schnell fortschreitenden Tumor. Sven umsorgte sie liebenswürdig und mit großer Geduld. Auch noch spät in ihrem Krankheitsprozess, im Rollstuhl und oft am Dösen, durfte Theresa zusammen mit Sven zu mir in die Sprechstunde kommen – und wir führten das Ritual wie immer fort: Sie bestellte immer noch ihren geliebten Kaffee bei mir; darauf freute sie sich jeweils. Sven hob sie vom Rollstuhl an den Tisch, dann wieder zurück in den Rollstuhl, dann wiederum in sein Auto, um Theresa nach Hause zu fahren. Wenn es der Gesundheitszustand von Theresa einigermaßen zuließ, machten sie Ausflüge mit einem Besuch in einem Restaurant, was Theresa in früheren Zeiten so geliebt hatte. Auch wenn sie die Dinge auf ihre Art und Weise mitbekommen hat, für Sven war es wichtig, dass sich Theresa wohl und geschützt fühlte, was sie für uns auch ausgestrahlt hat. Immer hatte Sven ein Späßchen bereit und wir konnten trotz der sehr rasch fortschreitenden Erkrankung immer wieder lachen – das tat gut in der Schwere! So konnte Theresa dann ruhig zu Hause versterben.
> Ich habe Sven immer wieder bewundert, wie er das schaffte, diesen Spagat zwischen Leben und Tod, in seiner großen Geduld. Er erwiderte immer wieder: „Weil Theresa ein so guter Mensch ist. Sie hat das verdient!"

Nicht allen Pflegenden ist dies möglich! Das ist mir sehr wichtig zu betonen.

11.4.3 Wie lange halte ich das noch aus?

Krankheitsverläufe können grausam sein: für die Betroffenen selbst, aber häufig – und oft noch mehr – auch für die Angehörigen, die oft ratlos dabei sind und nicht helfen können. Das löst bei den Angehörigen vielfach Ohnmachtsgefühle aus – und diese sind emotional sehr schlecht zu ertragen und können auch psychisch krank machen.

Leiden selbst erleben, aber auch mitanzusehen als Angehörige, ist oft schrecklich und grauenvoll.

> **Adeline**
>
> Als ich am Bett meiner Mutter, die gerade im Todeskampf war, gestanden habe, habe ich mich gefragt, ob das Leben so schrecklich sein kann? Ich spreche absichtlich vom „Leben", denn der Sterbeprozess ist für mich Teil des Lebens. Ich habe diese Situation fast nicht aushalten können. Ja, das Leben kann schrecklich sein.

Aushalten, zusehen müssen,

- wie es oft ein ständiges Auf und Ab im physischen und psychischen Zustand des kranken Menschen ist;
- wie Zuversicht wieder aufkommt, zum Beispiel nach einer durchgestandenen Chemotherapie, bis die nächste Bildgebung im schlimmsten Fall einen Tumorprogress zutage fördert;

- wie der nahe Mensch nicht mehr richtig essen mag – auch wenn man ihm sein Lieblingsessen kocht – und er an Gewicht verliert und damit immer schwächer wird;
- wie der kranke Mensch immer mehr Unterstützung braucht, beim An- und Ausziehen, bei der Körperpflege, beim Essen, sofern er überhaupt noch essen mag;
- wenn der kranke Mensch es selbst noch geistig mitbekommt, wie seine Kräfte und Kompetenzen abnehmen;
- wenn die Besuchenden merken, dass ihr kranker Mensch – häufig bedingt durch Tumore im Kopf – sich sehr stark kognitiv verändert (dies kann so weit gehen, dass der erkrankte Mensch nicht mehr unterscheiden kann, ob er nun das für ihn bestimmte Essen isst oder am Blatt eines Blumenstocks kaut, der neben ihm steht);
- wie ein naher Mensch leidet, wie er schreit vor Schmerzen, sich im Bett wälzt, keine passende Position findet;
- wenn der kranke Mensch nur noch wartet, bis der Sterbeprozess eintritt – und dies in vollem Bewusstsein;

wie hart muss das sein!

Meine Erfahrung ist jedoch, dass die meisten Menschen auch diese schwersten Situationen aushalten können – dass aber das Erlebte und Ausgehaltene Spuren hinterlässt. Der sorglose, freie Umgang mit dem Leben kommt meist für immer abhanden.

11.5 Schuldgefühle

> **Aussagen**
>
> „Ich habe solche Schuldgefühle, dass ich meinem verstorbenen Mann in der Betreuung und Pflege doch nicht alles gegeben habe, was er gebraucht hätte."
>
> „Ich hätte meiner Freundin so gerne erspart, dass sie nochmals ins Krankenhaus eingeliefert werden musste, aber ich konnte die Situation nicht alleine bewältigen."
>
> „Ich beschuldige mich ständig und verabscheue mich, dass ich, als ich das Leiden meines Vaters nicht mehr mitansehen und aushalten konnte, den Gedanken hatte, dass das Schreckliche doch einfach bald ein Ende haben würde und er sterben könnte."

Solche Aussagen von Angehörigen höre ich oft und kenne sie auch selbst.

Schuldgefühle sind äußerst unangenehm, vereinnahmend und quälend. Sie können einen tage- und nächtelang in Beschlag nehmen und in weiteren Tätigkeiten hemmen.

Zu Schuldgefühlen bei Angehörigen während der Erkrankung oder nach dem Tod eines Menschen gibt es sehr gute Hintergrundliteratur, zum Beispiel *Schuld | Macht | Sinn. Arbeitsbuch für die Begleitung von Schuldfragen im Trauerprozess* von Chris Paul.

Für unseren Zusammenhang möchte ich der einen Ausrichtung von Schuld nachgehen, nämlich – wie in den obigen Aussagen dargestellt – der **eigenen Schuldzuweisung**. In diesem Zusammenhang stellt sich die Frage, warum bei so vielen Angehörigen einer sterbenden oder verstorbenen Person das Gefühl aufkommt, nicht genügend getan zu haben und sich dafür noch schuldig zu fühlen, obwohl es objektiv dafür keinen Grund gibt?

> **Rudi**
>
> Die sehr geliebte Ehefrau eines meiner Klienten ist nach einer schweren Krebserkrankung innert relativ kurzer Zeit verstorben. Rudi hat sie – trotz einer sehr anforderungsreichen beruflichen Tätigkeit mit langen Präsenzzeiten – wohlwollend begleitet, bis zuletzt.
>
> Und trotzdem plagen Rudi nach dem Tod seiner Frau noch Wochen schwere Schuldgefühle. Sie betreffen folgende Aspekte:
>
> - zu viel gearbeitet zu haben;
> - zu wenig bei seiner Frau gewesen zu sein;
> - zu wenig Zeit nur für sie beide gehabt zu haben;
> - den Urlaub hinausgeschoben zu haben, genau auf die Woche, wo seine Frau dann verstorben ist.
>
> In den Gesprächen arbeiteten wir heraus, dass das seine Einschätzung der Situation sei, sein Gefühls- und Gedankengebäude, das, von einer anderen Perspektive aus gesehen, ganz anders beurteilt werden kann: Der Klient hat einen fordernden Vorgesetzten, hatte sehr viel Arbeit gehabt – und hat trotz allem seine Frau sehr fürsorglich begleitet. Es ist das „Trotz", das den Unterschied macht!

Sehr häufig bestehen die Schuldgefühle bei Angehörigen darin, nicht genügend getan zu haben, wie wir es bei Rudi gesehen haben.

Meist entstehen diese eigenen Schuldzuweisungen aus dem **Rückblick**, nach dem Tod des geliebten Menschen. Im Rückblick sieht immer alles anders aus: Im Rückblick ist man klüger und auch wieder erholter. Man hätte können, müssen, sollen. Mit solchen Gedanken geraten die trauernden Menschen in eine ungute emotionale Abwärtsspirale und unter großen Druck.

Meine Arbeit besteht dann meist darin, dass sich die Hinterbliebenen gefühlsmäßig nochmals in die damalige Situation versetzen:

- Wie war die Situation genau?
- Wie erging es dem sterbenden Menschen?
- Wie groß war die Belastung bei der Betreuung?
- Hätte da überhaupt noch mehr drin gelegen?

Häufig bekomme ich dann zur Antwort, dass es in der damaligen Situation wohl nicht anders gegangen sei bei völliger Überlastung und Überforderung von allen Seiten.

Dasselbe gilt für die **Krankenhaussituation**: Es gibt Situationen, wo man schlichtweg zur Notaufnahme fahren oder gar die Ambulanz rufen muss, auch wenn man es dem geliebten Menschen hätte ersparen wollen.

Ein anderer Gedanke oder auch Wunsch, der häufig zu eigenen Schuldzuweisungen führen kann, ist der, dass das ganze **Leiden des kranken Menschen doch nun ein Ende** haben möge. Einem Menschen quasi den Tod wünschen? Das ist ja das Schlimmste, was man sich denken kann – und genau das hat man in der damaligen Situation getan.

Subjektive Schuldgefühle gehören wohl zu jedem Trauerprozess. Dies geschieht möglicherweise aufgrund von hohen moralischen Ansprüchen an sich selbst, aber auch aus der gefühlten Liebe zum verstorbenen Menschen.

Schuldgefühle können aber auch bei **Verstrickungen** in den emotionalen Beziehungen entstehen.

Was könnte helfen?

Helfen können nahe weitere Begleitpersonen, die einem immer wieder sagen, dass man es doch in der damaligen Situation – den Umständen entsprechend – gut gemacht hat, zumindest sein Möglichstes gegeben hat.

Ich erinnere mich noch gut, wie diese Aufgabe eine meiner Freundinnen übernommen hat, als ich von grossen Schuldgefühlen gequält worden bin, bei meiner Mutter

> nicht das Beste gegeben zu haben. Meine Freundin hat das mit großer Geduld getan – und ich konnte ihr glauben, weil sie mich oft ins Pflegeheim begleitet hat, wo meine Mutter zuletzt noch gelebt hat.
>
> Helfen kann auch eine externe professionelle Begleitung, die mit einem nochmals den ganzen Prozess Schritt für Schritt durchgeht und den sogenannten **Realitätscheck** macht, wie ich jeweils zu sagen pflege. Die Fachperson fragt nach, was in der damaligen Situation gewesen, ist, wie es war, was man genau gemacht hat und was nicht. Auf dieser Basis kann herauskristallisiert werden, wie es damals war, was meine eigenen Ansprüche an mich sind, was ich hätte anders machen können, was nicht.

Einer der mir immer in Erinnerung bleibenden Sätze aus meiner eigenen Therapie von meiner damaligen Psychotherapeutin lautete: „Wir machen uns im Leben immer schuldig, ob wir wollen oder nicht." Das gilt es wohl auszuhalten.

11.6 Wo bleibt mein Leben?

Die Begleitung eines schwer kranken Menschen geht an die Substanz: physisch und psychisch. Praktisch das ganze bisherige Leben wird der schweren Erkrankung unterworfen.

> **Sebastian**
>
> Ich begleite in meiner ambulanten Sprechstunde einen Klienten, dessen Ehefrau vor gut 25 Jahren einen Schlaganfall erlitten hat. Und dies nur wenige Jahre, nachdem sie sich kennen gelernt hatten und auch gerade ihre Tochter geboren wurde. Die Ehefrau ist dadurch halbseitig beeinträchtigt und seither auf den von ihr selbst bedienten Rollstuhl angewiesen. Nach Jahren ist noch eine metastasierte Krebserkrankung dazugekommen. Die Frau ist sehr

selbstständig, die Familie macht zusammen Urlaub, der jeweils Rollstuhl angepasst ist.

Sebastian arbeitet weiterhin. Und trotz der Mithilfe durch seine kranke Frau, den Gesprächen, die sie immer noch haben und pflegen, ist sein Lebensradius stark eingeschränkt. Gerne haben sie früher noch Verwandte und Bekannte eingeladen, doch das wird zusehends schwieriger, weil die erkrankte Ehefrau nicht mehr so viele Menschen um sich herum verträgt. Und – das arbeiten Sebastian und ich in unseren Gesprächen heraus – es hängt die ganze Verantwortung für dieses Familiensystem an ihm. Was ist, wenn die Krebserkrankung voranschreitet, wenn mehr Pflege nötig wird? Entsprechende Institutionen für nicht einmal 60-jährige Menschen gibt es bei uns in der Schweiz kaum, es seien denn Hospize. Quälende Fragen über Fragen.

Es gab eine Zeit, da ist Sebastian so erschöpft in die Sprechstunde gekommen, dass ich via Ärztin eine Krankschreibung veranlassen musste. Auch sonst gibt es Zeiten, wo wir einen Stopp einschalten müssen, indem die erkrankte Frau für eine bis zwei Wochen in eine betreute Ferieninstitution gehen kann, sodass sich der Klient erholen kann. Der Klient ist daran, sich immer wieder zu überlegen, was ihm gut tun könnte, sodass er sich mit Selbstfürsorge und Selbstmitgefühl hilfreich sein kann.

In diesen Gesprächen geht es jeweils um die zentrale Frage, wo dass der Klient selbst als betreuende Person steht, wo sein Platz im System Familie ist. Wie geht es ihm damit? Wie ist seine Haltung dazu und wie verhält er sich? Der Klient hätte beispielsweise seine Frau verlassen oder sie in einem Heim unterbringen können, was er aber nicht will.

> **Wichtig**
>
> Mir scheint es wichtig zu sein, als Begleitende in einem Krankheitsprozess für sich Raum und Zeit zu schaffen, damit man am Ende nicht sagen muss: „Ich habe meine guten Jahre verloren – und nun stehe ich alleine da."

> Zum Thema Selbstfürsorge und Selbstmitgefühl empfehle ich das schöne Büchlein *Selbstmitgefühl entwickeln – Liebevoller werden mit sich selbst* von Christine Brähler.

> **Eine mögliche Haltung der existenziellen Psychoonkologie**
>
> Sich zugestehen, angesichts einer großen Belastungssituation an persönliche Grenzen zu kommen, nicht mehr zu können und zu mögen – das fällt vielen Menschen schwer.
>
> Sich als bedürftig anzuerkennen, aber auch anderen Menschen gegenüber die eigene Verletzlichkeit zuzugestehen, ist nicht einfach.
>
> Es gehört aber zu unseren Lebensbedingungen. Zu den eigenen existenziellen Gefühlen zu stehen, ist ein Akt der Selbstfürsorge und Selbstverantwortung, aber auch ein Akt, der anderen zugemutet werden kann.

Innehalten: Geht sterben so?

Für Angehörige ist es eine der herausforderndsten Situationen, angesichts einer schweren Erkrankung eines nahen Menschen, ‹nichts› tun zu können. Der erkrankte Mensch ist meist in einen fein abgestimmten Terminplan von Besprechungen und Therapien eingebunden, viele Menschen kümmern sich um ihn. Ebenso fragt das soziale Umfeld meist nach dem Ergehen des erkrankten Menschen, nach seinen Therapieerfolgen und Zukunftsaussichten. Doch: Wer fragt nach dem Wohlergehen der betroffenen Angehörigen? Kaum jemand. In meiner Sprechstunde höre ich nicht selten die Antwort, wenn ich nach dem Befinden der begleitenden angehörigen Person frage: „Sie sind die Erste, die nach meinem Wohlergehen fragt!"

Es sind jedoch vielfach gerade die Angehörigen, die so vieles tragen: Termine organisieren, dem erkrankten

11 Schwankende Gefühle

Menschen den Rücken freihalten. Zudem sind sie in die Betreuung involviert, was alles einem unermesslichen Kraftakt entspricht. Und doch haben sie oft das Gefühl, eigentlich gar nicht ‹richtig› behilflich zu sein. Einfach zusehen zu müssen, wie die Erkrankung ihren Lauf nimmt, wie ein geliebter Mensch bald nur noch Haut und Knochen ist, ist kaum auszuhalten. Zuzusehen, wie ein lieber Angehöriger sich vor Schmerzen windet oder keine Luft bekommt, ist kaum mitanzusehen – es ist die totale Tortur.

Oder stellen Sie sich vor, sie treffen Ihren lieben angehörigen Menschen in einem akuten Verwirrtheitszustand (sogenanntes Delir) an. Er will vielleicht aufstehen, obwohl die physischen Kräfte dazu gar nicht reichen, oder er irrt herum. Er gibt unverständliche Laute von sich, zerreißt sogar sein Nachthemd, wirft sich im Bett hin und her. Das ist in der Tat kaum auszuhalten. Geht sterben so?

Ich wünsche allen Angehörigen und auch direkt Betroffenen, dass sie solche Zustände nicht mit-erleben müssen: Denn es kann durch eine spezifisch abgestimmte Medikation Abhilfe geschaffen werden. Es gibt Möglichkeiten, die delirante Person zu beruhigen, ihre Schmerzen zu lindern, die Atemnot zu reduzieren. Diese Möglichkeiten auch in Anspruch zu nehmen, erachte ich als sehr wichtig – für den kranken und sterbenden Menschen wie auch für seine Angehörigen.

Als Psychoonkologin ist es mir sehr wichtig, welche „letzten Bilder" Angehörige von ihrer verstorbenen Person bewahren können. Das sollen und müssen keine Schreckens-Bilder sein! Es kann jedoch sein, dass die oder der Tote tatsächlich kein friedliches Gesicht zeigt (gegenteilig nach dem Motto vieler Traueranzeigen: „xy ist friedlich eingeschlafen"). Es muss auch nicht sein, dass man die tote Person aufgebahrt nochmals anschauen gehen muss.

In meiner Arbeit ist es mir wichtig, dass die Angehörigen für sich ein Bild finden, das sie gerne in Erinnerung behalten (es kann auch aus vitaleren Tagen stammen). Denn: Für den Trauer- und Erinnerungsprozess erachte ich es als wichtig, ein Bild oder mehrere Bilder zu haben, die man immer wieder hervorholen kann – und die möglichst keine traumatischen Erfahrungen hervorrufen.

Literatur

Brähler, Ch. (2015). *Selbstmitgefühl entwickeln – Liebevoller werden mit sich selbst.* Scorpio.

Paul, Ch. (2015). *Schuld | Macht | Sinn. Arbeitsbuch für die Begleitung von Schuldfragen im Trauerprozess* (3. Aufl). Gütersloher Verlagshaus.

Schmidbauer, W. (1992). *Hilflose Helfer. Über die seelische Problematik der helfenden Berufe.* rororo.

12

Der Umgang mit Veränderungen

Was Sie in diesem Kapitel erwartet

Mit einer Krebserkrankung gehen viele – meist ungewollte – Veränderungen einher: Seien diese auf der Seite der betroffenen erkrankten Menschen in physischen wie auch psychischen Belangen, seien sie auf der Seite der Angehörigen.

Einigen von diesen Veränderungen gehen wir in diesem Kapitel nach.

Fragen

„Was soll ich nur machen? Mein Partner ist plötzlich so anders – er dirigiert mich nur noch herum."

„Ich fühle mich so hilflos: Ich frage meine Ehefrau jeden Tag, was ich kochen soll – sie antwortet nur mit einem Schulterzucken. Was kann ich anders machen?"

„Jede meine noch so sorgfältige Annäherung an meinen Mann quittiert er mit: ‹Lass mich in Ruhe!›, und dabei stößt mich von sich. Was kann ich da machen?"

Solche oder ähnliche Fragen bekomme ich viele in meiner Sprechstunde zu hören. Die Veränderungen durch eine schwere Erkrankung können denn auch vielfältig sein.

> **Fragen**
>
> Wie haben Sie es mit Veränderungen in Ihrem Leben generell?
> Was löst die Aussicht auf eine Veränderung in Ihnen aus? Angst, Freude, Energie?
> Die meisten von uns werden wohl sagen, dass freudvolle Veränderungen gerne angenommen werden. Doch wie ist es mit den leidvollen?
> Wir werden es in diesem Kapitel sehen.

12.1 Veränderung des physischen Körpergefühls

Wohl am meisten – neben der psychischen Belastung – berichten Krebs-Betroffene von einem komplett veränderten Körpergefühl. Ich kenne kaum eine Patientin oder einen Patienten, die oder der mir das nicht erzählt. Da stellt sich einmal mehr die Frage nach dem Warum? Warum kann eine Krebserkrankung, die zum Beispiel ein einzelnes Organ betrifft, das gesamte Körpergefühl in Mitleidenschaft ziehen?

> **Astrid**
>
> Eine mögliche Erklärung gibt mir eine etwa 50-jährige Körpertherapeutin. Durch all ihre Ausbildungen und Erfahrungen hat sie ein sehr gutes Körpersensorium für sich ausgebildet. Als Astrid mir von ihrer Krebserkrankung erzählt, ist sie sehr belastet und ängstlich. Sie habe den Krebs überhaupt nicht gespürt, obwohl er schon weit fortgeschritten war!

> Da ist etwas in ihrem Körper gewachsen, das sie nicht erahnen konnte. Astrid kann ihren Körper nicht mehr einschätzen; er ist unkontrollierbar und ihr fremd geworden.

Möglicherweise ist es diese sehr große Verunsicherung, die auch in der Folge viele Betroffenen ihrem Körper nicht mehr trauen lässt und sich völlig von ihm entfremdet fühlen: Im Körper tut sich etwas, ohne dass wir etwas spüren müssen – und wir wissen nicht was, sind dem Geschehen hilflos ausgeliefert.

12.2 Veränderung des Verhaltens des erkrankten Menschen

In meiner psychoonkologischen Sprechstunde erlebe ich oft Paare, bei denen die erkrankte Person hilflos auf dem Stuhl sitzt und die betreuende angehörige Person von unerklärlichem Verhalten, Rückzug, ja zuweilen von Beschimpfungen und Tätlichkeiten berichtet. „Mein Mann (oder meine Frau) war doch nie so, niemals!"

Ich kann die Irritation, das Unverständnis vonseiten der pflegenden Angehörigen gut verstehen. Viele betroffene Angehörige sprechen in einer solchen Situation von einer Veränderung der Persönlichkeit bei ihrem kranken Mitmenschen. „Er oder sie war doch ein so gutmütiger Mensch und nun ist sie oder er nur noch aggressiv." Als Psychoonkologin und nicht als diagnostisch arbeitende Psychologin versuche ich den Angehörigen jeweils zu erklären, dass ein Teil der Person ein solches **Verhalten** zeigt; ein Teil, doch es ist nicht die ganze Person! Das macht einen großen Unterschied. Nicht die ganze Person ist plötzlich anders, sondern ein Teil von ihr verhält sich so oder so. Dieses **veränderte Verhalten** kann Ausdruck von

Ängsten sein, vielfach ist es auch der Ausdruck von veränderten Wahrnehmungs- und Verarbeitungsprozessen im Hirn und vieles mehr.

Viele Angehörige bekommen Schuldgefühle, weil sie angeblich die kranke Person nicht zu ihrem Besten unterstützen und den „Fehler" bei sich suchen. Da braucht es viel Information.

12.3 Veränderungen in den Lebensgewohnheiten

Eine Krebserkrankung kann alles verändern. Steht einmal die Diagnose fest, folgen Schlag auf Schlag eine allfällige Operation und entsprechende Therapien – oft Chemo- und/oder Radiotherapie (Bestrahlung). Von nun an bestimmen diese Therapien den Lebensalltag. Die betroffenen erkrankten Menschen wie auch ihre Angehörigen können mir jeweils genau sagen, wann es für sie möglich ist, einen psychoonkologischen Sprechstundentermin in Anspruch zu nehmen. Das geht dann in etwa so: „Am kommenden Montag erhalte ich die Chemotherapie, dann geht es bis Mittwoch einigermaßen gut, danach fühle ich mich total schlapp und kann erst in der übernächsten Woche wieder kommen." Selbstverständlich gibt es auch Patientinnen und Patienten, die eine Chemotherapie sehr gut vertragen und teilweise auch noch arbeiten gehen.

Auch eine Radiotherapie bedeutet einen hohen Aufwand – teilweise über Wochen: Jeden Tag in die Klinik fahren, auch wenn es nur für ein paar Minuten ist, ist sehr aufwendig. Dies vor allem dann, wenn noch externe Transportdienste organisiert werden müssen.

Je nach Verträglichkeit der Therapien verändern sich auch Essensgewohnheiten und Tages- und Nachtstruktur.

12.4 Veränderung der Essgewohnheiten

Für alle Beteiligten ist es sehr hart, wenn die erkrankte Person phasenweise oder über längere Zeit kaum oder nicht mehr essen mag, auch wenn man ihr ihre Lieblingsspeisen zubereitet und serviert. Zudem können Essensgelüste von einer auf die andere Sekunde ändern. Da kocht die Partnerin oder der Partner ein Festmahl. Die erkrankte Person verspürt aber plötzlich einen veränderten Geschmack und das Essen ist für sie übelriechend. Das zu ertragen ist traurig, für beide Seiten. Wir haben dies schon ausführlich behandelt.

12.5 Veränderung der Tages- und Nachtstruktur

Eine Krebserkrankung mit entsprechenden Therapien kann sich auch auf den Tag-Nacht-Rhythmus auswirken: Einerseits kann dies eine medizinische Folge der Erkrankung sein, andererseits auch eine psychische. Kommt in der Nacht Schlaflosigkeit auf, beginnt oft das Grübelkarussell. In der Nacht und in der Dunkelheit zeigt es sich oft besonders monströs. Nützen all die vorgeschlagenen Schlafmassnahmen nichts, rate ich zuerst für ein pflanzliches Entspannungs- oder Schlafmittel. Wenn auch das nichts nützen sollte, empfehle ich – mit aller Vorsicht – ein Schlafmittel. Da diese wegen ihres Wirkstoffes Benzodiazepin abhängig machen, sollten sie nicht über einen längeren Zeitraum eingesetzt werden. Gegen das Lebensende werden sie zudem auch gegen Angst eingesetzt. Es gibt aber auch Mittel ohne Abhängigkeitspotenzial, die zudem auch stimmungsaufhellend wirken (sogenannte Antidepressiva). Fragen Sie bei Ihrer Onkologin oder Ihrem Onkologen nach.

12.6 Veränderungen in Paar- und Familienbeziehungen

Eine schwere Erkrankung hat unmittelbar Auswirkungen auf Beziehungen. Durch die Erkrankung wird vielem, was vorher sicher und unumstößlich war, der Boden entzogen. Es ist vorerst gar nichts mehr sicher und unumstößlich. Oft scheint alles Aufgebaute, Erlebte wie ein Kartenhaus in sich zusammenzubrechen. Das Paar und/oder die ganze Familie müssen sich neu sortieren und arrangieren. Die Beziehung wird durch Unsicherheiten, Ängste, durch viel Warten auf Befunde, der Unsicherheit, ob die Therapie wohl anschlägt, belastet.

Praktisch alles im Beziehungsalltag scheint sich nur noch um die Krankheit zu drehen. Das strapaziert eine Beziehung enorm. Denn es sind nicht nur äußere Faktoren, sondern es ist auch der je individuelle Umgang mit der Krankheit und allem Herausfordernden, das so belastend ist. Der eine Partner möchte lieber reden, die andere möchte lieber alles für sich alleine ausmachen. Das erzeugt Spannung.

Durch eine Erkrankung ergibt sich oft auch eine soziale Isolierung. Viele Verwandte und Bekannte haben nur in der ersten Zeit Verständnis, dann verflacht die Empathie zuweilen. Auch mag der erkrankte Mensch oft gar nicht mehr so viele soziale Kontakte aufnehmen.

"Schwierige" Beziehungen, seien es Paarbeziehungen, seien es Eltern-Kind-Beziehungen und anderes mehr, gibt es bei Gesunden wie bei Kranken. Das ist so – und wird es auch immer so sein, wo Menschen miteinander in Kontakt kommen.

Nach meiner Meinung ist es jedoch eine Illusion zu glauben, dass eine schwere Erkrankung schwierige, oft desolate Beziehungen wieder auflösen und kitten kann. Im besten Fall, natürlich, ja! Häufig ist es leider so, dass sich schon erstarrte Beziehungen, die durch die Jahre viele Verletzungen erfahren haben, in der Krankheit eines Angehörigen nicht verbessern – im Gegenteil, sie können sich noch mehr verhärten.

> **Verletzungen in Beziehungen**
>
> Eine Faustregel besagt, dass auf eine seelische Beziehungsverletzung der einen Seite mindestens fünf Wiedergutmachungen der anderen Seite folgen sollen – und dies nicht ausschließlich materiell!

Wie gehe ich als Psychoonkologin mit einer angehörigen Person um, deren Beziehung schon zu Lebzeiten instabil und schwierig war? Auf der einen Seite könnte man sagen, dass das Einbezogensein, das Berührtsein und die Traurigkeit durch eine schwere Erkrankung oder den Tod des Angehörigen wohl weniger groß sein werden als bei einer sehr innigen, guten Beziehung. Möglicherweise ist das Leiden geringer. Auf der anderen Seite könnte das Leiden aber auch grösser werden infolge von Schulgefühlen, dies und jenes in der Beziehung nicht getan zu haben, unterlassen zu haben und der Schuld, der Partnerin oder dem Partner nicht gerecht geworden zu sein.

> **Samantha**
>
> Ich erinnere mich noch gut an eine Begebenheit vor mehreren Jahren: Samantha, eine etwa 60-jährige Frau mit drei erwachsenen Kindern wird Witwe aufgrund des Krebs-Todes ihres überaus geliebten Ehemannes. Sie sitzt mir gegenüber und ich spüre ihre Trauer aus all ihren Poren. Samantha erzählt mir von ihrer wunderbaren Liebes- und Ehebeziehung zu ihrem Mann, der ihre einzig große Liebe war.
>
> Unbedarft und hochnäsig kam ich zur Aussage, dass sie doch immerhin das Glück einer großen Liebe erfahren durfte und nun von den Erinnerungen daran zehren könnte. Dies könne ja auch Kraft geben. Welche Anmaßung von mir: Samantha erwiderte, dass sie lieber nicht die große Liebe erfahren hätte, dann würde sie nun auch weniger leiden. Da hat sie tatsächlich einen wichtigen Punkt getroffen. Leider hat die Klientin aufgrund meiner unüberlegten Aussage wohl das Vertrauen zu mir verloren und hat die Beratungen abgebrochen.

Ich werde immer wieder gefragt, ob sich Paare auch trennen angesichts eines solchen Schicksalsschlags, wie es eine Krebserkrankung ist. Ja, das gibt es. Hier gilt es einfach zu beobachten und nicht zu werten. Jedes Paar hat seine eigenen Regeln. In vielen – oder sogar den meisten – Fällen bleiben die Paare jedoch zusammen, sei es aus Liebe, Verantwortungsgefühl, aus Vernunft, aus Unsicherheit oder Ängsten.

12.7 Veränderungen in der sexuellen Beziehung

Durch eine schwere Erkrankung verändert sich auch die sexuelle Beziehung. Und dies nicht nur bei gynäkologischen oder urologischen Erkrankungen. Es gibt dazu eigens Ratgeberliteratur und speziell ausgebildete sexologische Therapeutinnen und Therapeuten.

Was mir als nicht spezialisierte Psychoonkologin in diesem Bereich jedoch wichtig ist: Sollte die sexuelle Lust, die Sexualität generell abhandenkommen, gibt es viele Möglichkeiten, die Erotik und damit auch die Sexualität (wieder-)aufleben zu lassen, zum Beispiel in Form von Streicheln, gegenseitigem Einölen oder eincremen, Zärtlichkeiten, Massagen und viel Nähe.

12.8 Veränderungen im Berufsalltag

Für viele Erkrankte ändert sich nach der Diagnose Krebs schlagartig alles: Steht eine Krebserkrankung fest, muss schnell – sofern die Patientinnen und Patienten das auch wollen – gehandelt werden und es muss mit spezifischen Vorkehrungen (evtl. Operation, Chemotherapie, Bestrahlung) begonnen werden. Das heißt dann auch in vielen Fällen, dass eine Krankschreibung erfolgen muss und der Beruf vorläufig nicht oder nur noch teilweise ausgeübt werden kann.

In der Folge, sind die Therapien einmal abgeschlossen und geht es den Betreffenden auch wieder besser, wird sich zeigen, wie die Arbeitsaufnahme wieder gelingt. Ich empfehle jeweils ein sukzessives Anpassen respektive eine sukzessive Steigerung der Arbeitsleistung. Wenn die Krankheit weiter voranschreitet, ist dies leider vielfach mit dem kompletten Ausstieg aus dem Berufsleben verbunden.

> Bei allen beruflichen Veränderungen im Rahmen einer Krebserkrankung ist es angezeigt, sich möglichst frühzeitig versicherungstechnisch fachkundig beraten zu lassen.

12.9 Veränderungen von Freund- und Bekanntschaften

In seinem wunderschönen Gedicht *Nebel* beschreibt Hermann Hesse exakt, was viele Menschen erleben, wenn sie ein schwerer Schicksalsschlag getroffen hat: Freund- und Kollegschaften verändern sich:

> „Voll von Freunden war mir die Welt,
> Als noch mein Leben licht war;
> Nun, da der Nebel fällt,
> Ist keiner mehr sichtbar."

Das muss keineswegs aus böser Absicht sein, wenn sich Freundinnen und Kollegen zurückziehen und plötzlich nicht mehr nachfragen, wie es geht, weder den betroffenen Menschen selbst noch dessen Angehörigen. Dieses Rückzugsverhalten kann viele Ursachen haben: Unsicherheit generell, Unsicherheit, wie man den betroffenen Menschen begegnen soll, was man sagen soll, was man ‹richtig› fragen soll. Es kann aber auch sein, dass der schwere Schicksalsschlag – und vielleicht auch die Nähe zu einem möglichen Tod – bei vielen umstehenden Menschen Ängste und eigene Betroffenheit auslösen, was sie dann mit Rückzug lösen.

Oft höre ich von den Patientinnen und Patienten und deren Angehörigen, dass man halt Kolleginnen und Freunde erst richtig kennen lerne, wenn es einem nicht gut gehe, genau wie dies Hesse schon 1905 gesehen hat. Ich denke, man soll diesbezüglich nicht zu pessimistisch sein. Es müssen sich ja nicht alle Bekannten um einen kümmern. Es ist schon ein Geschenk, wenn es nur jemand oder ein paar wenige sind, die für einen da sind. Beziehungen sind nun einmal komplex und nicht vorhersehbar.

12 Der Umgang mit Veränderungen

Noch ein Wort zum ‹richtigen› Fragen oder dem ‹korrekten› Verhalten: Das ist für viele Menschen, die jemandem, die oder der von einer schweren Krankheit betroffen ist, gegenüber stehen, ein großes Thema. Dieses ist von Ängsten und Unsicherheiten geprägt. Aus Angst, etwas ‹Falsches› zu machen, sagt man dann lieber gar nichts. Ich werde häufig gefragt, wie man in einer Situation x oder y zu reagieren habe. Meine Antwort ist jeweils, dass es kein Patentrezept gebe. Jede Situation ist anders. Zudem bin ich überzeugt, dass jede Reaktion stimmig sei, sofern man mit Mitgefühl und Intuition handelt.

Hesse kommt in seinem Gedicht zu einem anderen Schluss, der sich sehr existenziell anhört:

> „Seltsam, im Nebel zu wandern!
> Leben ist Einsamsein.
> Kein Mensch kennt den andern,
> Jeder ist allein."
> (hhesse.de; Zugriff: 27.12.2019)

Das ist eine sehr absolute Sichtweise. Man kann es durchaus so sehen, und für manchen Menschen mag das hilfreich sein; so nach dem Motto: „Ich bin ja ohnehin allein, also muss ich keine Erwartungen an die Mitmenschen haben und werde dadurch auch nicht enttäuscht." Hesse hat aber auch recht: Man kann noch so lange am Bett eines sterbenden Menschen sitzen; den letzten Schritt muss er alleine tun – wir Hinterbliebenen können nicht mit-sterben.

Viele Menschen jedoch, die ich kenne, sind dankbar, wenn sie in ihrer schwierigen Situation nicht allein gelassen werden.

12.10 Veränderungen bei den Angehörigen

„Jetzt ist mein Mann erst vor kurzem gestorben und ich habe Gefühle für einen andern!"

Wenn Angehörige – Frauen und Männer – realisieren, dass sie kurz oder auch einige Monate nach dem Tod ihres Partners oder ihrer Partnerin Gefühle für jemanden anderen haben, ist das für sie selbst oft mit großer Irritation, schlechtem Gewissen und mit Selbstverurteilungen verbunden. Ich treffe das nicht selten in meinen Trauerbegleitungen an.

Es braucht einiges Vertrauen, bis Angehörige mit mir darüber sprechen. Denn emotionale Gefühle für einen anderen Menschen zu haben, kurz nachdem die Partnerin oder der Partner verstorben ist, ist offenbar strengen Moralvorstellungen unterworfen. Trotz einer Gesellschaft, die für fast alles offen ist, haftet dieser spezifischen Situation offenbar etwas Unmoralisches an. Ich gehe damit in meiner Sprechstunde offen um. Möglicherweise hat da ein anderer Mensch – trotz der Trauer, in der jemand steht – eine Bedürftigkeit getroffen, die offen für emotionale Nähe und Wertschätzung ist. Wir sind Menschen und unsere Psyche geht ihre eigenen Wege. Sie haben wir nicht unter Kontrolle, außer, wir beherrschen sie.

Zudem kommt es auch immer auf die Paarbeziehung während des Lebens an: War die Beziehung von Wohlwollen, Wertschätzung, Anerkannt-Sein und Gesehen-Werden geprägt oder herrschte eher ein Klima der Aggression und des sich Gegenseitig-Bekämpfens? Habe ich vielleicht schon längere Zeit Abschied genommen von meiner Partnerin, meinem Partner, weil sie oder er so schwer erkrankt war, sodass der Tod fast eine Erleichterung ist?

> **Stefanie**
>
> Stefanie, einer Klientin, die mit großen Selbstvorwürfen in meine Sprechstunde gekommen ist, weil sie Gefühle habe für einen anderen Mann, habe ich voller Freude und von Herzen gratuliert. Sie hat das so sehr verdient, war doch ihre Beziehung zu ihrem verstorbenen Ehemann schwer belastet.

Ich denke, verurteilen ist nicht hilfreich. Weder sich selbst noch durch andere. Niemand weiß, was im konkreten Fall dahintersteht. Es geht darum, uns selbst zu befragen, ob es für uns stimmig ist, ungesehen von allen gesellschaftlichen vermeintlichen oder realen Ansprüchen und Anforderungen.

> **Eine mögliche Haltung der existenziellen Psychoonkologie**
>
> Schon Heraklit (ca. 520 v. Chr. geboren) hat ein existenzielles Thema in seinem berühmt gewordenen Zitat aufgenommen: „Alles fließt und nichts bleibt." Oder: „Man kann nicht zweimal in denselben Fluss steigen." Das heißt, eine der ursprünglichen philosophischen Weisheiten lautet: Alles ist (in) Veränderung, nichts bleibt (stehen). Das Leben ist flüchtig und rasch vorübergehend. Meine psychoonkologische Haltung basiert auf dieser Erkenntnis.

Innehalten: Mit Veränderungen leben

Nichts lässt Angehörige so betroffen und allein zurück als die zum Teil großen Veränderungen im Verhalten eines lieben Menschen durch eine Krebserkrankung. Oft treffe ich dies bei Patientinnen und Patienten mit einer bösartigen Hirntumorerkrankung.

Mitanzusehen, wie der geliebte Mensch – statt des Essens – eine Blume, deren Blätter oder einen Zuckerbeutel essen will, tut weh.

Meiner Mutter musste vor dem Essen jeweils alles Besteck auf die Seite geräumt werden, denn niemand wusste, was sie damit vorhatte.

Einem Mann, der zuvor aktiv in der Politik, im Arbeitsleben war, zuzusehen, wie er plötzlich sein Mobiltelefon nicht mehr bedienen konnte, schmerzt.

Und wenn einen der geliebte Mensch nicht mehr als Partnerin, Partner, Tochter oder Sohn erkennt, was dann?

Dann ist der Schmerz einfach unermesslich groß.

Wie steht es bei Ihnen mit Veränderungen?

Haben Sie Veränderungen in Ihrem Leben schon bewusst und abwägend bis zur Entscheidung vorgenommen?

Oder sind diese eher von außen an Sie herangetragen worden?

Welche Veränderungen lagen in Ihrer bewussten Entscheidung, welche kamen von außen?

Vergleichen Sie die beiden Arten von Veränderungen.

Versuchen Sie, den Veränderungen in Ihrem Leben nachzugehen und dabei auf Ihre Gefühle und Gedanken zu achten.

Manchmal kann einen auch ein Bild in Veränderungsprozessen begleiten. Suchen Sie doch etwas für Sie Stimmiges. Vielleicht suchen Sie sich noch ein für Sie stimmiges Zitat dazu. Vielleicht machen Sie ein Foto davon und tragen es mit als Unterstützung im Alltag.

13

Die Bedeutung der Kommunikation

Was Sie in diesem Kapitel erwartet

Menschliches Sein ist in den meisten Fällen auf Kommunikation angewiesen. Durch gelingende zwischenmenschliche Kommunikation stärken wir unsere Beziehungen, schöpfen wir Vertrauen und gewinnen an Sicherheit und entwickeln uns weiter. Missglückte Kommunikation kann dagegen zu tiefen Verletzungen und letztlich zur Entfremdung führen.

Bei einer Krebserkrankung ist das Achten auf eine behutsame, sorgfältige Kommunikation besonders wichtig. So schnell ist ein Wort gesagt, das bei unserem ohnehin schon geschwächten erkrankten Menschen auf eine bereits vorhandene Verletzung trifft (auf einen sogenannten Triggerpunkt). Dies kann eine Dynamik auslösen, die rational kaum verständlich ist, da sie auf der emotionalen Ebene angesiedelt ist.

Das ist generell im Leben so. Doch stehen bei einer Krebserkrankung alle Beteiligten auf sehr dünnem Eis. Daher ist diese sorgfältige Kommunikation so wichtig.

In diesem Kapitel werden Grundregeln der Kommunikation vorgestellt. Zudem wird auf die Kommunikation in Paar- und Familienbeziehungen eingegangen. Selbstverständlich werden auch Möglichkeiten zur Verbesserung der Kommunikation vorgestellt.

13.1 Achtsamkeit in der Kommunikation

Immer wieder wird mir bewusst, wie sorg- und achtsam man in der Kommunikation mit schwer kranken Menschen und ihren Angehörigen sein muss.

> **Max**
>
> Max, schwer an Krebs erkrankt, erzählt mir, wie es sich für ihn anfühlte, als die Ärztinnen und Ärzte im Krankenhaus nach der Visite sich von den anderen Patienten im Zimmer verabschiedeten und „gute Besserung" wünschten. Von ihm hätten sie sich verabschiedet ohne den Wunsch nach guter Besserung. Da hätte er gewusst, wie schlecht es um ihn stehe.

Auch mir stellen sich oft Fragen, wie ich am besten mit den kranken und sterbenden Menschen und ihren Angehörigen spreche. Neulich wieder um die Jahreswende: Darf ich schwer erkrankten Menschen und ihren Angehörigen noch „ein gutes neues Jahr" wünschen, obwohl wir beide wissen, dass sie das neue Jahr wohl kaum mehr überleben werden? Darf ich, soll ich? Was ist weniger zynisch, wenn ich meine Wünsche anbringe, wohlwissend, dass sie nicht mehr lange währen werden, oder wenn ich eben nichts wünsche und die Patientinnen und Patienten möglicherweise merken, dass ich denke, dass sie bald sterben?

> **Philipp**
>
> Philipp, ein Bewohner im Hospiz, konfrontierte mich schlagfertig: Als ich ihm bei der Verabschiedung nach einem Besuch bei ihm einen ‹guten Abend› wünschen wollte, sagte er mir, dass das nicht gehe für ihn, denn er habe ja angesichts seiner Situation eh keinen guten Abend. Womit Philipp Recht hatte.
> Was ich ihm denn wünschen solle? Einen ‹schlechten Abend› zu wünschen sei für mich wiederum nicht stimmig. So einigten wir uns auf: „Ich wünsche dir einen Abend."

Seither bin ich betreffend meiner Worte noch achtsamer geworden: Ich habe mir nun angewöhnt, dass ich bei der Verabschiedung, auch wenn die Menschen nicht mehr ansprechbar sind, ihnen jeweils ‹alles Gute› wünsche – wie auch alles kommen mag.

In Ausnahmesituationen – was eine Krebserkrankung ist – zeigen sich ungelöste Familien- und/oder Partnerschaftskonflikte, die bisher, im Strudel des Alltags, einfach unter den Tisch gekehrt werden konnten, sehr virulent. Die Konflikte zeigen sich darum so heftig, weil sie zusätzlich von Ängsten, Unsicherheiten und Befürchtungen überlagert werden. Sieht und spürt man das Ende nahen, kommen Familien und/oder Paare oft in Zeitdruck, was wie noch mitgeteilt, gesagt, besprochen werden muss. Dazu kommen häufig unterschiedliche Verarbeitungsmechanismen der ganzen Situation zum Ausdruck. So dominieren nicht selten Unmut, Zerwürfnisse, Missverständnisse den Alltag, was angesichts der ohnehin schwierigen Situation das Ganze nur noch schlimmer macht.

13.2 Grundregeln der Kommunikation

Dem Begriff der **Gewaltfreien Kommunikation** (GFK) sind Sie womöglich schon begegnet.

Ich finde diesen Ansatz sehr stimmig, äußerst alltagstauglich und: Er kann auch in schwierigen persönlichen, beruflichen und auch politischen Situationen hilfreich sein. Gewaltfreie Kommunikation kann man lernen, sodass sie zu einer Grundhaltung führt, anderen Menschen und ihren Bedürfnissen offen und transparent zu begegnen. Ich schätze die GFK darum, weil sie uns selbst unterstützt, nach unseren Gefühlen und Bedürfnissen zu fragen, um darauf unser selbstbestimmtes Handeln aufzubauen.

Im Internet gibt es dazu viele Unterlagen und Online-Seminare, sodass ich hier das Modell vom US-amerikanischen Psychologen Marshall B. Rosenberg (1934–2015) nur kurz streife:

Die **Gewaltfreie Kommunikation** besteht aus vier Schritten:

Schritt 1: **Beobachtung** – Hier geht es darum, eine beobachtete Situation zu beschreiben, ohne sie zu interpretieren, zu beurteilen oder zu bewerten. Es geht um eine sachliche, neutrale Beschreibung der beobachteten Situation, ohne das Gegenüber anzugreifen oder zu verletzen.

Schritt 2: **Gefühl** – Hier geht es darum, das bei mir durch die Situation ausgelöste Gefühl zu formulieren, und zwar ein echtes Gefühl und nicht ein sogenanntes Pseudogefühl. Gar nicht so einfach! Auch hier geht es darum, keine wertenden Gedanken zu formulieren, die vom Gegenüber als Vorwurf oder Schuldzuweisung aufgefasst werden könnten. Der wohl bekannteste Vorwurf ist ein Klassiker: „Ich fühle mich von dir nicht verstanden!" In ein echtes Gefühl umgewandelt, könnte er sich so anhören: „Ich fühle mich traurig oder verletzt, enttäuscht" etc. So wird er rückbezogen auf mich formuliert, was er in mir auslöst.

Schritt 3: **Bedürfnis** – Hier geht es um die Suche nach dem Bedürfnis, das hinter dem Gefühl liegen könnte, anschließend um die Formulierung dieses Gefühls. Rosenberg geht davon aus, dass hinter unseren Gefühlen unerfüllte Bedürfnisse liegen, die sich in Wut, Ärger, Traurigkeit etc. äußern. Ein paar solcher Bedürfnisse sind: Nähe, Vertrauen, Wertschätzung, Sicherheit, Selbstbestimmung.

Schritt 4: **Bitte** – Hier geht es zum Schluss darum, eine Bitte zu formulieren, und zwar in einer positiven, einfühlsamen Art und Weise, sodass auch die Bedürfnisse des Gegenübers nicht übergangen werden. So trete ich auch in Verbindung mit dem Gegenüber und stelle Kontakt her zwischen uns.

Machen wir ein Beispiel

Schritt 1: **Beobachtung** – „Ich wollte dir etwas erzählen, du hast dabei irgendwo ins Wohnzimmer geblickt."
Schritt 2: **Gefühl** – „Dadurch fühle ich mich verletzt und traurig."
Schritt 3: **Bedürfnis** – „Ich möchte, dass du mich anblickst, wenn ich mit dir rede."
Schritt 4: **Bitte** – „Bitte sag mir, was ich für dich tun kann, dass du mir beim Reden in die Augen blicken kannst."

13.3 Kommunikation in Paar- und Familienbeziehungen

Gemäß nlp-zentrum-berlin.de (Zugriff: 08.09.2019) hat das Bundesministerium für Familie ermittelt, dass deutsche Paare etwa zwei Minuten pro Tag über wesentliche persönliche Dinge reden. Eine amerikanische Studie kam für amerikanische Paare auf etwa fünf Minuten, was ja auch nicht gerade als viel erscheint.

Meist stehen in Paargesprächen Alltagssituationen im Zentrum, wie etwa: Wer holt die Kinder von der KITA ab? Was ist der Plan für das kommende Wochenende? Wann laden wir die Schwiegereltern wieder einmal ein? Der deutsche Mediziner und Psychoanalytiker Michael Lukas Moeller (1937–2002) nennt solche Unterhaltungen **technische Gespräche**, das heißt, Gespräche über etwas. Nach Moeller ginge es aber – wie das die **Zwiegespräche** auszeichnet (wir kommen noch darauf) – um das „Sich-einander-Mitteilen".

Häufig gesellen sich in Grenzsituationen unachtsame bis verletzende Aussagen dazu. In den Paar- oder Familiengesprächen betone ich in solchen verfahrenen Situationen immer wieder, dass nichts Böswilliges hinter den jeweiligen Reaktionen steht. Das meiste geschieht aus purer Überforderung. Eine eindrückliche Erfahrung durfte ich mit einem Paar machen:

Ramon und Philippa

Ein noch relativ junger Patient, Ramon, ist schwer an Krebs erkrankt. Er setzt in seine Therapien große Hoffnung, obwohl seine Lebenszeit sehr begrenzt ist. Er setzt also auf das Prinzip Hoffnung, glaubt, dass alles gut wird – und möchte durch Gespräche mit seiner Ehefrau nur ja nicht an sein mögliches Lebensende erinnert werden. Er sei ein Verdränger, das sei ihm wohl bewusst, sagt er immer wieder.

Seine Ehefrau, Philippa, dagegen setzt auf Realismus. Sie möchte sich bewusst mit dem Sterben und Tod ihres Mannes auseinandersetzen. Daher wünscht sie sich, im Gespräch mit ihm zu erfahren, wie es ihm geht, wie es sich anfühlt, so schwer krank zu sein, zu erfahren, wovor er sich allenfalls ängstigt, was sie noch für ihn tun kann, wie er seine Abdankung gestalten möchte und vieles mehr. Auch möchte sie ihrem Ehemann mitteilen, wovor sie sich von ihrer Seite her fürchtet, worüber sie traurig ist.

Zu Hause scheinen solche Gespräche nicht möglich zu sein. Die gegenseitigen Verletzungen würden zu groß werden. So vereinbaren wir, dass wir die Gespräche in meine ambulante Sprechstunde integrieren. Ehefrau und Ehemann bekommen dadurch ihre persönliche Zeit zum Sprechen – in einem durch mich moderierten sicheren Rahmen. Es kommt zu vielen Tränen beidseitig, über Nicht-Ausgesprochenes der vergangenen Jahre, über Verletzungen, Wünsche, Träume.

Wichtig

Kommunikation in Paar- und Familienbeziehungen ist nicht nur in unbeschwerten Zeiten wichtig, aber umso mehr in herausfordernden Zeiten.

Wichtig erscheint mir dabei, die Bedürfnisse eines jeden Teils der Betroffenen anzuerkennen.

Es besteht aber das Recht auf Verdrängen, Nicht-wahrhaben-Wollen. Es besteht aber auch das Recht auf Aussprache, Benennen der Gefühle.

Es gibt zum Glück Unterstützungsangebote, auf die man zurückgreifen kann, sollte man es allein nicht schaffen.

13.4 Möglichkeiten zur Förderung der Kommunikation zwischen dem Paar

Prof. Guy Bodenmann und sein Team forschen an der Universität Zürich mit ihrem Konzept **paarlife** darüber, wie sich Stress (äußerer und innerer) auf die Partnerschaft auswirkt. Zudem gibt er konkrete Hilfen für die Problemlösung.

Ich erachte diese Methode als effektiv und relativ einfach, sofern man gewisse Regeln beachtet.

Die Grundlage bietet dabei die Kommunikation. Für Bodenmann bedeutet kommunizieren, sich persönlich zu begegnen. Um bei Stress aktiv eine Problemlösung zu schaffen, muss man zuerst einmal den Stress erkennen. Wenn man erkennt, dass die eine Person gestresst ist, geht es darum, dass die gestresste Person mitteilt, wie sie sich fühlt und warum sie so fühlt.

Dazu gibt es **Regeln** für die beiden Kommunizierenden:

- Die **Sprecherin** oder der **Sprecher** soll ganz **konkret** bleiben und die aktuelle Stresssituation beschreiben mit Bezug auf das Hier und Jetzt.
- Die **Sprecherin** oder der **Sprecher** soll ganz **bei sich** bleiben, also von sich sprechen, über die eigenen Gedanken, Gefühle, Bedürfnisse, Erwartungen.
- Die **Sprecherin** oder der **Sprecher** arbeitet heraus, was sie oder er in der konkreten Situation **gefühlt** hat und warum die Situation so stressvoll für sie oder ihn war.

Die **zuhörende Person** soll …

- … zugewandt bleiben in der Körperhaltung und vor allem im Blickkontakt; sie soll nicken und positives Feedback geben (dies nennt man in der Fachsprache aktives Zuhören).

- … offene, wohlwollende Fragen stellen und die Sprecherin oder den Sprecher darin unterstützen, die Ursache für den Stress herauszufinden.
- … am Schluss die Aussagen der Sprecherin oder des Sprechers zusammenfassen, ohne sie zu beurteilen, zu bewerten oder zu interpretieren.

Der Ablauf eines solchen Gesprächs kann nach Bodenmann so aussehen:

> **Möglicher Ablauf eines Gesprächs in gestressten Zeiten**
>
> A: Die Sprecherin oder der Sprecher stellt ihre oder seine Situation dar, die zuhörende Person hört aktiv zu – dies für die Dauer von etwa 20 Minuten. Wichtig ist, dass sich die sprechende Person jeweils auf die konkrete Situation bezieht sowie ihre Gefühle und ihre Bedürfnisse äußert.
>
> B: Dann kommt die vorher zuhörende Person an die Reihe und gibt Unterstützung, bezogen auf das Problem, aber gefühlsbezogen – dies für die Dauer von etwa 10 Minuten.
>
> A: Darauf kann die sprechende Person ein Feedback geben, was ihr gefallen hat, was ihr geholfen hat, was sie sich noch gewünscht hätte – dies für die Dauer von etwa 5 Minuten.

> **Eine andere Möglichkeit des Gesprächs**
>
> Eine andere Variante wäre, dass zuerst die eine Person ihre Sicht der Dinge darstellt, die andere Person hört dabei zu – dies für die Dauer von etwa 30 Minuten.
>
> Danach stellt die andere Person ihre Dinge dar und die erste Person hört zu – dies auch wieder für die Dauer von etwa 30 Minuten.
>
> Zum Schluss gibt es einen gemeinsamen Austausch über die neuen Erkenntnisse – dies für die Dauer von etwa 10 Minuten.

> **Schwierige Kommunikation in schwierigen Zeiten**
>
> Häufig jedoch kommt es in gestressten, verunsichernden Zeiten zu heftigen Konflikten, wo es schon mal eskalieren kann. Hier erachte ich folgende Maßnahmen – ebenfalls an Prof. Bodenmann angelehnt – als sehr hilfreich:
>
> - STOPP sagen und eine Pause einlegen.
> - Genügt das nicht, kann man den Raum verlassen, sodass sich beide Konfliktparteien beruhigen können.
> - Sinnvoll ist es sicher, wenn man danach möglichst bald ins Gespräch kommt (und sich nicht tagelang anschweigt, wie ich dies manchmal von Klientinnen und Klienten höre), jedoch in ein wohlwollendes, konstruktives Gespräch. Sollte dies im Moment nicht möglich sein, kann man das Gespräch auch auf einen anderen Zeitpunkt verschieben. Wichtig ist es, nicht einfach Gras darüber wachsen zu lassen, weil es ja nun wieder gut ist. Konflikte sollen wenn immer möglich geklärt werden, sonst kommen sie bei einer anderen Gelegenheit wieder hoch, vielleicht dann noch stärker!

Als wunderbare Ressource für ein Paarleben erachte ich auch die von Michael Lukas Moeller geschaffenen und bereits erwähnten **Zwiegespräche,** bei denen sich das Paar einmal die Woche während 90 Minuten über **wesentliche Dinge**, die beide Menschen bewegen, ausspricht. In den Zwiegesprächen geht es darum, dem anderen mitzuteilen, wie es mir gerade geht, wie ich mich erlebe und fühle. Es geht um den Austausch von **Selbstportraits**. Zu den meist fruchtlosen Diskussionen und endlosen Gesprächen mit gegenseitigen Vorwürfen – diese nennt Moeller **Beziehungskisten** – sollen die Zwiegespräche einen Gegenpart bilden.

13 Die Bedeutung der Kommunikation

Die Anordnung dieser Gespräche ist folgendermaßen

- Die Zwiegespräche sollen regelmäßig mindestens einmal pro Woche während 90 Minuten durchgeführt werden.
- Reden und Zuhören sind in etwa gleich verteilt.
- Beide sprechen über das, was sie je bewegt.
- Es gilt das Prinzip, bei sich zu bleiben, von sich zu sprechen.
- Bohrende Fragen, Ratschläge und Drängen sind ein Tabu.
- Beide entscheiden je für sich, was sie sagen möchten und wollen.

Ziel der Zwiegespräche
Das Hauptziel der Zwiegespräche liegt in der Paarentwicklung. Es geht um die Entwicklung zu mehr Einfühlsamkeit, empathischem gegenseitigem Umgang. Ja, es geht um die menschlichen Grundbedürfnisse: gesehen zu werden, anerkannt zu sein, angenommen zu sein, und zwar so, wie wir eben sind.

> Miteinander reden ist für das Paarleben überlebenswichtig.

Eine mögliche Haltung der existenziellen Psychoonkologie

Wir haben uns in diesem Kapitel sehr pragmatisch der gelingenden Kommunikation zwischen Paaren und Familienmitgliedern zugewandt. Konkret, handlungsorientiert. Gehen wir auf die existenzielle Ebene, versuchen wir herauszufinden, was eine wesentliche Kommunikation für uns bedeutet. Für die Kommunikation zwischen (kranken) Menschen und ihren Angehörigen erachte ich folgende existenziellen Themen als zentral: Jeder Mensch möchte ...

- einmalig sein;
- betroffen sein;
- berührt sein;
- gehört werden;
- angesprochen werden;
- anerkannt sein;
- gesehen werden;
- in Verbindung sein.

Das soll wesentliche und existenzielle Kommunikation ermöglichen. Denn erst wenn diese Bedürfnisse erfüllt sind, ergeht es uns Menschen gut.

Innehalten: Reden und Schweigen

Manchmal bleiben einem angesichts des Leidens eines lieben Angehörigen tatsächlich die Worte weg respektive im Hals stecken. Das ist sehr verständlich.

„Was soll ich denn tun, wenn meine Partnerin so leiden muss?" Meine Antwort auf diese und ähnliche Fragen ist oft: „Nichts. Seien Sie einfach da und bei Ihrem Angehörigen. Das ist ganz viel."

In unserer leistungsdominierten Gesellschaft wird Nichts-Tun nicht hoch bewertet. Selbst in der Freizeit sind wir aktiv, lassen das Adrenalin hochgehen. Im Urlaub stehen vielfältige Animationsprogramme zur Verfügung – oder wir kreieren sie uns selbst. Einfach mal einen Tag im Bett bleiben, auf dem Sofa sitzen (sofern nicht Kinder im Haushalt sind) – und nichts tun: für viele Menschen eine kaum zu ertragende Vorstellung. Womit hat das zu tun? Haben wir verlernt, mit uns alleine zu sein, uns mit uns selbst zu beschäftigen, allenfalls zu konfrontieren? Stille zuzulassen? Was könnte beim Nichts-Tun hochkommen, das unter Umständen beängstigend wirkt? Nichts-Tun sind wir uns nicht mehr gewöhnt.

Am Kranken- und Sterbebett wären diese Fähigkeiten jedoch vielfach von höchstem Nutzen: Menschen – vor allem in terminalen Situationen – schätzen es meist, wenn sie fein gestreichelt werden, wenn ‹einfach› ihre Hand gehalten wird. So spüren sie, dass sie nicht allein sind.

> Schläft ein Mensch praktisch nur noch, empfinden es viele Menschen beinahe als Affront, wenn sie als Besuchende vom kranken Angehörigen nicht mehr wahrgenommen werden – anscheinend. Doch wer sagt uns, dass wir nicht doch wahrgenommen werden? Auch wenn überhaupt kein Zeichen mehr kommt, wissen wir nicht, was unsere Angehörigen noch mitbekommen. Man weiß aus der Palliativmedizin, dass das Gehör bis zuletzt aktiv ist. Daher empfehle ich den Angehörigen, in Gegenwart des schwerkranken oder sterbenden Menschen nie **über** ihn, sondern immer **mit** ihm zu sprechen.

Literatur

Bodenmann, G. (o. J.). *Partnerschaft stärken: ein Ratgeber.* Gesponsert durch visana.

Bodenmann, G., & Brändli, C. (2010). *Was Paare stark macht. Das Geheimnis glücklicher Beziehungen.* Zürich: Beobachter Buchverlag.

Moeller, M. L. (2019; 39. Aufl.). *Die Wahrheit beginnt zu zweit. Das Paar im Gespräch.* Reinbek bei Hamburg: Rowohlt Verlag.

Moeller, M. L. (2018; 19. Aufl.). *Die Liebe ist das Kind der Freiheit.* Reinbek bei Hamburg: Rowohlt Verlag.

14

Abschied von den Eltern

Was Sie in diese Kapitel erwartet

In diesem Ratgeber wurden viele und unterschiedliche Abschiede vorgestellt: Abschied von der Partnerin, vom Partner, von einem erwachsenen Kind, von einer Freundin, einem Kollegen, aber auch von verschiedenen Fähigkeiten und Kompetenzen.

Warum ein eigenes Kapitel für den Abschied von den Eltern, werden Sie sich vielleicht fragen?

Die Beziehung zu den Eltern ist die früheste Beziehung, die wir haben (und ich gehe nun von der Situation aus, dass wir Eltern haben, ob getrennt oder geschieden), wie nah, gut, ambivalent oder auch ungünstig sie war. Diese Beziehung wird uns immer prägen, ob wir wollen oder nicht.

Stirbt ein Elternteil oder sterben beide Eltern, wirft uns das als „erwachsene Kinder" auf eigentümliche Weise auf uns selbst zurück.

Diesen und weiteren Aspekten gehen wir in diesem Kapitel nach.

> **Manuel**
>
> Ich komme in ein Zimmer im Hospiz. Der sterbende Bewohner liegt ruhig und dösend im Bett. Sein Sohn Manuel sitzt auf dem Stuhl neben ihm am Bett. Vor zwei Tagen sei es Manuel psychisch sehr schlecht gegangen. Nun, nach einer Nacht beim Vater im Zimmer und der guten Betreuung durch die Mitarbeitenden des Hospizes, gehe es besser.
> Manuel macht das wunderbar. Ich bewundere ihn! Manuel sagt, dass er in einem Prozess sei – in der Auseinandersetzung mit seiner nicht ganz einfachen Kindheit und dem, was er in seinem künftigen Leben noch wolle.

Sie werden vielleicht denken, dass es doch der natürliche Verlauf des Lebens ist, dass Eltern sterben, vor allem, wenn sie vielleicht schon ein recht hohes Alter erreichen durften. Ist es denn nicht viel schlimmer, wenn ein Kind stirbt, wenn die eigene Partnerin oder der Partner stirbt?

Der Tod eines Menschen ist für die meisten Hinterbliebenen eine Grenzerfahrung. Es geht nicht darum zu urteilen, welcher Tod nun der schlimmere sei.

Der Abschied von den Eltern ist ein vielgestaltiger Prozess, der bereits in unzähliger Fach- und Ratgeberliteratur beschrieben ist. Mit dem Schwerpunkt auf die existenzielle Perspektive des Abschieds von den Eltern sind für mich folgende Aspekte wichtig:

14.1 Auf sich selbst zurückgeworfen sein

> **Lisa**
>
> Lisa, verheiratet, erfolgreich in ihrer langjährigen selbstständigen Tätigkeit, erzählte mir, dass sie nach dem Tod des

zweiten Elternteils mit ihren beiden Schwestern – alle weit über 50 Jahre alt – auf der Friedhofsmauer gesessen haben und zu sich sagten: „Jetzt sind wir Waisen!" Dies, obwohl alle ihre Partnerschaften und eigenen Familien hatten.

> **Was ist da passiert?**
> Notieren Sie für sich ein paar Vermutungen, Gedanken, Gefühle, die in Ihnen hochkommen, wenn Sie das Beispiel lesen.

Der Tod eines Elternteils – noch mehr, wenn beide Eltern gestorben sind – wirft die hinterlassenen Töchter und Söhne auf sich selbst zurück. Die Wurzeln sind weg, abgeschnitten. Das kann extreme Verlorenheitsgefühle auslösen. Je nach Verwandtschaft, Geschwister, die noch da sind, wird einem die eigene Stellung im Familiengefüge bewusst.

Wenn noch Geschwister da sind, kann dies unterstützend und gut sein, sofern die Beziehungen einigermaßen bereinigt sind. Es kann aber auch belastend sein, wenn Verstrickungen vorhanden sind, oder wenn zum Beispiel die Ansichten über medizinische Interventionen auseinandergehen, sofern dies vorher nicht schon via Patientenverfügung durch die Eltern geklärt worden ist.

Sind keine Geschwister und/oder Verwandte da, wird vielen Töchtern und Söhnen bewusst, wie allein und auf sich selbst gestellt sie in dieser Welt sind. Niemand mehr, der so tickt, wie sie, wo bekannte Vertrautheitsgefühle hochkommen – trotz allenfalls heftigen Streitereien und Ambivalenzen in der Vergangenheit mit den Eltern.

14.2 Konfrontation mit der eigenen Vergangenheit

Mit dem Tod der Eltern geht der Blick unweigerlich zurück in die eigene Kindheit und Jugend. In einigen Fällen sind es schöne, Sicherheit gebende Erinnerungen, in andern Fällen sind es Erinnerungen, die mit viel Schmerz und Leid über Erlebtes und Widerfahrenes verbunden sind.

> **Wie ist es für Sie?**
> - Wie waren Ihre Kindheit und Jugend?
> - Wie war die Beziehung zu Ihren Eltern?
> - Wie sehr sind Sie von Ihren Eltern, Ihrer Erziehung geprägt?
> - Gibt es Dinge, die nachträglich zu bereinigen sind, damit Sie Ihr künftiges Leben besser leben können?
> - Können Sie die Ungereimtheiten alleine bereinigen oder brauchen Sie dazu externe Unterstützung?
> - Sind die Eltern noch nicht gestorben: Wollen Sie sich mit Ihrer Mutter, Ihrem Vater noch aussprechen?
> - Was bleibt in guter Erinnerung, was in eher negativer?

Vieles konnte im besten Fall noch geklärt werden. Sind die Eltern schon gestorben, kann Ungelöstes, Unverdautes, zur Seite Geschobenes manchmal in einer Intensität hochkommen, die uns sehr erschrecken kann.

Der finnische Psychiater und Psychotherapeut Ben Fuhrmann (*1953) hat mit seinem Buch *Es ist nie zu spät, eine glückliche Kindheit zu haben* die Geister geteilt:

Er meint damit, dass wir es selbst sind, die unserer Kindheit und Jugend, ja letztlich unserem ganzen Leben eine Bedeutung geben. Wir sind es, die bestimmen, ob die eigene Kindheit und Jugend vor allem schlecht waren oder doch auch positive Aspekte beinhaltet haben.

Demgegenüber gibt es Stimmen, vor allem aus traumatherapeutischer Sicht, die sagen, dass es in Kindheit und Jugend tatsächlich und leider auch oft traumatische Eingriffe wie Gewalt und Missbrauch gegeben hat, dass dies unbedingt und in aller Form anzuerkennen sei. Damit bin ich sehr einverstanden. In solch einem Fall darf keine Umdeutung stattfinden – das wäre höchst fatal!

14.3 Konfrontation mit der eigenen Sterblichkeit

„Da nun meine Eltern gestorben sind, sind wir nun die nächsten, die an die Reihe kommen!" Das höre ich oft von hinterbliebenen Töchtern und Söhnen. Der Tod der Eltern konfrontiert einen in hohem Masse mit der eigenen Sterblichkeit. „Nun sind wir dann dran!" Ich selbst hatte dieses Gefühl bisher noch nie, obwohl es in der Tat so ist.

Lehrstück
Zudem denke ich, dass das Gewahrwerden der eigenen Endlichkeit und Sterblichkeit ein interessantes Lehrstück sein kann, unserem Leben, den einzelnen Momenten in ihm, mehr Bedeutsamkeit und Inhalt beizumessen.

14.4 Der Aspekt des Vermächtnisses

Eltern hinterlassen vieles: Genetik, das Milieu, in das wir hineingeboren worden sind, uns prägende Interaktionen, Normen, so wie ‹man es eben macht›, Haltungen. Das ist ein ganz schön großer Rucksack. Und wir haben dazu das Unsrige beigetragen. Je nach Interaktionen mit den Eltern und gegenseitigen Beeinflussungen stehen wir hier – und jedes Geschwister anders. Doch wir sind dem nicht ausgeliefert. Es liegt an uns, nicht mehr hilfreiche Muster zu hinterfragen, zu durchbrechen und durch neue zu ersetzen.

Sie kennen das sicher auch: So wie Sie gerade auf einen Vorfall reagiert haben, wollten Sie es NIE machen! „So hat ja meine Mutter oder mein Vater reagiert!" „Ich wollte das immer vermeiden – und nun bin ich auch schon so …!"

Kein Grund zur Panik! Das ist menschlich! Versuchen Sie beim nächsten Mal ein für Sie stimmigeres Handeln. Und: Nicht alles, was wir von unseren Eltern übernommen haben, ist schlecht.

Vor allem Töchter und Mütter haben oft ein ambivalentes Verhältnis zueinander, wie uns auch das sehr hilfreiche Buch von Ingrid Strobl *Ich hätte sie gerne noch vieles gefragt – Töchter und der Tod der Mutter* zeigt. Das wird sich auch nach dem Tod nicht ändern. Mütter und Söhne ist wieder ein ganz anderes Thema, das den Rahmen dieses Buches sprengen würde.

> **Eine mögliche Haltung der existenziellen Psychoonkologie**
>
> Der Abschied von den Eltern konfrontiert die hinterlassenen Nachfahren in vielerlei Hinsicht mit existenziellen Themenstellungen:
>
> - Wer bin ich?
> - Wer bin ich ohne meine Eltern?
> - Wovon bin ich geprägt? Was möchte ich erhalten? Wovon möchte ich mich lösen?
> - Wie sieht mein eigener Lebensentwurf – unabhängig von den verstorbenen Eltern – aus?
> - Gibt es mich einschränkende, von den Eltern übernommene Normen?
> - Gibt es Konventionen, die ich bewusst oder unbewusst von den Eltern übernommen habe?
> - Welche kritischen, inneren Stimmen höre ich häufig?
> - Worin besteht meine Freiheit?

- Wofür will ich Verantwortung übernehmen?
- Welche Fragen stellen sich mir immer wieder?
- Welche Enttäuschungen erlebe ich häufig?
- Welche Dauerwünsche haben sich bisher noch nicht erfüllt?
- Welche Gefühle sind bei mir am meisten ausgeprägt?
- Welche Gedanken sind bei mir vorherrschend?
- Wie hat sich mein Leben bisher entwickelt?
- Was erwarte ich von der Zukunft?
- Was befürchte ich?
- Welche Wünsche habe ich für mein künftiges Leben – ohne Eltern?

Diese und andere Themen können in der existenziell orientierten Trauerbegleitung angegangen werden.

Innehalten: Der Faden ist abgeschnitten

Dies ist ein persönlicher Text: Der Tod meiner Eltern als einzige Nachfahrin war und ist für mich sehr einschneidend, obwohl ich von beiden – in unterschiedlicher Weise – lange und intensiv Abschied nehmen durfte.

An beiden Todestagen – an dem meiner Mutter im Februar und an dem meines Vaters im August – nehme ich mir persönlich Zeit. Ich gehe nicht zur Arbeit, mache keine Termine und Verabredungen aus, bin für mich allein. Das möchte ich so. Einmal reise ich zum Grab meiner Eltern, einmal mache ich eine Fahrt in die Gegend, wo beide aufgewachsen sind und wir als Kleinfamilie oft waren, einmal mache ich eine kleine Reise für mich an einen meiner Lieblingsorte in der französischen Schweiz. Es ist ein Tag im Gedenken an meine Eltern. In Verbindung mit ihnen.

Diese Tage waren in den ersten Jahren nach ihrem Tod sehr von Trauer geprägt. In letzter Zeit macht die Trauer – die immer noch da ist und auch da sein darf – immer mehr einer großen und tiefen Dankbarkeit für viel Gutes, das ich erleben durfte, Platz. Es kommen aber durchaus auch ambivalente Gefühle hoch. Auch in meiner Kindheit und Jugend war nicht alles gut. Beschönigen hilft im Trauerprozess nicht. Daher dürfen auch ungute Gefühle ihren Platz haben.

> Für meinen persönlichen Trauerprozess halte ich es für wichtig, das, was in meiner Vergangenheit war, so stehen zu lassen, wie es war, und offen zu sein für das, wie sich die Erinnerung an meine Eltern umwandeln kann in weitere Entwicklungen meinerseits.
>
> Der Faden zwischen zwei oder mehreren Menschen wird durch den Tod eines Menschen ein für alle Male zerschnitten. Der verstorbene Mensch ist nicht mehr da, so sehr wir uns auch seine Anwesenheit herbeiwünschen. Doch: Wie definitiv der Mensch entfernt ist, können wir selbst entscheiden, indem wir ihn trotzdem in Erinnerung behalten und ihm einen Ort real oder bei uns innerlich zuweisen. Das ist allein unsere Entscheidung; und das finde ich tröstlich.

Literatur

Eder, R. (2015). *Ich spür noch immer ihre Hand. Wie Frauen den Tod ihrer Mutter bewältigen.* Freiburg im Breisgau: Kreuz.

Furman, B. (2019). *Es ist nie zu spät, eine glückliche Kindheit zu haben.* verlag modernes lernen.

Strobl, I. (2004). *Ich hätte sie gerne noch vieles gefragt – Töchter und der Tod der Mutter.* Fischer.

Terhorst, E. (2017). *Trauern, wenn Mutter oder Vater stirbt. Ich bewahre alles in meinem Herzen.* Freiburg im Breisgau: Verlag Herder.

# 15

Nach dem Tod eines angehörigen Menschen

> **Was Sie in diesem Kapitel erwartet**
>
> Nach dem Tod eines uns nahen Menschen ist alles auf den Kopf gestellt. Ein oft jahrelanges gemeinsames Leben erleidet einen tief greifenden Einschnitt.
>
> Die gemeinsame Wohnung oder das gemeinsame Haus erhält durch den Tod des nahen Menschen eine seltsame Verwandlung. Alles erscheint plötzlich fremd, obwohl die Gegenstände und Möbel ja so bekannt sind. Doch viele Dinge erfahren durch den Tod eines Menschen eine andere Nutzung. Lebte der uns nahe Mensch alleine, so stehen verschiedene dringende Dinge an (z. B. Räumung).
>
> Das ist das eine, das Alleine-Sein das andere.
>
> Zusätzlich kommt der Druck, den sich die Hinterbliebenen oft auch selbst machen, nun doch endlich mal ans Entsorgen der Kleider oder anderer Gegenstände zu denken und zu gehen. Oder es kommt oft auch der Druck, die Wohnung anders einzurichten. Vielfach kommt dieser Druck auch von außen, indem der Kreis der Verwandten, der Freundinnen und Kollegen der hinterbliebenen Person eine gewisse Normalität erwarten. Solche Erwartungen

> sind oft gut gemeint, aber im Endeffekt eine Überforderung für die Hinterbliebenen.
> Diesen drängenden Fragen nach dem Tod eines nahen Menschen wird in diesem Kapitel nachgegangen.
>
> - Was mache ich nun mit der vielen Zeit, jetzt, wo ich meinen nahen Menschen nicht mehr rund um die Uhr betreuen muss?
> - Was mache ich mit diesen endlosen und schrecklichen Wochenenden so alleine?
> - Was mache ich mit dem mich lähmenden Gefühl, wenn ich von Draußen in die leere und ausgestorbene Wohnung zurückkomme?

15.1 Überleben und Funktionieren

Wie wir es im Kapitel über Trauern noch kennen lernen werden, ist die erste Zeit nach dem Tod eines nahen Menschen von viel Arbeit und Organisieren geprägt: Die Hinterbliebenen berichten oft, dass sie sich in den ersten Stunden und Tagen nach dem Tod gar nicht spürten, keine Zeit zum Nachdenken hatten, sondern nur noch funktioniert hatten. Das ist auch gut so. Der Mensch ist gut eingerichtet: Die Psyche schützt sich auf diese Weise. Würde sie das nicht tun, wären die Gefühle so überwältigend, dass Weiterleben in diesem Moment kaum denkbar wäre.

Funktionieren ist also durchaus angebracht. Denn es gibt in dieser Zeit kurz nach dem Tod eines angehörigen Menschen viel zu überlegen, planen und zu organisieren:

- Leidkarten aussuchen, kreieren und einen passenden Text formulieren – dies für die Benachrichtigung von Verwandten und Bekannten;

- Abdankungs- oder Abschiedsfeier organisieren – damit verbunden sind Gespräche mit der Pfarrei und anderen Zuständigen;
- bei nicht-religiösen Feiern andere Formen des Gedenkens überlegen und organisieren;
- Restaurant organisieren für das Leidmahl;
- Finanzielles regeln;
- allenfalls bereits Wohnung/Haus räumen.

15.2 Die große Leere: Du bist allein!

Nach dem Tod eines nahen Menschen höre ich oft den Begriff der immensen Leere.

Alles fühlt sich leer an: das Wohnzimmer, wo der geliebte Mensch nicht mehr seinen Platz einnimmt, das Schlafzimmer und das Bett (sofern man sich nicht in getrennten Schlafzimmern eingerichtet hat), die Wochenenden, das Essen ohne ein Gegenüber, das Leben generell. Dies kann so weit gehen, dass der zurückgebliebene Teil das Leben nicht mehr für lebenswert hält und ganz froh wäre, nachsterben zu können.

War die Zeit vor dem Tod des nahen Menschen heraus- und oft überfordernd, zeitintensiv, energiezehrend sowie emotional und körperlich oft kaum auszuhalten, so wird die Zeit nach dem Tod nicht weniger intensiv – jedoch in einer ganz anderen Art.

Sind erst einmal der große Rummel und Trubel vorüber, kehrt oft die große Leere ein. Pierre Stutz, der Schweizer Theologe und Psychotherapeut, nennt dies „Wüstenerfahrungen». Es ist auch die Zeit, in der ich oft von Angehörigen um psychologische Unterstützung angefragt werde. Da höre ich dann oft, dass es kaum auszuhalten sei in der Wohnung oder im Haus, da noch alles nach der verstorbenen Person aussehe und rieche. Auch muss man plötzlich damit umgehen können, für sich allein zu kochen, zu essen. Hier ist der Schritt nahe, überhaupt nicht mehr für sich zu kochen und so auf die Dauer in Mangelzustände zu geraten. Auch höre ich nicht selten, dass sich die Hinterbliebenen fragen, was es denn noch für einen Sinn macht, am Morgen überhaupt aufzustehen.

Die Leere nach dem Tod eines nahen Menschen kann sich schrecklich anfühlen, besonders wenn man allein zurückbleibt, auch wenn allenfalls noch eine Familie im Hintergrund ist. Vielleicht hat man ein ganzes Leben zusammengelebt, vorher noch nie allein (was nicht so selten ist): Jetzt muss auf einen Schlag alles neu gelernt werden.

Es kann hier um ganz banale Dinge gehen: Wäsche waschen, Elektrisches einrichten oder reparieren, Geräte wieder in Stand setzen, allein ausgehen, alleine einen Kino-, Theaterbesuch wagen, allein ins Café oder Restaurant gehen, zum ersten Mal allein in die Ferien reisen. Glück haben diejenigen Hinterbliebenen, die Angehörige haben, die sie stützen, oder auch tragende Freundinnen und Kollegen. Vielleicht kommt auch eine Freundin oder ein Freund mit in die Ferien, wer weiß? So muss man die ersten Schritte nicht alleine gehen.

15.2.1 „Wenn ich nach Hause komme, ist alles so öde!"

Eine häufige Situation, in der die Leere besonders spürbar ist, ist das Nach-Hause-Kommen. Niemand wartet, es ist kein Ton zu hören, niemand, die oder der mir ein „Hallo" entgegenruft und sich auf das Wiedersehen freut. Es ist alles so, wie ich es verlassen habe. Natürlich habe ich mich oft über die Marotten meiner Lebenspartnerin oder meines Lebenspartners aufgeregt, wenn sie oder er einmal mehr den Geschirrspüler nicht eingeräumt hat und alles schmutzige Geschirr vom Vortag immer noch dasteht. Aber selbst das würde ich mir nun herbeiwünschen, wenn sie oder er nur da wäre.

Ich möchte diese hier beschriebenen Aspekte nicht auf Paarbeziehungen beschränken, das kann auch in einer Wohngemeinschaft sein oder in anderen Formen des Zusammenlebens.

15.2.2 „Alles erinnert an meine verstorbene Partnerin!"

Hat man mit einem Menschen im gleichen Haushalt gelebt, erinnert nach seinem Tod fast alles an ihn: All die Dinge, die er gerne gehabt hat, seine Lieblingstasse, vielleicht seine Schuhe, die noch dastehen, geschweige der Kleiderkasten. Wir erinnern uns auch an seine Stimme, an einen Spruch von ihm, an seine Gestik und Mimik, sein Gesicht, seine Haare, seinen Körper, seinen Duft. Die ganzen Räume scheinen von ihm durchflutet zu sein.

15.2.3 „Ich habe das Bett immer noch nicht frisch bezogen!"

Diese Aussage höre ich immer wieder. Wenigstens etwas Intimes möchte man möglichst lange vom verstorbenen Menschen: seinen Geruch. Das muss nicht unbedingt das Bettzeug sein, es kann auch ein T-Shirt sein, das man ungewaschen eine ganze Weile noch aufbewahrt. Solche Dinge geben in der großen Leere Halt und etwas Geborgenheit zurück.

Ich würde als Psychoonkologin einen Menschen nie dazu drängen, nun endlich das Bett neu zu beziehen oder das T-Shirt zu waschen. Außer, ich würde sehen, dass die oder der Hinterbliebene sich nur noch im Bett des verstorbenen Menschen aufhält und sich sozial völlig isoliert. Das muss ich immer im Auge behalten, damit sich keine Depression einschleicht. Dazu kommen wir noch.

15.2.4 „Ich kann die Kleider und Utensilien meines verstorbenen Partners nicht anfassen!"

Nach dem Tod eines Menschen beginnt irgendwann das Räumen, insbesondere das Wegräumen seiner Kleider. Wann ist dafür der ‹richtige› Zeitpunkt? Wie lange darf/soll man sich dafür Zeit lassen? Auch dafür gibt es meiner Ansicht nach keine Norm und auch keine Regel. Wenn Sie finden, dass Sie es einfach noch nicht schaffen, die Kleider Ihres Menschen wegzugeben – dann ist es so! Nehmen Sie sich die Zeit, die Sie brauchen. Es sei denn, Sie müssten die Wohnung oder das Haus räumen. Ansonsten gibt es nichts zu drängen: Behalten Sie die Kleider und Utensilien Ihres verstorbenen Menschen so lange, wie es für Sie stimmig ist.

15.2.5 „Ich habe keine Kraft zum Räumen!"

Kraftlosigkeit und Motivationsmangel sind typische Anzeichen nach dem Tod eines uns nahen Menschen. So viel vorneweg: Das ist ganz normal. Woher sollten Sie denn die Kraft nehmen nach so vielen Stunden der Betreuung, der Belastung? Nach so langer Zeit, durchdrungen von Ängsten und Unsicherheiten, des Mitleidens, kurz: nach einer Zeit, die nur Energie geraubt hat, aber Ihnen nichts Nährendes zugeführt hat?

Es kann aber auch sein, dass Sie sich in der ersten Zeit nach dem Tod Ihres nahen Menschen den Umständen entsprechend gut fühlen, vielleicht sogar über sich staunen, über welche Kräfte Sie verfügen. Unser System fährt in solchen Ausnahmesituationen auf Hochtouren. Adrenalin pur!

Kehrt jedoch einmal etwas Ruhe ein, fällt die Energie oft wie ein Kartenhaus in sich zusammen. Wir fühlen uns kraft- und motivationslos, jeglicher Energie beraubt.

In all diesen Situationen möchte ich Sie ermuntern, nach Ihrem jeweiligen Gespür, nach dem, was sich für Sie stimmig anfühlt, zu handeln. Es hat niemand das Recht zu urteilen und zu bewerten, was richtig oder falsch ist. Sie alleine sind für sich verantwortlich und in Ihren Entscheidungen frei.

> **Und trotzdem soll man in der Trauer achtsam sein, darauf,**
> - sich nicht völlig zurückzuziehen;
> - nicht ganze Tage im Bett zu verbringen;
> - Körperpflege aufrechtzuerhalten;
> - sich angemessen zu kleiden;
> - sich gesund zu ernähren;
> - Suchtgefahr erkennen: Alkohol, Medikamente, übermässige Arbeit.

15.3 Die Begegnung mit anderen Menschen

> **Egon**
> Egon, ein 70-jähriger Witwer, erzählt mir, wie sehr es ihm Sorge bereite, in den nahen Einkaufsladen zu gehen, wo ihn die ihm bekannten Einkaufenden nach seinem Befinden fragen könnten nach dem Tod seiner Ehefrau.

> Egon wolle diese Situationen tunlichst vermeiden. Er würde das nicht aushalten und sofort in Tränen ausbrechen. Und das wäre ihm extrem peinlich.

Die Bedürfnisse von Hinterbliebenen sind oft widersprüchlich: Einerseits würden sie so gerne nach ihrem Befinden gefragt werden, andererseits besteht der Wunsch, nichts sagen zu müssen, oft auch einfach, ungesehen weiterzugehen.

Diese Situation ist sowohl für die trauernden Menschen als auch für die ihnen begegnenden Menschen sehr diffizil. Auch hier gibt es keine Regeln und Rezepte.

Tipp

Der Tod eines uns nahen Menschen ist wohl die einschneidenste Erfahrung, die uns in unserem Leben passieren kann. Unsere Reaktionen und Gefühle darauf sind sehr persönlich und individuell. Aber auch die Reaktionen der uns umgebenden Menschen sind persönlich und individuell.

Vermeiden Sie als Außenstehende gut gemeinte Ratschläge, wie:

- „Das Leben geht weiter, du wirst schon sehen!"
- „Jetzt kommt dann der Frühling, dann wird alles besser!"
- „Es ist deinem verstorbenen Menschen doch gut gegangen, sei froh, hat er nicht noch mehr leiden müssen!"
- „Mach doch wieder Unternehmungen, dann wirst du wieder jemanden kennen lernen!"

Das sind – wohl gut gemeinte – (Rat-)Schläge, mitten ins Gesicht. Sie passen so gar nicht zum Empfinden und Befinden des hinterbliebenen Menschen. So kann er sich dann unendlich alleine fühlen.

15 Nach dem Tod eines angehörigen Menschen

Eine mögliche Haltung der existenziellen Psychoonkologie

Einsamkeit und Isolation gehören, wie wir bereits gesehen haben, zu den Grundthemen der menschlichen Existenz. Es sind Themen, die oft sehr schmerzlich, einschneidend und oft schwer zu ertragen sind.

Die existenzielle Haltung in der Psychoonkologie besteht darin, sie als zum menschlichen Leben gehörig anzuerkennen, ihnen glasklar zu begegnen, ihnen ins Gesicht zu schauen. Dadurch kann es möglich sein, sich mit ihnen auseinanderzusetzen, sodass sie nicht zur dauernden Überbelastung werden.

Innehalten: Alleine-Sein

Nach dem Tod eines geliebten Menschen herrscht der pure Ausnahmezustand: Wie soll das Leben nur weitergehen ohne den Menschen, den ich über Jahre an meiner Seite hatte? Alles Bisherige, alles gemeinsam gelebte Leben, alle bisherigen Sicherheiten und Halt gebenden Strukturen scheinen in sich zusammenzufallen. Ein großes, schwarzes Loch tut sich für viele Hinterbliebenen auf, in das sie zu fallen meinen.

Oft fallen die Angehörigen in **Schockstarre** – es geht ums bloße Überleben. Es ist schwierig für sie, überhaupt für irgendetwas Motivation zu haben, überhaupt etwas zu tun.

Manche treten in Aktionismus, decken sich mit Arbeit ein. „Es macht mir nichts aus, nun 14 bis 16 Stunden pro Tag zu arbeiten – es ist ja eh egal." So die Aussage eines hinterbliebenen Ehemannes. Das ist menschlich: **Flucht** in die Arbeit, Flucht nach vorn.

Die dritte Reaktion von uns Menschen auf eine existenzielle Bedrohung – nebst Schockstarre und Flucht – ist **Kampf**. Dieser Schutzreaktion begegne ich meist in der Klage über das Versorgungssystem: Ärztinnen und Ärzte sollen angeblich ihre Pflicht verletzt haben, die Krankheit allenfalls bagatellisiert haben, bis es eben zu spät war. Diese Reaktionen können so weit gehen, dass es zu einer rechtlichen Klage an das Pflegesystem kommt. Zum Glück erlebe ich das äußerst selten.

Als hinterbliebenem Teil des Paares geht es zudem darum, aus der **Paar-Identität** eine neue, persönliche, individuelle **Ich-Identität** zu entwickeln.

16

Trauern

Was Sie in diesem Kapitel erwartet

In diesem Kapitel wenden wir uns dem Trauerprozess nach dem Verlust von einem uns wichtigen Menschen zu. Dabei wird das Schwergewicht auf die Gefühle gelegt, die den Trauerprozess begleiten.
 Als Leitgedanken dienen dabei:

- Trauer kann man nicht abarbeiten, Trauern ist ein Prozess.
- Die Trauer wird eine ständige Begleiterin nach dem Tod eines lieben Menschen bleiben, aber sie wird sich verändern.
- Wir werden mit dem verstorbenen Menschen in Verbindung bleiben, sofern wir wollen.

Dabei ist mir wichtig hervorzuheben: Trauer und Trauern sind normale Reaktionen auf einen Verlust. Diese Reaktionen gehören zum Leben und stellen keine Krankheit dar.

© Springer-Verlag GmbH Deutschland, ein Teil von Springer Nature 2021
B. Leu, *Diagnose Krebs,*
https://doi.org/10.1007/978-3-662-62846-1_16

> **Fragen**
> - Haben Sie auch schon um etwas getrauert, das für Sie sehr wertvoll war?
> - Wie ist es Ihnen dabei ergangen?
> - Was ist in Ihnen abgelaufen?
> - Können Sie sich noch an Ihre damaligen Gefühle erinnern?

Ein Trauerprozess kann bei einigen Menschen Jahre oder Jahrzehnte dauern, ohne dass daran etwas nicht ‹normal› sein sollte.

Für Trauerprozesse massgebend sind auch soziale, kulturelle, individuelle Faktoren, aber auch die Art des Verlustes.

16.1 Definition von Trauer und Trauern

> **Definition von Trauer und Trauern**
> Trauern kommt aus dem Althochdeutschen ‹trūrēn› (9. Jh.); mittelhochdeutsch heißt es ‹trūren› und heißt: traurig, ernst, nachdenklich sein.
> „Trauer ist keine Schutzreaktion und noch viel weniger eine Krankheit, sondern die personale Umgangsform mit einem Verlust (von Lebenswertem)" (nach Alfried Längle und Dorothee Bürgi).
> Beim Trauerprozess geht es um etwas Wertvolles, das einem verloren gegangen ist.
> Ich verwende im Folgenden lieber das Verb „trauern" als das Substantiv „Trauer". Trauern als Verb bezeichnet für mich besser den Prozess als das Substantiv.

Kleine Verluste erleben wir viele: Abschiede von Nicht-Erreichtem, von Hoffnungen, Liebesbeziehungen, von Träumen. Dies und das Lassen-Müssen sind ständige

Erfahrungen in unserem Leben. Darüber kommt Trauern auf.

Unser Leben kann letztlich nur angesichts von diesen kleineren und größeren Verlusten gelebt werden, ja sie definieren es gerade. Denn jeder gelebte Tag ist aufs Ganze gesehen ein Verlust, ein Tag, der verlustig gegangen ist, und nun unserer Vergangenheit angehört und nicht mehr unserer Zukunft. So werden die Tage unserer Vergangenheit mit zunehmendem Alter mehr und diejenigen der Zukunft immer weniger. (Selbstverständlich stellt sich die Frage, ob diese Perspektive nicht auch gedreht werden könnte angesichts des ‹Reichtums› an Tagen der Vergangenheit.) Dass wir uns dieser Verluste bewusst sind, zeichnet den Menschen in seiner Reflexionsfähigkeit aus. Und Trauern ist unter anderem wohl der Preis, den wir bezahlen, dass wir ein Bewusstsein haben.

Trauern, so kann man sagen, definiert sich aus unserem Bewusstsein, dass unser Leben nicht unendlich, sondern endlich ist.

16.2 Modelle des Trauerns

Schauen Sie sich in einer Buchhandlung oder im Internet im Bereich Trauer und Trauern um, so stoßen Sie vielfach auf sogenannte **Trauer-Modelle**. Wichtig dabei erscheint mir, dass es **Modelle** sind. Ein Modell ist eine Abbildung der Wirklichkeit; es ist nicht die Wirklichkeit, wobei diese ja auch sehr persönlich und individuell wahrgenommen wird. Ein Modell vereinfacht und verkürzt.

Ich erachte Trauermodelle dann für hilfreich, wenn sie Trauernden aufzeigen können, dass ihre Trauerreaktionen ganz normal sind, dass es anderen trauernden Menschen ähnlich geht, dass sie mit ihren Gefühlen nicht allein sind.

Vor einigen Jahren – geprägt durch die bekannte Sterbeforscherin Elisabeth Kübler-Ross (1926–2004) – ging man von **Phasen des Trauerns** aus, die man quasi zu durchlaufen habe. Ist man am Ende angekommen, sollte man wieder bereit sein, ins volle Leben ‹einzusteigen›.

16.2.1 Phasenmodelle des Trauerns

Da das Thema Trauer und Trauern so zentral ist, hat man in der Trauer-Literatur versucht, den Begriff besser fassbar zu machen respektive zumindest darzustellen, wie Trauer ablaufen könnte. Wir Menschen, vor allem in den westlichen Industriestaaten, neigen dazu, eine gewisse Struktur, Ablaufpläne zu nützen, um uns sicherer zu fühlen. So auch bei der Trauer: Wir haben das Sicherheitsbedürfnis zu wissen, was bei Trauer und Trauern vor sich geht.

Wertvolle Dienste hierzu leistete Ende der sechziger Jahre des letzten Jahrhunderts die amerikanische Ärztin und Sterbeforscherin Elisabeth Kübler-Ross mit den von ihr herausgearbeiteten **fünf Sterbephasen**. Eigentlich war das Modell ursprünglich konzipiert zur Bewältigung von Krankheiten. Der Ansatz avancierte danach zum weltbekannten **Phasenmodell der Trauer**.

> **Phasen der Trauer nach Elisabeth Kübler-Ross**
>
> Erste Phase: Nicht-wahrhaben-Wollen und Isolierung – denial
>   Zweite Phase: Zorn und Ärger – anger
>   Dritte Phase: Verhandeln – bargaining
>   Vierte Phase: Depressive Phase – depression
>   Fünfte Phase: Zustimmung – acceptance
> (nach: Elisabeth Kübler-Ross, *Interviews mit Sterbenden*, Neuauflage 1999)

Phasenmodelle der Trauer waren über längere Zeit das vorherrschende Paradigma in der Trauer- und Sterbeliteratur. So ist es auch zu finden bei der emeritierten Schweizer Psychologieprofessorin und renommierten Buchautorin Verena Kast (*1943).

Heute kann man sie als überholt ansehen, vor allem, wenn man davon ausgeht, dass die betroffene Person den Trauerprozess nicht nur passiv durchleidet und erst noch jede Phase zu durchlaufen hat, wie eine Strecke oder gar einen Marathon. Auch führte diese darin enthaltene Erwartung bei den Betroffenen vielfach zu Irritationen, fast Schuldgefühlen, wenn der Trauerprozess bei ihnen aus irgendwelchen Gründen nicht ganz so geradlinig verlaufen ist. Denn am Schluss sollte dann der erfolgreiche Abschluss des Trauerprozesses stehen, in dem dann wieder neue Beziehungen aufgenommen werden können. Diese Sichtweise beinhaltet für mich eine moralische und auch edukative Komponente: Sollte ich beim Trauern scheitern, trage ich zuletzt auch noch die Schuld dafür.

In neuerer Zeit haben sich andere Modelle durchgesetzt, die davon ausgehen, dass Trauern nicht geradlinig vonstattengeht, sondern ein **Prozess** ist, in dem immer wieder andere **Facetten** aufscheinen. So kann ich plötzlich wieder mit der harten Wirklichkeit konfrontiert werden, wenn ich mich gerade darin ertappt habe, das Telefon in die Hand zu nehmen, um meiner verstorbenen Mutter etwas zu erzählen. Doch ich muss merken, dass das einfach nicht mehr geht, denn sie ist unwiderruflich nicht mehr da! Oder ich kann plötzlich – überfallsmässig – von einer großen Sehnsucht erfüllt werden, der verstorbene Mensch möge doch noch bei mir sein.

Diesbezüglich verdanken wir Roland Kachler, der selbst seinen damals 16-jährigen Sohn durch einen Unfall verloren hatte und Unterstützung suchte, und Chris Paul, der Bonner Trauerexpertin, zwei wichtige Beiträge.

16.2.2 In Verbindung bleiben

Für Roland Kachler ist der Aspekt des **In-Verbindung-Bleibens** mit dem verstorbenen Menschen von großer Bedeutung. Er meint, dass es uns erst dann wieder besser gehen kann, wenn wir dem verstorbenen Menschen gedanklich und gefühlsmäßig einen Platz geben können, sei es in der Wohnung, im Haus, auf einem Grab, in einer schönen Gegend oder in uns selbst.

Es ist immer wieder erstaunlich zu sehen, wenn ich trauernde Klientinnen und Klienten frage, wo sie den verstorbenen Menschen in sich spüren, und sie dann mit der Hand die Herzgegend berühren.

> **Roland Kachler (*1955)**
> Der Autor sah sich im unermesslichen Leid nach dem Unfalltod seines 16-jährigen Sohnes mit der damals gängigen vorhandenen Trauerliteratur nicht verstanden und gezwungen, sich selbst als Trauernden, aber auch als Psychologe und Psychotherapeut, mit der Trauer neu und intensiv auseinanderzusetzen.
> Daraus ist ein neues Modell entstanden.

In seinem Ansatz geht es für Kachler um die Gestaltung einer **neuen inneren Beziehung** zum verstorbenen Menschen. Für Kachler ist Trauern Arbeit, **Beziehungsarbeit**, in der der verstorbene Mensch im Äußeren zwar fehlt, aber bei den Hinterbliebenen in ihrem Innern ein Teil des Lebens bleibt (Tab. 16.1).

Tab. 16.1 Trauermodell nach Roland Kachler

Art der Trauerarbeit	Beschreibung	Worum es in diesem Arbeitsschritt geht
Stabilisierungs- und Ressourcenarbeit	Aufkommen von Gefühlen wie Verzweiflung, Sinnlosigkeit, Leere, Überwältigt-Sein, Schock, Starre, tiefer Schmerz und viele andere mehr	Überleben und Alltagsbewältigung
Schmerzliche Realisierungsarbeit	Realisieren, dass die Realität des Todes und die Abwesenheit des geliebten Menschen eine Realität darstellen	Realisieren des akuten Verlustschmerzes und der Trauergefühle in ihren verschiedensten Facetten
Kreative Beziehungsarbeit	Erstes Verständnis dafür, dass trotz des Verlustes etwas Neues, nämlich eine veränderte, innere Beziehung zur verstorbenen Person, entstehen kann	Etablierung einer sicheren inneren Bindung zur verstorbenen Person
Suche nach dem sicheren Ort für den verstorbenen Menschen	Sichere Orte können in der Erinnerung reale Orte sein oder auch im eigenen Körper	Nützen des Familiensystems, der Natur, von Natur- oder spirituellen Symbolen
Gestaltung der Beziehung zum verstorbenen Menschen	Integration eines inneren Dialogs mit der verstorbenen Person in den Alltag, Gestaltung und Integration von Beziehungsritualen, Erinnerungs- und Gedenktagen	In den späteren Jahren nach dem Verlust Integration der Beziehung zur verstorbenen Person in den Alltag

(Fortsetzung)

Tab. 16.1 (Fortsetzung)

Art der Trauerarbeit	Beschreibung	Worum es in diesem Arbeitsschritt geht
Transformation der Trauer und Abschied von der Trauer	Sich selber wieder organisieren und an der eigenen Entwicklung arbeiten	Wandlung der Trauer zu einer begrenzten, auf den verstorbenen Menschen bezogenen Trauer, Wandlung der Trauer zu einer ständigen Begleiterin, Wandlung der Trauer zur Dankbarkeit
Arbeit an einem Leben nach dem Verlust	Anerkennen und Akzeptanz, dass der verstorbene Mensch eben tot ist	Differenzierung zwischen der vormalig physisch realisierten Beziehung und der nun psychisch inneren Beziehung

Eigene Darstellung auf der Grundlage des Kachlerschen Ansatzes der Trauerarbeit

16.2.3 Facetten des Trauerns

In der Praxis arbeite ich noch mit einem weiteren Modell, nämlich dem **Kaleidoskop des Trauerns** von der Bonner Trauerberaterin Chris Paul.

Chris Paul (*1962)

Die Soziale Verhaltenswissenschaftlerin und Heilpraktikerin für Psychotherapie mit dem Schwerpunkt Trauerberatung ist Gründerin des Trauerinstitutes Deutschland© in Bonn.

Bekannt geworden ist Paul durch ihr „Kaleidoskop des Trauerns", das nicht aus Phasen besteht, sondern aus

> **Facetten.** Diese Facetten sind von Anfang an alle gleichzeitig präsent; daher der Begriff des Kaleidoskopes: Doch, die Facetten mischen sich und gewichten sich immer wieder neu. Jeder der von ihr benannten Facetten ordnet Chris Paul eine Farbe zu.

> **Die Facetten der Trauer nach Chris Paul**
>
> Orange = Überleben
> Dunkelgrau = Wirklichkeit begreifen
> Kräftiges Rosa = Gefühle
> Grün = Sich anpassen
> Leuchtendes Gelb = Verbunden bleiben
> Blau = Einordnen

Überleben
In den ersten Stunden nach dem Tod eines nahen Menschen geht es ums bloße Überleben. Alle Gefühle, alles Denken, alle Alltagsdinge werden diesem reinen Überleben untergeordnet.

Wirklichkeit begreifen
Bei dieser Facette geht es um das wirkliche Begreifen, dass der geliebte Mensch für immer verstorben ist und nicht mehr zurückkommt.

Gefühle
Die Gefühle, die Chris Paul nennt, reichen von Angst über Ohnmacht bis hin zu Wut, Verzweiflung und Zorn. Ganz wichtig ist, dass jedes Gefühl einen Ausdruck braucht, der sich zuweilen auch körperlich (beispielsweise Klumpen auf der Brust, Brennen im Magen etc.) zeigen kann.

Sich anpassen

Mit dieser Facette ist gemeint, dass sich mit dem Tod eines nahen Menschen oft das ganze Leben ändert. Trauernden ist die Aufgabe auferlegt, für sich neue Wege zu finden, um mit dem veränderten Leben umgehen zu können.

Verbunden bleiben

Diese Trauer-Facette kennen wir bereits von Roland Kachler. Ist ein geliebter Mensch verstorben, müssen die Weiter-Lebenden auf alle Gemeinsamkeiten verzichten. Es bleiben jedoch Erinnerungen, Anekdoten, Träume oder Wachträume, manchmal aber auch „Zeichen" von der oder dem Verstorbenen. Dies alles zeigt uns die Verbundenheit zur verstorbenen Person.

Einordnen

Bei dieser Facette geht es um Fragen, die sich im Zusammenhang mit dem Tod eines Menschen stellen. Es geht darum, einordnen zu können: Dazu gehört unter anderem, das eigene Leben überdenken, es geht auch darum, wie wir die Vergangenheit sehen, die Gegenwart und Zukunft ohne den verstorbenen Menschen.

> Das Kaleidoskop des Trauerns zeigt eine Realität vieler trauernder Menschen: Im Trauern ist kein Tag gleich wie der andere. Besonders schätzen gelernt habe ich das Kaleidoskop als Lesezeichen, das ich vielen meiner trauernden Klientinnen und Klienten gut erklären und mitgeben kann.

16.3 Wie fühlt sich Trauern an?

Der Vorgang des Trauerns sitzt im Körper
Eine finnische Studie zeigt auf, dass je nach Gefühl bestimmte Körperregionen stärker aktiviert sind als andere. Demnach sorgt Trauern für körperliche Schwäche, insbesondere in den Gliedmaßen. Trauern zeigt sich im Körper verstärkt im Brustbereich (SPIEGELONLINE, 01.01.2014).

Trauern stellt sich in vielen Situationen ein, nicht nur beim (bevorstehenden) Tod eines lieben Menschen.

Ich unterscheide **Trauern** über

- den Verlust an Kompetenzen und Fähigkeiten
- den Verlust/Tod einer geliebten Person
- den Liebesverlust / die ungewollte Trennung

Trauern zeigt sich auf **verschiedenen Ebenen** – physisch, kognitiv, emotional, spirituell:

- alles fühlt sich fremd an – man fühlt sich wie nicht mehr bei sich, sondern außer sich;
- man fühlt sich als total auf sich selbst gestellt: Leere, Gefühlsstarre, Hoffnungslosigkeit dominieren;
- Fühlen und Denken sind eingeschränkt;
- würde man eine Skalierung im Minus anlegen, fände man sich wohl tief in der emotionalen Erstarrung;
- jegliche Handlung wird durch das Trauern dominiert, es infiltriert alles;
- Fragen nach dem Sinn werden relevant;
- Fragen nach dem Aushalten-Können stehen im Zentrum.

Je länger je mehr verweise ich in meinen Trauerberatungen nicht mehr auf mögliche Modelle, sondern nehme ‹nur› das auf, was die Trauernden möchten.

Manchmal ist das Erzählen vom Sterbeprozess notwendig, auch wenn es das x-te Mal ist. Manchmal kommen auch einfach nur Tränen und wir halten dies zusammen aus. Manchmal ist es auch das gemeinsame Aushalten, dass es mit dem Trauern immer noch nicht besser ist, sondern oft sogar schlimmer. Manchmal ist es das Berichten von den langen, einsamen Wochenenden, weil fast alle Freundinnen und Kollegen sowie Bekannte dann selbst mit ihren Familien beschäftigt sind. Und manchmal gehen wir auch einfach den Tagesablauf durch, was mir als Psychotherapeutin wichtige Hinweise gibt, wie der Trauerprozess verläuft. Sehe ich einen sich anbahnenden sozialen Rückzug, schlechte Essgewohnheiten, eine zunehmende Gleichgültigkeit anderen Menschen, aber auch sich selbst gegenüber (zum Beispiel betreffend des äußeren Erscheinungsbildes), muss ich das mit dem trauernden Menschen ansprechen. (Siehe im folgenden Kapitel die Unterscheidung von Trauern und Depression.)

Tanja

Im Trauercafé (wir kommen noch darauf) des Krankenhauses, wo ich gearbeitet habe, äußerte sich die Witwe Tanja, die zuerst ihren betagten Ehemann verloren hatte, kurze Zeit danach ihre Tochter, beide an Krebs erkrankt, wie folgt: Sie hätte nach dem Tod ihrer Tochter psychologische Unterstützung angenommen. Doch die Psychologin hätte so seltsame Dinge gefragt, die für sie in ihrer Trauer gar nicht wichtig waren. Sie sei dann nicht mehr hingegangen. Daher schätze Tanja dieses monatliche Trauercafé umso mehr, weil man den anderen Trauernden einfach erzählen, gemeinsame Erfahrungen austauschen könne, auch einfach mal weinen könne. Und nichts anderes.

16.4 Dem Trauern begegnen: „Was soll ich denn nur sagen?"

> **Fragen**
> - Wie reagieren Sie, wenn eine Bekannte von Ihnen verstorben ist?
> - Rufen Sie die Hinterbliebenen an?
> - Schreiben Sie eine Kondolenzkarte? Wenn ja, was schreiben Sie?
> - Wie verhalten Sie sich sonst?

Die Konfrontation mit Trauern und Trauernden wird noch vielfach als Tabu erlebt. Es ist unangenehm, auf Trauernde zu stoßen: Man weiß nicht so recht, was sagen, wie reagieren. So ist es oft am einfachsten, möglichst Abstand zu halten.

> **Anton**
>
> Besonders eindrücklich ist für mich folgende Begebenheit: Anton, ein Kollege, fragte mich, was er denn tun solle angesichts der schweren Erkrankung seines Freundes, der bald sterben würde, und dessen Familie bereits trauernd sei. Er wisse es nicht, getraue sich weder zu telefonieren noch zu schreiben. Nach ein paar Wochen ist der Freund gestorben und Anton sagte zu mir, was er für ein Feigling sei. Er habe nichts getan, weil er einfach nicht gewusst hätte, wie er reagieren sollte. Und nun habe er es verpasst – für immer.

In meiner Tätigkeit komme ich mit vielen trauernden Menschen in Kontakt. Für Trauernde ist es nicht immer leicht, sich nach einem Todesfall in der Gesellschaft zurechtzufinden: Sei es, weil sie fürchten, beispielsweise beim Einkaufen von jemandem angesprochen zu werden und dann in Tränen auszubrechen, sei es, weil sie lieber allein sein wollen und sich nicht in für sie ‹oberflächliche› Gespräche eingeben zu müssen.

Was ist es denn, was uns so zögerlich macht, auf Trauernde zuzugehen?

Mir scheint, dass in unseren Breitengraden unser Verhältnis zur Trauer sehr zwiespältig ist. So ist es für die trauernden Menschen schwierig, sich wieder in unserer schnelllebigen Gesellschaft zurechtzufinden. Umgekehrt ist es aber auch schwierig für die sie umgebenden Menschen, die sich in ihrem eigenen Alltag befinden und nicht wissen, wie sie genau reagieren sollen.

In früheren Zeiten kleideten sich die Trauernden ein Jahr lang schwarz. Das hat bereits eine gewisse Distanz gegeben. Alle wussten, dass diese Person in Trauer ist. Heute gibt es solche äußerlichen Merkmale nur noch wenig. Selbst Trauerfeiern werden oft zu kleinen Festen, wo die Trauergäste bunt gekleidet sind.

16.4.1 Trauern wird genau beobachtet

Dauert der Trauerprozess einer hinterbliebenen Person der Gesellschaft zu lange, verhält sich eine trauernde Person nicht gesellschaftskonform respektive nach einer gewissen Zeit wieder cool, steht sie unter Verdacht. Sie wird psychologisiert, diagnostiziert und pathologisiert.

Könnte sie allenfalls depressiv sein, weil sie immer wieder traurig ist und weinen muss, unter einer Anpassungsstörung leiden, in dem sie nicht konform auf das Todesereignis reagiert?

16.4.2 Trauern verlangsamt den Lebensprozess

Trauern ist oft mit Rückzug verbunden. Alltägliche Dinge, worüber wir uns aufregen können, werden als banal angesehen. Ich höre oft, dass auch kein TV mehr geschaut werden kann, weil alles so oberflächlich erscheint, was gesendet wird.

In unserer auf Vereinzelung angelegten Gesellschaft wird Trauern zu einer Privatsache. Wurden die Toten in früherer Zeit oder heute allenfalls noch in ländlichen Gegenden aufgebahrt und das ganze Dorf, die gesamte Verwandtschaft konnten so Abschied nehmen, wird das heute an die Bestattungsinstitute delegiert und individualisiert.

16.5 Trauerreaktionen

> **Samantha**
>
> „Ich hätte meinen Mann, der meine einzig große Liebe war, lieber gar nie kennen gelernt, dann müsste ich nicht so viel leiden, jetzt, wo er gestorben ist."
> Dies sagte mir Samantha in der psychotherapeutischen Sitzung.

Aufgrund vieler ähnlicher Aussagen wage ich die These, dass je tiefer und inniger die Beziehung war, desto grösser die empfundene Trauer ist. War eine Beziehung eher schwirig und belastet, bleiben dagegen oft Schuldgefühle, auch der Eindruck, etwas verpasst zu haben, oder anderes.

Hat man einen geliebten Menschen verloren, wird es nie mehr so sein, wie es war. Das muss es meiner Meinung nach auch nicht. Der verstorbene Mensch und die gelebte Zeit mit ihm, sind Teil des Lebens der Hinterbliebenen, das muss nicht ‹weggemacht›, gelöscht oder losgelassen werden, wie es immer wieder heißen mag. Die Zeit ohne den geliebten Menschen muss auch nicht nur ständig traurig sein: Sie ist einfach anders: Geburtstage ohne den verstorbenen Menschen werden anders sein, ebenso Feiertage, ja der gesamte Alltag ist anders.

16.5.1 Trauerreaktionen – von ‹normal› bis ‹krankhaft›

Die Weltgesundheitsorganisation (WHO) plant für das Europäische Diagnosemanual für psychische Erkrankungen ICD-11 die Einführung der Diagnose einer **anhaltenden Trauerstörung**, sollte die Trauer nach sechs Monaten nicht vorüber sein. Dies führte zu heftigen Diskussionen. Verschiedene Verbände, die Trauerbegleitung praktizieren, sind der Meinung, dass Trauer keine Störung sei, was ich aus meiner Sicht sehr unterstütze. Die Verbände schlagen demzufolge den Begriff **Belastungsstörung nach Verlust** vor. Das erscheint mit stimmiger zu sein (obwohl der Begriff der Störung immer noch enthalten ist), denn die Belastung erfolgt nicht durch die Trauer, sondern durch den erlittenen Verlust. Doch auch die „Belastungsstörung nach Verlust" ist eine Diagnose. Klar, wir brauchen diesen Behelf, wenn eine Person in ihrer großen Trauer für eine Zeitlang krankgeschrieben werden muss, weil es für sie zu belastend wäre, ihre anstrengende Tätigkeit fortzuführen. Doch für mich ist dies lediglich ein Behelf. Trauern ist in den meisten Fällen nicht krankhaft!

16.5.2 Wie lange darf Trauern dauern?

„Spätestens nach einem Jahr fragt niemand mehr, wie es einem geht." Diese Erfahrung machen leider viele Trauernde.

Trauern hat offenbar in unserer Gesellschaft ein Ablaufdatum. Das entspricht auch meiner eigenen Erfahrung. Trauern darf in etwa ein Jahr dauern. Wehe, sie dauert länger! Dann ist etwas nicht normal und die trauernde Person entwickelt – wie man in der Fachsprache zu sagen pflegt(e) – eine komplizierte oder gar pathologische Trauer.

16.5.3 ‹Normales› Trauern

Forschungen zum Thema Trauern zeigen, dass die meisten Trauerprozesse als ‹normal› einzuschätzen sind. Es gibt auch Literatur darüber, dass man durch eine Trauer ein inneres Wachstum durchlaufe, dass man dadurch reifer werde. Ich persönlich glaube zwar nicht, dass das in jedem Fall so sein muss.

16.5.4 Gar kein Trauern

Gar keine Trauer zu empfinden, ist sehr häufig und auch ‹normal›, obwohl viele Menschen über sich erstaunt sind, wenn sie keine Trauergefühle bei sich ausmachen können.

16.5.5 Erschwertes Trauern

Man geht davon aus, dass von ungesundem Trauern gesprochen werden kann, wenn das Leitsymptom „Sehnsucht nach dem verstorbenen Menschen" täglich auftritt – und dies über eine längere Zeit. Zudem: Zeigt das Trauern nach ein bis zwei Jahren nur wenig Veränderung, so gilt es, ebenfalls sehr genau hinzuschauen.

> **Erschwertes Trauern**
>
> In der theoretischen Trauerliteratur spricht man von einer erschwerten oder komplizierten Trauer, wenn bei einem trauernden Menschen über längere Zeit folgende Symptome auftreten:
>
> - **Trennungsschmerz:** starke Sehnsucht und Suchen nach der verstorbenen Person;
> - **geistige, emotionale und Verhaltens-Symptome:** unter anderem Unfähigkeit, anderen Menschen zu vertrauen, Schwierigkeit, mit dem Leben voranzugehen, emotionale Taubheit, Schockstarre, Schwierigkeit, den Verlust zu akzeptieren, Sinnlosigkeitsgefühle;
> - **psychosoziale Schwierigkeiten:** die Belastungen machen die angehörige Person krank und behindern sie in allen wichtigen Lebensbereichen; dazu gesellt sich soziale Isolation.
>
> (nach einer ppt von Prof. Dr. med. Heinz Böker, 2017)

Ob es zu einer erschwerten Trauerreaktion kommt, hängt, wie bereits gesagt, von verschiedenen Faktoren ab:

> **Faktoren, die ein erschwertes Trauern begünstigen**
>
> - **Verlustart:** Der plötzliche Verlust eines Menschen durch Unfall, Gewalt, Krankheit (Herzinfarkt, Schlaganfall) oder ein Suizid sind oft schwieriger zu verkraften als ein erwarteter Tod.
> - **Sogenannt uneindeutiger Verlust** (wie es Pauline Boss hervorragend herausgearbeitet hat) ist weitaus schwerer zu ertragen als ein eindeutiger Tod. Man denke hier an eine physische Abwesenheit bei gleichzeitiger psychischer Präsenz – vor allem, wenn es unklar ist, ob die betreffende Person noch am Leben ist (vermisste Menschen, entführte Personen zum Beispiel).

Oder beim umgekehrten Fall, der uns bei Demenzen oder auch Hirntumoren öfters begegnet: die psychische Abwesenheit bei gleichzeitiger physischer Anwesenheit.
- **Qualität der Beziehung**: Eine ehemals enge, symbiotische Beziehung macht es den Hinterbliebenen oft nicht einfach im Trauerprozess.
- **Soziale Situation**: Ist für die hinterbliebene Person ein sie umgebendes soziales Netz vorhanden, ist der Trauerprozess wohl einfacher zu bewältigen als wenn der Mensch ohne großen sozialen Hintergrund lebt.
- **Finanzielle Situation**: Vor allem finanzielle Schwierigkeiten und einhergehende Ängste erschweren den Trauerprozess.

16.5.6 Trauern in Abgrenzung zu einem depressiven Leiden

Wie bereits mehrfach betont: Trauern gehört zum Leben und stellt sich ein nach einem Verlust von einem persönlich sehr Wertvollem. Trauern ist normal und keine Krankheit.

Die Symptome von Trauern sind im Vergleich zu einem depressiven Leiden ähnlich. Es zeigen sich jedoch auch andere Aspekte und einige Aspekte fehlen weitestgehend. Versuchen wir eine Abgrenzung:

Zeitlicher Aspekt: Bei einem depressiven Leiden sehen wir einen längeren Verlauf als beim Prozess des Trauerns. Beim Trauern nimmt die Intensität in der Regel nach Wochen oder Monaten ab.

Erleben: Bei einem depressiven Leiden kommt ein wichtiger Aspekt dazu: Es geht um die eigene Person, die als wertlos, abwertend, schuldig empfunden wird.

Soziale Aspekte: Menschen in einer Depression reduzieren den Kontakt und die Beziehungen zu anderen Menschen. Bei Trauernden ist dies anders; sie halten die

Beziehungen meist aufrecht, wenn vielleicht auch zu Beginn in geringerem Masse.

Weitere Symptome: Schlafstörungen, Gedanken an einen Selbstmord, ein schlechteres Immunsystem kommen sowohl bei trauernden als auch bei depressiven Menschen vor.

(nach einer ppt von Prof. Dr. med. Heinz Böker, 2017)

> Eine Depression ist eine psychiatrische Erkrankung, die medizinisch und psychotherapeutisch behandlungswürdig ist.

> **Symptome einer Depression**
> - gedrückte Stimmung
> - verminderter Appetit
> - gestörter Schlaf
> - verminderter Antrieb
> - verminderte Freude
> - vermindertes Interesse
> - verminderte Konzentration
> - Beeinträchtigung von Selbstwertgefühl und Selbstvertrauen
> - Schuldgefühle
> - Gefühle der Wertlosigkeit

16.5.7 ‹Aberkannte› Trauer

> Kenneth Doka, ein amerikanischer Gerontologe, hat den Begriff der ‹aberkannten› oder ‹unerwünschten Trauer› geprägt. Es ist Trauer, die aus verschiedenen Gründen nicht offen gezeigt werden kann und/oder von anderen gar nicht als solche wahrgenommen wird.

Ich bin sehr froh, dass dieser Aspekt im Umgang mit dem Thema Trauern eingebracht wird, denn er kann verschiedene Situationen eines Lebens betreffen.

Stellen Sie sich folgende Situation vor:

> **Getrenntes Paar**
>
> Wie ist es bei einem getrennten Paar, das je wieder neue Beziehungen eingegangen ist und keinen Kontakt mehr zueinander hatte? Man kann davon ausgehen, dass die Ex-Partnerin oder der Ex-Partner vom Tod der einmal geliebten Person erfährt. Und jetzt? Darf/Soll sie oder er zur Trauerfeier gehen? Darf sie oder er eine Karte schreiben? Ja, darf sie oder er überhaupt trauern? Man ist ja schon längst wieder in einer neuen Beziehung – und doch kommen plötzlich Trauern und viele Erinnerungen hoch?
>
> „Ach, das ist ja schon so lange her – ihr seid doch geschieden!" So kann es von einer Freundin oder einem Kollegen klingen.

Das Trauern wird damit von Außenstehenden als solches nicht anerkannt; es hat aus ihrer Sicht keine Berechtigung. Wird Trauern als solches nicht wahrgenommen, erhält der trauernde Mensch auch keine Unterstützung vom Umfeld. Er bleibt in seinem Trauern alleine.

Dieselbe Situation stellt sich ein, wenn die verstorbene Person eine geheime Liebe hatte. Sie war ja eben geheim. Das heißt, die hinterlassene Geliebte oder der Geliebte soll nun auch schön im Hintergrund bleiben – denn niemand wusste von der Beziehung. Was gibt es denn da zu trauern? Hier kommen wohl auch moralische Aspekte dazu, dass sich eine geheime Liebe nicht gehöre – und anderes mehr. Trauern vor diesem Hintergrund kann und darf dann nicht sein.

Stellen Sie sich nochmals eine Situation vor:

> **Pietro**
>
> Mein Klient Pietro begleitet schon seit längerem seinen zunehmend dementer werdenden Vater. Dieser reagiert kaum noch auf Mitmenschen, scheint in einer anderen Welt oder Sphäre zu sein. Er gibt nur ab und an schwer verständliche Laute von sich. Das Umfeld reagiert zu einem großen Teil irritiert und distanziert sich mehr und mehr. Der Vater stirbt dann nach längerer Zeit.
>
> Auf die Todesnachricht seines Vaters erhält Pietro Reaktionen wie: „So, er hat es nun endlich geschafft, jetzt ist er von seinem Leiden erlöst und du bist entlastet!" „Jetzt kannst du aufschnaufen!" „Jetzt kannst du an den Wochenenden endlich wieder lustige Dinge unternehmen!"
>
> Was lösen solche Reaktionen wohl bei Pietro aus? Wie geht er damit um?

Sicher hat der Klient unter dem schweren Schicksal seines Vaters und damit seiner Familie sehr gelitten, hat es oft fast nicht mehr ausgehalten. Aber erleichtert? Gar froh? Und voller Tatendrang für Wochenendaktivitäten? Ist es ihm wohl so zumute? Vielleicht. Vielleicht aber auch nicht. Vielleicht verspürt er auch eine Art von Druck, gar nicht trauern zu dürfen. Obwohl der Vater ob seiner Erkrankung vieles nicht mehr wahrgenommen und geteilt hat, ist er für den Klienten einer der wichtigsten Menschen. Da darf und soll sich Trauern breit machen! Sonst läuft Pietro Gefahr, eine für ihn ungesunde Trauer zu entwickeln.

> Kann Trauern nicht nach außen gelangen, kann nicht davon erzählt werden, hat dies einen äußerst isolierenden Charakter für den trauernden Menschen. Wird Trauern gesellschaftlich nicht getragen, fühlt sich die trauernde

> Person völlig allein und unverstanden. Dies stellt dann oft den Hintergrund und auch das Risiko dar, eine erschwerte, komplizierte Trauer zu entwickeln.

16.6 Trauern ist nicht planbar

Es gibt Tage, da lebt man ganz gut. Dann gibt es Tage, da überfällt einen das Trauern ohne Ankündigung. Quasi von hinten: Man macht einen Ausflug und sieht etwas, was man seinem lieben Menschen mitbringen will – und merkt, dass er ja nicht mehr da ist. Oder man greift zum Telefon, um dem verstorbenen Menschen etwas zu erzählen und merkt, dass das ja nicht mehr geht.

16.7 Gefühle im Prozess des Trauerns

Den Gefühlen im Trauerprozess möchte ich mich speziell zuwenden, denn ich erachte sie für den ganzen Prozess von zentraler Bedeutung.

Gefühle im Prozess des Trauerns sind vielgestaltig, wie wir bereits gesehen haben: Da ist nicht einfach das Gefühl eines großen Trauerns, sondern es sind unzählige Gefühle, die sich zeigen. Bei den Gefühlen ist es so, dass sie sich nicht in einer bestimmten Abfolge äußern, sondern wild durcheinander, was der Ausdruck des sogenannten Gefühlskarussells ja treffend beschreibt. Gefühle können aus dem Nichts auftauchen und uns quasi von hinten her ‹überfallen›. Ein bestimmtes Gefühl kann andauern, ein anderes nur vorübergehend sein. Die Psyche hat ihre eigene Dynamik und ihr eigenes Tempo. Wir können das nur wenig kontrollieren und steuern. Und trotzdem sollten wir uns nicht von quälenden Gefühlen vereinnahmen lassen, also Opfer unserer Gefühle werden.

Ich gebe Ihnen zu einigen der uns bereits bekannten Gefühle Beispiele aus meiner Praxis. Danach schlage ich Ihnen eine Möglichkeit vor, wie Sie Ihren eigenen Gefühlen besser auf die Spur kommen können.

16.7.1 Angst

Angst (wie wir bereits gesehen haben) stellt ein existenzielles Urgefühl dar, das auch im Prozess des Trauerns mitschwingt. Wie soll es nach dem Tod eines nahen Menschen weitergehen? Wie schaffe ich alles alleine? Wie schaffe ich meinen Alltag, wo wir doch sonst so vieles miteinander geteilt haben? Wie sieht es nach dem Tod meines Angehörigen für mich finanziell aus?

Ängste begleiten uns überall – insbesondere bei Veränderungen in unserem Leben. Das ist völlig normal und natürlich. Würde ich jemanden nach dem Tod eines nahen Menschen ohne Ängste kennen lernen, müsste ich noch viel genauer hinschauen.

16.7.2 Gleichgültigkeit, Hoffnungslosigkeit und Ohnmacht

Ich nenne diese Gefühle in einem Zuge, da sie für mich alle eine Art Starre, Apathie und Leere ausdrücken. Es gibt wenig emotionale Erregung und eine gewisse bis völlige Handlungslosigkeit.

Emma, Marco, Sina, Severin

Klientinnen und Klienten erzählen oft, dass sie tagsüber für Stunden nur dasitzen und ins Leere starren. Die Gefühle sind wie weg. Eine meiner Klientinnen fühlte schon vor dem Tod ihres Ehemannes ‹nichts mehr› – weder Trauer noch Ärger noch Freude. Die Gefühle schienen ihr gänzlich abhandengekommen zu sein. Nach dem Tod ihres Ehemannes hielt dieser Zustand an. Es schien nichts zu geben, was in ihr Gefühle auslösen konnte.

Bei vielen Hinterbliebenen löst auch der Gedanke an die Zukunft eine große Leere aus. Die Zukunft scheint ohne den geliebten Menschen wie nicht mehr vorhanden zu sein. Haben die Paare Tätigkeiten oft zusammen gemacht, ist es umso schwieriger, alleine an etwas anzuknüpfen. Auch der Freundeskreis wird plötzlich anders wahrgenommen. Oft sind die anderen Paare noch zusammen, wie früher, aber die hinterbliebene Person sitzt nach einem Todesfall alleine da.

Gleichgültigkeit, Hoffnungslosigkeit und Ohnmacht zeigen sich meiner Ansicht nach häufig dann, wenn wenig oder gar kein Sinn hinter den eigenen Handlungen gesehen werden kann. Gibt es bei älteren Hinterbliebenen keine Berufstätigkeit mehr, erwähne ich je nach Situation, eine freiwillige Tätigkeit aufzunehmen – dies in einem systemrelevanten Tätigkeitsfeld wie Gesundheitswesen oder Altenbetreuung.

Tipp

Auch wenn Sie eine enge, wohltuende Paarbeziehung pflegen, seien Sie darauf bedacht, nicht nur als Paar, sondern je für sich und/oder mit einem eigenen Kreis von Freundinnen und Freunden Aktivitäten nachzugehen.

Fordern Sie für sich selbst eigene Freiräume ein, ohne den gemeinsamen Freundeskreis.

Bauen Sie – nebst dem sozialen Netz als Paar – ein eigenes Netz auf.

So zieht es Sie hoffentlich nach dem Tod Ihres geliebten Menschen etwas weniger in den Zustand der großen Leere und der Handlungslosigkeit.

16.7.3 Ärger und Wut

Regina und Peter

Es ist dies ein Beispiel eines Paares, das ich in der schweren Zeit der Krebserkrankung der Ehefrau kennen gelernt habe.

In der Begleitung während der Krankheitsphase von Regina bis kurz vor ihrem Tod sind stets beide in meine Sprechstunde gekommen. Es waren sehr lebendige Sitzungen, in denen hart – auch an ihrer Beziehung – gearbeitet wurde. Die Paardynamik war keine einfache. Es wurde viel geweint, viel geklärt, es wurde auch wieder versöhnt. Nach dem Tod der Ehefrau begleitete ich eine Zeitlang noch ihren hinterbliebenen Mann, Peter. Er machte das sehr gut. Es kam in dieser Zeit viel hoch, was in ihren langen Ehejahren alles geschehen ist. Zu Beginn der Arbeit mit Peter dominierten Ärger und Wut über all die erlebten Verletzungen und Kränkungen. In dieser Zeit hatte Trauern keinen Platz. Erst allmählich – nach relativ langer Zeit – konnte das Trauern für sich Platz gewinnen. Trauern um seine verstorbene Ehefrau Regina, aber auch um das, was sie in ihrer Ehe nicht erleben konnten: gegenseitige Anerkennung, Gesehen-Werden, Wahrgenommen-Werden, Halt, Schutz und Raum.

16.7.4 Einsamkeit

Prisca

Eine meiner über 70-jährigen Klientinnen leidet sehr unter ihrer Einsamkeit nach dem Tod ihres Ehemannes. Sie hatten eine liebevolle, warmherzige Beziehung, nach anfänglich auch schwierigen Zeiten. Prisca macht das sehr gut. Sie pflegt ihre sozialen Kontakte, lädt Verwandte und Bekannte zum Essen ein, ebenfalls hat sie zu Tochter und Sohn und den sechs Enkelkindern einen sehr guten Kontakt. Und trotzdem fehlt ihr ihr geliebter Mann sehr. Es sind der mangelnde Austausch über Alltäglichkeiten,

> aber auch über Filme und Literatur, es sind das Fehlen von Zärtlichkeiten und Sexualität, die ihr alles so schwer machen.

Meine Erfahrung bringt mich zur Hypothese, je intensiver und naher eine Beziehung war, desto ausgeprägter fühlt sich die Einsamkeit an.

16.8 Was kann bei Trauern helfen?

Bei Trauerprozessen braucht es von den Unterstützung gebenden Menschen einen langen Atem, um immer wieder Stabilität geben zu können, halten zu können. Es geht um das Dasein, ein authentisches Mitgefühl. Trauern braucht Zeit.

16.8.1 Kreatives

Wenn es sich anbietet, verweise ich Klientinnen und Klienten auf folgende Möglichkeiten, mit dem Tod einer nahestehenden Person friedlicher umgehen zu können:

- an die verstorbene Person Briefe schreiben;
- Lieblingserinnerungen sammeln und aufschreiben oder in einer schönen Schatulle aufbewahren;
- Erinnerungskünstlerin oder -künstler werden und mit den Erinnerungen etwas herstellen, gestalten, entwickeln.

Hierzu gibt es sehr viel Literatur und Materialien.

Zudem ist es mir wichtig, mit den Klientinnen und Klienten in Kontakt zu bleiben, bis sicher über den ersten Jahrestag der verstorbenen Person hinaus.

> **Felicitas**
>
> Eine meiner Klientinnen, Felicitas, machte dies nach meiner Ansicht besonders gut: Mit der ganzen Familie (sie war in zweiter Ehe mit ihrem Mann verheiratet, der an einem schweren Hirntumor erkrankt war und dann auch gestorben ist) gestaltete sie ein Erinnerungsbuch (rein intuitiv, ohne Anregung eines Ratgebers oder Ähnlichem) an ihren Mann, Vater, Stiefvater und Großvater. Alle (Töchter, Söhne, Schwägerinnen und Schwager, Enkelinnen und Enkel aus beiden Familien) gestalteten einen zu ihnen passenden Beitrag. Da ist ein wunderschöner Erinnerungsschatz entstanden, den sie mir voller Freude überbracht hat.
>
> Der Geburtstag, der Todestag, weitere Erinnerungstage wurden zelebriert – und immer in einer großen Freude und Liebe zur verstorbenen Person.
>
> Felicitas konnte ihrem Trauern am besten in der freien Natur Ausdruck geben: Sie unternahm Bergwanderungen in Gruppen oder allein, verbrachte die erste Silvesternacht ohne ihren Mann draußen mit einer Gruppe von Menschen und konnte so ihren Kummer und ihr Trauern erfahren, oft lange und laut weinend.
>
> Felicitas kam zu mir in losen Abständen in die Beratung. Ihr Ziel war es, dies bis ein Jahr nach dem Tod ihres Mannes zu tun.
>
> Diese Klientin hat ihren Trauerprozess in allen Facetten durchlebt und erfahren – intensivst und mit voller und großer Liebe und in Verbindung zu ihrem verstorbenen Ehemann.

16.8.2 Gefühls-Tagebuch

Wie Sie es vielleicht von einem Schmerztagebuch oder einem spezifischen Kopfschmerztagebuch kennen, können Sie für sich auch ein Gefühls-Tagebuch gestalten.

Das könnte vielleicht so aussehen (Tab. 16.2):

Tab. 16.2 Gefühls-Tagebuch: Einträge

Datum	Uhrzeit	Ich fühle mich …	Besondere Vorkommnisse Auslöser	Meine Gedanken zu meinem Gefühl
Di, 01.09.2020	06.30 h	… verunsichert	Bin gerade erwacht und weiß nicht, wie ich den Tag meistern soll.	Schon wieder ein Morgen mehr, an dem ich mich so unsicher fühle!
Di, 01.09.2020	10.00 h	… demotiviert	Ich sollte mich bei meiner Arbeit konzentrieren und es geht nicht.	Eigentlich ist es ganz normal, dass ich unmotiviert bin, aber ich verurteile mich dafür.
Di, 01.09.2020	16.00 h	… entspannt	Bald ist der Tag überstanden und ich habe doch einiges erledigen können.	Immerhin ist dir das gelungen!
Do, 03.09.2020	20.00h	… einsam	Der Abend ist so leer, wenn ich alleine vor dem Fernseher sitze.	Ich habe ja immer gesagt, dass ich es alleine nicht aushalten werde – nun ist es so weit!
Fr, 04.09.2020	08.00 h	… dankbar	Nichts Besonderes, das angefallen wäre. Einfach so.	Du wirst sehen, das wird nicht lange anhalten.
Fr, 04.09.2020	12.00 h	… unbefriedigt	Ich hätte das Mittagessen bereitstellen sollen und ich habe das nur halbwegs hingekriegt.	Wieder mal eine schwache Leistung!
Fr, 04.09.2020	19.00 h	… bedrückt	Ich wollte eine Tasse aus dem Schrank nehmen, da bin ich zufällig auf die Lieblingstasse meiner Frau / meines Mannes gestoßen.	Wann kommst du endlich über diese Trauer?

Mögliche Seite eines Gefühls-Tagebuchs

Folgende sieben Punkte sind mir bei diesem Gefühls-Tagebuch wichtig:

- Gestalten Sie sich ein Tagebuch (wie als Beispiel dargestellt); am besten nach Ihrem eigenen Geschmack, mit Ihren Lieblingsfarben, Ihrem Lieblingspapier etc.
- Schreiben Sie die oben in der Tabelle angegebenen fünf Aspekte als Titel auf und füllen nach und nach weiter aus.
- Gefühle können sich im Laufe eines Tages von Stunde zu Stunde – sogar von Minute zu Minute – ändern. Das ist normal.
- Häufig sind Gefühle mit bestimmten Auslösern oder Vorkommnissen verbunden, müssen aber nicht.
- Neben negativen Gefühlen können durchaus auch freudige Gefühle auftauchen. Wie wir gesehen haben, vermischen sich die Gefühle immer wieder.
- Häufig be- und verurteilen wir mit einem Teil von uns, viele nennen ihn den „inneren Kritiker", unsere Gefühle. Und häufig ist das negativ. Warum sich nicht auch einmal sagen, dass diese Gefühle zum Trauerprozess ganz natürlich dazugehören? Dass es ganz normal ist, wenn ich mich bedrückt oder einsam fühle? Bitte seien Sie nicht so streng zu sich!

> - In der ersten Zeit eines Trauerprozesses kann es durchaus sein, dass nur negative Gefühle aufkommen. Daher ist es wichtig, dass Sie auch aufmerksam darauf werden, was Ihnen Gutes widerfahren ist an einem Tag.

16.8.3 Freuden-Heft

Schenken Sie sich ein schön anzusehendes Heft oder kreieren Sie sich ein eigenes. Wichtig ist, dass es Sie einlädt, Ihre Notizen hineinzuschreiben.

Und nun überlegen Sie sich – wenn das Trauern etwas nachgelassen hat (wenn Sie noch voll im Trauerprozess sind, ist das zu überfordernd!) –, was Ihnen am heutigen Tag Schönes und Freudvolles widerfahren ist. Überlegen sie sich drei Dinge und notieren Sie diese auf. Wenn Ihnen gerade nichts einfällt, suchen Sie nach kleinsten Dingen: dem Lächeln von der Nachbarin, das gehörte Lachen der Kinder draußen. Sollten Sie einfach nichts finden, ist der Zeitpunkt wohl noch zu früh. Dann versuchen Sie es zu einer anderen Zeit. Setzen Sie sich dabei nicht unter einen Leistungsdruck und verurteilen Sie sich nicht, weil es Ihnen bis zu diesem Zeitpunkt noch nicht gelungen ist, etwas Freudvolles in Ihrem Leben zu finden.

Der Leitgedanke dahinter ist, sollte es dann funktionieren, dass Sie den Blick nicht mehr nur auf das Leidvolle in Ihrem Leben lenken, sondern auch auf Freudvolles, das es auch immer mal wieder gibt – trotz dem großen Trauern um den verstorbenen Menschen.

16.8.4 Gefühle aufschreiben

Damit wir nicht von unseren Gefühlen überrollt werden, hilft es oft auch, die Gefühle niederzuschreiben. Das ist gar nicht so einfach! Denn Gefühle sind oft wie ein Knoten, den es zuerst zu lösen gilt, oder wie ein Wirrwarr, in das wir zuerst Ordnung bringen müssen.

Gelingt es Klientinnen und Klienten nicht, die einzelnen Gefühle zu benennen, biete ich ihnen eine Liste von Gefühlen an, aus der sie auswählen, welches Gefühl ihrem Zustand am ehesten entspricht. Dazu finde ich den *Gefühlsfinder für Therapie und Coaching* sehr hilfreich. Man sollte jedoch unbedingt darauf achten, dass man damit sehr behutsam umgeht, damit die Klientinnen und Klienten sich nicht manipuliert fühlen – die Gefühle sollen für sie stimmig sein.

> **Evelyne**
>
> Oft ist es auch so, dass sich Gefühle via Körper bemerkbar machen: Eine Klientin, deren Ehemann vor ungefähr einem Jahr verstorben ist, erzählt, dass sie jeweils gegen Abend, ab und an auch bereits am Nachmittag, einen trockenen Hals bekomme und dann husten müsse. Es schnüre ihr dann die Kehle zu. Sie habe keine Ahnung, woher das komme.
>
> Bis zur nächsten Sitzung gebe ich Evelyne die Gefühlsliste mit, mit der Aufgabe, darauf zu achten, welche Gefühle da sind, wenn sie wieder dieses Würgen im Hals spürt.

> **Tipp**
>
> Lassen Sie folgende zwei Sätze vor Ihren Augen durchgehen:

> Gefühle und Gedanken kommen und gehen, wir anerkennen sie, aber wir beurteilen sie nicht. Wir sind immer mehr als unsere Gefühle und Gedanken.

16.8.5 Unterstützung durch Literatur

Die Heilkraft der Sprache, die entlastende Wirkung von Gedichten und Texten, die man schreibt oder auch liest, sind seit ältesten Zeiten bekannt. Im 18. Jahrhundert verordneten Ärzte ihren Patientinnen und Patienten Bücher sozusagen als Genesungsmittel. Literatur und Medizin galten schon vor Jahrhunderten als verwandte Disziplinen.

Heute setzt man therapeutisches Lesen (Bibliotherapie) und das Schreiben und Gestalten von Texten (Poesietherapie) häufig in der Behandlung von psychischen und psychosomatischen Erkrankungen ein.

Ich gebe Klientinnen und Klienten gerne Literatur an, die sie für sich lesen und bei Bedarf mit mir besprechen können.

16.8.6 Und die Zeit? – Vertrauen auf die Selbstheilungskräfte im Trauerprozess

Vielfach hört man bei Trauern und negativen Erlebnissen von Außenstehenden die Allerweltweisheiten „Die Zeit heilt alle Wunden." Oder: „Es kommt schon wieder." Und: „Das Leben geht doch weiter!" Dies sind für mich persönlich, aber auch als Therapeutin, etwas drastisch ausgedrückt „Killerphrasen", die in einem Trauerprozess wenig hilfreich sind.

> **Francesca**
>
> Seit bald einem Jahr begleite ich eine Klientin, deren Mann, den ich auch noch kurz psychoonkologisch betreut hatte, hoch metastasiert gestorben ist. Francesca macht es gut, hat wieder ihren Beruf in der Pflege aufgenommen und sogar eine neue Stelle angefangen. Doch immer wieder ‹überfalle› sie – wie aus dem Nichts – das Trauern. Dann müsse Francesca heftig weinen; dann gehe es auch wieder vorüber. Manchmal sei sie auch wütend, weil ihr Mann sie einfach alleine zurückgelassen habe und sie nun alles selbst entscheiden und erledigen müsse. Und immer komme auch das Gefühl der Leere auf, da einfach niemand mehr da sei, wenn sie am Abend nach Hause komme.

Denn es gibt im Alltag vielerlei „Trigger", die einen immer wieder an die verstorbene Person erinnern. Und das wird über Jahre so bleiben.

So bin ich der Ansicht, dass Trauern nie ganz vorbeigeht – das muss es auch nicht. Trauern ist „keine heilende Wunde" meint auch Chris Paul, sondern ein vielfältiger Prozess, der das weitere Leben begleitet. Trauern verändert sich dabei, das Kaleidoskop ist daher für mich ein schönes Bild und Symbol. Es dreht sich immer wieder, wechselt Farben und Muster. Die Wechsel der Gefühle werden wohl mit der Zeit weniger, Schmerz und Verzweiflung werden auch weniger im Vordergrund sein. Und so tritt an deren Stelle die Ressource des Erinnerns und kann wertvolle Dienste leisten.

> Die Psyche hat ihre eigene Geschwindigkeit.

16 Trauern

> **Michael**
>
> Ein etwa 60-jähriger Mann hat seine langjährige Partnerin verloren. Sie ist an ihrer Krebserkrankung verstorben. Michael hat eine neue Partnerin. Doch sich innerlich auf sie einzulassen, gelingt ihm trotz aller Mühe nicht. Mit dem Kopf hat er alles verstanden; sie unternehmen auch Dinge, reden miteinander, arbeiten im Garten und vieles mehr, aber die Herzensverbindung konnte bis jetzt nicht zustandekommen.

Mit dem Kopf wissen wir so viel, doch die Psyche hat ihre eigene Dynamik, sie hinkt quasi immer hintennach. Damit übernimmt sie aber auch die Regie. Die Psyche bestimmt, wie wir mit einer Situation umgehen, und vor allem, wie schnell. Denn trotz viel Wissen nützt es nichts, wenn wir emotional nicht mit den Ereignissen und Erlebnissen Schritt halten können.

Sich anpassen an neue Situationen, Abschiednehmen von geliebten Dingen, von Kräften, der Umgang mit körperlichen Veränderungen, Trauern – alles braucht seine Zeit.

> **Wichtig**
>
> Der Bedarf an Zeit für bestimmte Prozesse ist individuell.
> Niemand kann wissen oder vorhersagen, geschweige vorschreiben, wie lange ein Mensch zum Beispiel für das Trauern nach dem Tod eines nahen Menschen braucht!

> **Louis**
>
> Ein Patient mit einem operierten Zungentumor, der beim Sprechen und auch Essen stark eingeschränkt ist, kommt für seinen letzten Weg ins Hospiz. Zudem ist sein Gedächtnis durch eine zusätzliche Erkrankung eingeschränkt.

> Es braucht sehr lange, bis mir Louis sein Vertrauen schenkt. Dann zeigt er mir Bilder von sich in früheren Zeiten, erzählt von seinen Ausflügen und Lieblingstieren. Ein anderes Mal zählt er mir alle Autos und Motorfahrräder auf, die er in seinem Leben schon gehabt hat.
>
> Und immer kennt er mich. Um sich meinen Namen zu merken, braucht er hingegen eine Weile; aber eines Tages nennt er ihn in aller Deutlichkeit.

Dies ist für mich ein Beispiel, was aus einem Menschen alles herauszuholen ist, wenn man ihm Vertrauen und einen verlässlichen Rahmen schenkt. Und ihn als einzigartigen Menschen behandelt.

16.8.7 Erzählen, erzählen, erzählen …

„Gib Worte deinem Schmerz:
Gram, der nicht spricht,
presst das beladen Herz,
bis dass es bricht."
(William Shakespeare, Macbeth)

Ein für mich zentral gewordener Aspekt beim Trauern liegt darin, die eigene Lebenserzählung neu zu definieren, die Dinge wieder in einen anderen, veränderten Zusammenhang zu bringen. So muss die Gesamt-Erzählung des eigenen Lebens neu gestaltet werden. Das heißt: Indem die Klientinnen und Klienten erzählen, können sie ihre Lebensgeschichte, die durch den einschneidenden Verlust eines Todes zu zerbrechen drohte, wieder als zusammenhängend erleben.

> **Klientinnen**
>
> Ich habe einige Frauen in meiner ambulanten Sprechstunde, deren Ehemann verstorben ist. Ich betreue sie schon seit einiger Zeit – vor dem Tod, in der Krankheit

> ihres Ehemannes und auch nach dessen Tod. So kann ich mit ihnen die einzelnen Trauerfacetten erleben und bin da für sie – im Leiden, aber auch in den ersten Freuden, wenn etwas gelungen ist, ohne den Ehemann, wenn sich erste Lebensgeister zeigen.
>
> **Thomas**
> Erst seit kurzem begleite ich einen 70-jährigen Mann, der seine langjährige Ehefrau verloren hat. Sie ist an hochgradig metastasiertem Krebs gestorben. Meine Sprechstunden sind für Thomas dafür da, dass er immer wieder von seiner Frau, von ihren Gesprächen über Literatur und vieles andere erzählen kann. Immer wieder muss Thomas stark weinen, was ihn selbst sehr erstaunt, dass das jeweils in meinen Sprechstunden passiere und nie im Gespräch mit Bekannten oder alleine zu Hause. Meine Frage, ob es denn hilfreich sei für ihn in dieser Form, bejaht er ausdrücklich.

16.8.8 Treffs für Angehörige

Nebst den verschiedenen Unterstützungsangeboten für Angehörige eines verstorbenen Menschen gibt es seit einigen Jahren vielerorts sogenannte **Trauercafés**. Obwohl in diesem Gefäß das Trauern um den Verlust eines nahen Menschen vielfach zur Sprache kommt, spreche ich lieber von **Angehörigen-Cafés**. Das klingt offener, denn es sollen auch andere Themen hier Raum bekommen – nicht nur der Trauerprozess. Die meisten Angehörigen-Cafés sind von den Gemeinden oder den Kirchen organisiert oder sie sind im stationären Umfeld wie in Krankenhäusern oder Hospizen angesiedelt.

In diesem Rahmen kommen An- und Zugehörige von verstorbenen Menschen meist an einem Nachmittag in bestimmten zeitlichen Abständen (meist einmal im Monat) an einem Ort zusammen, um sich bei Kaffee und Kuchen über ihren Verlust, ihr Trauern und Fragen der Lebensbewältigung auszutauschen. Es kann aber auch nur dagesessen und zugehört werden – nichts ist Pflicht.

Wichtig ist dabei der Aspekt der **Gleichgesinntheit**: Hier treffen Menschen aufeinander, die ähnliche Schicksale erlebt haben, die wissen, worum es geht, und wissen, welches Leid der andere Mensch erfahren hat.

Meist sind eine Fachperson, eine Pflegeperson, eine Seelsorgerin oder ein Seelsorger zugegen, die das Ganze etwas anleiten oder sich zu den einzelnen Gesprächstischen dazusetzen. Erfahrungsgemäß tauschen sich die am Angehörigen-Café Beteiligten jedoch eigendynamisch aus und bedürfen keiner Inputs von der leitenden Person. Und doch weiß man nie, wann etwas hochkommt, aufbricht, zum Beispiel ein überflutendes Trauer-Gefühl mit nicht zu stillenden Tränen. Da ist es sinnvoll, wenn eine Fachperson zugegen ist, damit sie das empathisch und professionell auffangen kann.

Das Angehörigen-Cafés auszeichnende Kriterium ist ihre **Niederschwelligkeit**: Sie bieten einen geschützten Rahmen in einer wohlwollenden und nicht-beurteilenden Atmosphäre. Angehörigen-Cafés sollen ein Ort sein, wo ausgetauscht werden kann, geweint werden darf oder auch einfach geschwiegen werden kann.

Einige von Mechthild Schroeter-Rupieper in ihrem *Praxisbuch Trauercafé* aufgeführte Vereinbarungen für die am Angehörigen-Café Teilnehmenden finde ich sehr wichtig:

- Persönliche Dinge aus der Gruppe sollen vertraulich behandelt werden und gehen nicht nach außen.
- Jede Person erzählt nur das, was sie möchte.
- Alle Teilnehmenden und ihre Erzählungen werden wertschätzend aufgenommen und weder be- noch verurteilt.

Anderer Meinung als die Autorin bin ich in folgendem Punkt: Mechthild Schroeter ist nämlich der Ansicht, dass im Angehörigen-Café die trauernde Person und ihr Weiterleben mit dem Verlust im Zentrum stehen, und nicht die verstorbene Person. Ich erinnere mich jedoch an ein Gespräch mit zwei Töchtern über ihre verstorbene Mutter. Das war so berührend, wie sie von gemeinsamen Erlebnissen mit ihrer Mutter erzählt haben, über sie, ihre Persönlichkeit mit allen Eigenheiten. Das hat für die Töchter eine Abrundung gegeben. Und so konnten sie das Hospiz, in der ihre Mutter verstorben war, verlassen.

Natürlich macht es wenig Sinn und ist sogar kontraproduktiv, wenn schauerliche Dinge über das Sterben und den Tod eines Menschen den anderen Teilnehmenden im Detail mitgeteilt werden. Das muss vermieden werden.

Ablauf eines Angehörigen-Cafés
Der Ablauf eines Angehörigen-Cafés ist nicht vorgegeben. Jede Leiterin und jeder Leiter macht es anders. Oft beginnt das Gespräch einfach, vor allem dann, wenn wenige Teilnehmende da sind. Manchmal beginne ich mit einem Gedicht, manchmal starte ich mit verschiedenen Fragen oder einem spezifischen Thema.

Stimmen von Besucherinnen und Besuchern

- „Diese Gespräche und der Austausch mit den Teilnehmenden tun mir so gut – sie sind mehr wert als meine damaligen Sitzungen mit meiner Psychologin."
- „Ich würde gerne mehr als nur einmal pro Monat hierherkommen – aber leider wird es nur so angeboten."
- „Ich warte jeweils schon ab Mitte des Monats auf den ersten Dienstag im kommenden Monat, wo das Angehörigen-Café wieder angeboten wird."
- „Ich habe meinem Arzt gesagt, dass das die beste Idee gewesen sei, dass er mir den Flyer fürs Angehörigen-Café in die Hand gedrückt hat."

Tipps für Menschen im Prozess des Trauerns
- Trauerreaktionen fördern, nicht fordern: Geben Sie sich Raum, Zeit und Gelegenheit zum Trauern.
- Beschwichtigen, schmälern oder beschönigen Sie Ihre Gefühle nicht.
- Anerkennen Sie, dass jedes Trauern anders ist.
- Erzählen Sie, so viel wie Sie möchten, wenn Sie Menschen finden, die Ihnen zuhören.
- Nehmen Sie Hilfe an.
- Beim ersten Mal tut's weh (wohl auch beim zweiten und dritten Mal): Seien Sie besonders behutsam mit sich bei Geburts-, Todestagen und anderen für Sie wichtigen Daten. Machen Sie an diesen Tagen bewusst etwas ganz anderes als früher. Oder: Halten Sie diese Tage frei und unternehmen Sie etwas, was der verstorbenen Person gefallen würde.
- Tun Sie sich selbst etwas zuliebe.

„Wer erzählt, der überlebt."
(ZEIT ONLINE)

Eine mögliche Haltung der existenziellen Psychoonkologie

Wie wir gesehen haben, lässt sich Trauern nicht wie ein Marathon absolvieren respektive abarbeiten:
- Trauern ist ein Prozess, der weder geradlinig noch in vorgegebenen Phasen verläuft und womöglich das ganze Leben anhalten kann – in unterschiedlicher Ausprägung und Ausgestaltung.
- Trauern ist ein dynamischer Prozess, in dem immer wieder andere Aspekte in den Vordergrund rücken.
- Trauern bedeutet, eine Verbindung zum verstorbenen Menschen zu entwickeln, wie auch immer diese gestaltet sein mag.
- Trauern ist vielgestaltig und individuell. Jede Person trauert anders.
- Trauern lässt sich nicht ‹wegmachen› und auch nicht im Tempo modellieren. Trauern hat seine eigene Dynamik.

- Trauern gilt es in seiner Realität und Anwesenheit anzuerkennen.
- Trauern ist ein Begegnungs-Akt: Ich begegne meinem Trauern in Offenheit – trotz dem großen Schmerz, den es bereitet.
- Trauern hat kein Ablaufdatum: Auch eine längere Trauerreaktion muss keine Krankheit sein. Seien Sie jedoch achtsam, sollte sich trotz allem eine depressive Phase entwickeln. Holen Sie sich in diesem Fall dringend Hilfe.

Innehalten: Abschied nehmen

Heute war ich bei Tobias. Nach einer langen Zeit in der Drogensucht hat er sich aufgerappelt, eine Familie gegründet und ist auch im Methadonprogramm. Er ist an einem metastasierten Lungenkrebs erkrankt und hat nicht mehr lange zu leben.

Er liegt in seinem Zimmer im Hospiz – schlafend, medikamentös leicht sediert. Wir kennen uns schon eine Weile und hatten gute, tiefgehende Gespräche. Nun liegt er da. Beide wissen wir, dass er nicht mehr lange zu leben hat. Ich berühre ihn an den Armen und an der einen Hand und verabschiede mich mit Tränen in den Augen.

Da kommen bei mir als ausgebildeter Psychotherapeutin natürlich Fragen auf, ob ich denn überhaupt einen Menschen so berühren, vor einem Patienten oder mit einer Patientin weinen darf? Ich müsste doch Halt bieten, Stärke zeigen. Ich weiß. Und die sogenannte „professionelle Distanz" wurde uns in der Psychotherapie-Ausbildung auch eingebläut (es sei denn, man arbeite ohnehin körperorientiert). Es gilt, den Klientinnen und Patienten ja nicht zu nahe zu treten. Doch: Wie ist das vor dem Sterben? Soll respektive darf man das auch nicht, auch wenn man merkt, dass es den Menschen guttun würde? Und was ist, wenn einfach das Mitgefühl über seine Situation, über den Abschied eines mir lieb gewordenen Menschen überwiegt?

Als ich am Gehen bin, erhebt sich Tobias plötzlich und sagt mit leiser Stimme: „Tschüss!" Leise schließe ich die Tür.

Ich weiß, wenn ich das nächste Mal da sein werde, wird Tobias verstorben sein.

Trauern gehört zum menschlichen Leben. Wie wir gesehen haben, kann man Trauern nicht abarbeiten: Trauern ist ein Prozess. Trauern ist zudem sehr persönlich und folgt keinem vorgeschriebenen Schema. Trauern hat seine eigene Dynamik.

> **Wie geht es Ihnen in Ihrem Trauern?**
>
> Erzählen Sie einer Ihnen vertrauten Person von Ihrem individuellen Trauern, von Ihrem Schmerz über Vergangenes, Verlorenes.

Literatur

Boss, P. (1999). *Ambigous Loss. Learning to Live with Unresolved Grief.* Harvard University Press.

„Bereit zum Abschied sein." Gedichte und Gedanken der Trauer. (2014). Insel (= Insel-Bücherei Nr. 2503).

Böker, H. (2017). *Trauer, komplizierte Trauer und Depression im psychotherapeutischen Prozess.* Psychiatrisches Kolloquium, FS 2017. Psychiatrische Universitätsklinik Zürich. ppt.

Bode, S.; Roth, D. (2018). *Das letzte Hemd hat viele Farben. Für einen lebendigen Umgang mit dem Sterben.* Lübbe. (Ehemals erschienen als: Bode, S.; Roth, F. (1998). *Der Trauer eine Heimat geben. Für einen lebendigen Umgang mit dem Tod.* Lübbe.)

Bucay, J. (2016). *Das Buch der Trauer. Wege aus Schmerz und Verlust* (2. Aufl.). Fischer.

Canacakis, J. (2013). *Ich begleite dich durch deine Trauer. Förderliche Wege aus dem Trauerlabyrinth.* Kreuz.

Jöhren, G. (2015). *Euch zum Trost. Ein Ratgeber zur Trauerbewältigung mit bewährten und hilfreichen Ritualen.* tredition.

Jülicher, J. (2018). *Es wird alles wieder gut, aber nie mehr wie vorher. Begleitung in der Trauer* (11. Aufl.). Echter Verlag.

Kachler, R. (2007). *Damit aus meiner Trauer Liebe wird.* Kreuz.

Kachler, R. (2011). *Was bei Trauer gut tut.* Kreuz.

Kachler, R. (2015). *Meine Liebe findet dich*. Kreuz.

Kachler, R. (2016). *Für immer in meiner Liebe – Das Erinnerungsbuch für Trauernde*. Patmos.

Kachler R. (2017). *Meine Trauer wird dich finden*. Kreuz.

Kast, V. (2008, erstmals 1982). *Trauern. Phasen und Chancen des psychischen Prozesses*. Kreuz.

Kazis, C. (2019). *Weiterleben, weitergehen, weiterlieben. Wegweisendes für Witwen*. Xanthippe.

Kübler-Ross, E. (1969). Five Stages Of Grief. In On Death and Dying. Hier aus: C. Paul (Hrsg.), *Neue Wege in der Trauer- und Sterbebegleitung. Hintergründe und Erfahrungsberichte für die Praxis. Vollständig überarbeitete und ergänzte Neuauflage* (S. 18–24). Gütersloher Verlagshaus.

Kübler-Ross, E. (2014). *Interviews mit Sterbenden*. Kreuz.

Lammer, K. (2014[4]). *Trauer verstehen. Formen, Erklärungen, Hilfen (4. Aufl.)*. Springer.

Lewis, C. S. (2009). *Über die Trauer. Ein Begleiter für schwere Stunden*. Insel Verlag.

Lukas, E. (2015[8]). *In der Trauer lebt die Liebe weiter (8. Aufl.)*. Kösel.

Lubking, H.-M. (2016). *Was uns trösten kann. Texte und Erfahrungen*. Gütersloher Verlagshaus.

Münch, U. (2020). *Anhaltende Trauer. Wenn Verluste auf Dauer zur Belastung werden*. Vandenoeck & Ruprecht.

Naegeli, A. S. (2019). *Was trägt in schweren Zeiten?* Brunnen.

Onnasch, K.; Gast U. (2019). *Trauern mit Leib und Seele. Orientierung bei schmerzlichen Verlusten* (5. Aufl.). Klett-Cotta

Paul, C. (Hrsg.). (2001). *Neue Wege in der Trauer- und Sterbebegleitung. Hintergründe und Erfahrungsberichte für die Praxis*. Vollständig überarbeitete und ergänzte Neuauflage. Gütersloher Verlagshaus.

Paul, C. (2017). *Ich lebe mit meiner Trauer*. Gütersloher Verlagshaus.

Spilling-Nöker, C. (2018). *Ich wünsch dir Trost in deiner Nacht*. Verlag am Eschbach.

Stutz, P. (2017). *Die Kraft deiner Tränen. Trost in Zeiten der Trauer*. Herder.

Terhorst, E. (2015). *Das erste Trauerjahr. Was kommt, was hilft, worauf Sie setzen können.* Kreuz Verlag.

von Stülpnagel, F. (2009). *ohne dich – Hilfe für Tage, an denen die Trauer besonders schmerzt.* Kösel.

Witt-Loers, St. (2017). *Nie wieder wir. Weiterleben von Frauen nach dem Tod ihres Partners.* Vandenhoeck & Ruprecht.

17

Leben mit dem Unabänderlichen

> **Was Sie in diesem Kapitel erwartet**
> Zwei der existenziellen Hauptherausforderungen sind das Anerkennen und letztlich Akzeptieren des Unabänderlichen. Das Akzeptieren dessen, was nicht veränderbar ist. Natürlich können wir versuchen, mit dem Kopf durch die Wand zu gehen, wenn uns viel Leidvolles widerfährt. Es wird leider nichts nutzen – nur, dass der Kopf schmerzt. Was es braucht, mit dem „Es ist, wie es ist!" umzugehen, gehen wir in diesem Kapitel nach.

Gelassenheitsgebet

Das „Gebet" wird Reinhold Niebuhr zugeschrieben, der es vor oder während des Zweiten Weltkrieges verfasst haben soll (Urheberschaft wie Zeit der Niederschrift sind also nicht völlig geklärt).

„Gott, gib mir die Gelassenheit,
Dinge hinzunehmen, die ich nicht ändern kann,
den Mut,

Dinge zu ändern, die ich ändern kann,
und die Weisheit,
das eine vom anderen zu unterscheiden."

In diesem Gebet wird eindrücklich darum gebeten, den Unterschied zu sehen zwischen Dingen, die zu ändern sind, und solchen, die eben nicht zu verändern sind. Laut Niebuhr braucht es angesichts der Tatsache, dass Dinge nicht veränderbar sind, vor allem Gelassenheit.

> Wie sehen Sie das?

17.1 Unabänderliches in meinem Leben

Leben mit dem, was nicht zu ändern ist, scheint mir etwas vom Herausforderndsten zu sein, was uns Menschen passieren kann:

- Leben im Wissen, dass ich meine Traumstelle nie werde bekommen können;
- Leben im Wissen, dass ich aufgrund meiner Herkunft nie das erreichen kann, was ich möchte (beispielsweise sind Abschlüsse nach einer Flucht oft nicht anerkannt);
- Leben im Wissen, dass sich mein Lieblingsmensch nie für mich entscheiden wird;
- Leben im Wissen, dass uns unsere Partnerschaft abhandenkommen ist;
- Leben im Wissen, dass wir als Paar keine Kinder bekommen können;
- Leben mit körperlichem Versehrtsein;
- Leben mit einer lebenslänglichen Behinderung;

- Leben mit einer immer weiter fortschreitenden unheilbaren Erkrankung;
- Leben im Wissen, dass mein geliebter Mensch noch viel leiden muss;
- Leben im Wissen, dass mein Lieblingsmensch bald sterben wird;
- Leben im Bewusstsein des nahen Todes.

Ich habe vor Menschen, die mit solchen Situationen täglich leben (müssen), eine große Hochachtung.

> **Verena und Daniel**
> Kurz nach der Überbringung einer sehr schlechten Krebsdiagnose durch den Onkologen bei der Ehefrau, meldet sich das Paar Verena und Daniel für eine dringende stationäre Konsultation. Ich übernehme.
> Ich habe zwei zutiefst verzweifelte Menschen vor mir: Sie hätten es so gut miteinander, sie wollten noch lange zusammen sein – und nun wüssten sie nicht mehr weiter. Der Befund sei ja schrecklich, er komme einem Todesurteil gleich. Sie würden am liebsten gerade beide sterben und sich das Leben nehmen.

Wird man als betreuende Person mit solchen Sätzen konfrontiert, heißt es, sehr vorsichtig zu sein: Genaues Fragen und Nachfragen sind nun besonders wichtig, auch wie konkret die Absichten für einen allfälligen gemeinsamen Suizid sind. Ich weiß aber andererseits auch, wie schnell sich Menschen an die schwierigsten und herausforderndsten, oft grausamen Situationen anpassen. Das habe ich schon von meinem Großvater, der zehn Jahre in stalinistischen Lagern in Sibirien eingekerkert war, erfahren. Und dies prägt mich noch heute – auch in meiner jetzigen Tätigkeit.

> **Verena und Daniel Fortsetzung**
>
> Ich spreche ausführlich mit dem Paar, wir klären gemeinsam, was das Paar im Moment braucht, und wir besprechen für alle Fälle einen Notfallplan.
>
> Ich gehe am kommenden Tag nochmals auf die Station zu den beiden. Die Situation ist nach wie vor grausam für beide – doch Verena und Daniel wollen sich nun einmal auf die bevorstehenden Therapien konzentrieren und ihre Energie da hineinstecken.

Leben mit einem grausamen Schicksal, das wenig Hoffnung auf Linderung des Leidens zulässt, setze ich gleich mit dem Leben mit dem Unabänderlichen. Wie geht denn das, frage ich mich oft. Das Unabänderliche muss ja, wie wir oben gesehen haben, nicht immer eine Krebserkrankung sein, es kann auch sonst eine körperliche und/oder seelische Beeinträchtigung sein oder ein Ereignis, von dem man traumatisiert ist.

17.2 Strategien des Umgangs mit dem Nicht-Veränderbaren

Wenn ich jetzt sagen würde, ich wüsste, wie mit dem Unabänderlichen, Nicht-Veränderbaren umzugehen ist, wäre ich zynisch und maßlos überheblich. Nein, ich weiß es auch nicht!

Was ich jedoch jeweils – zusammen mit den Patientinnen und Patienten und allenfalls deren Angehörigen – versuche, ist, Möglichkeiten zu finden, die das Leben erträglicher machen:

> **Tipp**
>
> - Suchen nach dem, was einem in anderen schwierigen Situationen geholfen hat (Suche nach Ressourcen);
> - versuchen, im Moment zu leben, wahrzunehmen, was gerade abläuft, was ich in diesem Moment rieche, spüre, fühle etc.;
> - versuchen, möglichst noch das von den gehabten Plänen zu verwirklichen, was geht;
> - immer wieder das Gelassenheitsgebet vor Augen haben – das kann Kraft spenden.

> **Josef**
>
> Josef, der Ehemann einer Patientin mit einer langsam fortschreitenden Krebserkrankung, spricht in mehreren Sitzungen, wie er alle diejenigen Menschen beneide, die sterben können; sei es durch einen Unfall oder durch eine Krankheit. Er könne das fast nicht aushalten, wie es seiner Frau ergehe, auch vor allem darum nicht, weil er so große Angst davor habe, wenn dann alles aus dem Ruder laufe und die Krankheit schnell voranschreite. Am liebsten würde Josef sich zusammen mit seiner Ehefrau suizidieren, aber das möchte seine Frau nicht. Und er selbst allein möchte es auch nicht machen, weil dann seine Frau allein sei. Und das wolle er ihr nicht zumuten.
>
> Eine herausfordernde Situation: Was ich dem Klienten bieten kann, ist, ihm Raum zu geben, dass er alles aussprechen darf, so ungeheuerlich es auch ist. Bei Bekannten, sagt er, möchte er das nicht, die würden das nicht verstehen. Ich kann ihm Halt geben, einen möglichst sicheren Boden durch meine Präsenz. Die Last des Lebens kann ich ihm leider nicht abnehmen.

17.3 Die Aufgaben der Psychoonkologie

Worin sehe ich angesichts der beschriebenen Situation meine Aufgabe?

Gerade wenn Suizidgedanken, Gedanken an einen Doppelsuizid aufkommen, heißt es für mich vor allem, nicht in Panik zu geraten und Stabilität anzubieten. Ich weiß aber, die Grenze, wo es kippen könnte, ist schmal; ich muss daher wachsam sein, wie es dem Paar weiter geht:

Ich höre sehr aufmerksam zu, was und wie etwas gesagt wird, versuche auf Mimik und Gestik zu achten, versuche die **vier Ohren** nach Friedemann Schulz von Thun einzubeziehen: Was sagt mir die Person rein sachlich? Was sagt sie mir über sich aus? Wie nimmt sie mich wahr? Was will sie bei mir erreichen?

Ich interpretiere solche Aussagen wie oben als einen Hilferuf, dass das Leiden unter den gegebenen Umständen sehr, sehr groß ist und dass der Klient nur noch fliehen, dem Leben hier entrinnen möchte, das heißt, sterben will. Ich kann dieses Anliegen nachvollziehen, bin aber dezidiert der Ansicht, dass es Alternativen gibt. Von meiner Seite heißt dies:

- Ich höre mit großer Präsenz und mit Mitgefühl zu, was mir erzählt wird;
- ich bagatellisiere nicht;
- ich biete keine Lösungen an;
- ich gebe Notfallnummern ab, sodass der Klient in seiner Not dort anrufen kann;
- ich gebe dem Klienten Adressen von Kriseninterventionsstellen an, wo er sich ebenfalls hinwenden kann;
- ich bin eine Partnerin in dem Sinne, dass ich nicht gleich umkippe und selber Angst bekomme oder in Panik gerate.

17 Leben mit dem Unabänderlichen

Das Vier-Ohren-Modell nach Friedemann Schulz von Thun

Friedemann Schulz von Thun (*1944) unterscheidet eine Senderin/einen Sender einer Nachricht mit **vier Schnäbeln** und eine Empfängerin/einen Empfänger der Nachricht mit **vier Ohren**. Dazu meint er, dass beide Seiten vier Botschaften gleichzeitig senden und hören:

eine **Sachinformation**: das, worüber informiert wird;

eine **Selbstkundgabe**: was ich als Senderin oder Sender von mir zu erkennen gebe und als Empfängerin oder Empfänger von meinem Gegenüber zu hören meine;

einen **Beziehungshinweis**: was ich von meinem Gegenüber halte und wie ich zu ihm stehe;

einen **Appell**: was ich bei meinem Gegenüber erreichen möchte und was die Empfängerin oder der Empfänger als Appell, als Aufruf versteht.

Sowohl die Senderin, der Sender als auch die Empfängerin, der Empfänger sind für die Qualität der Kommunikation verantwortlich.

Weitere Hinweise können Sie dem *Schulz von Thun Institut für Kommunikation* entnehmen.

Eine mögliche Haltung der existenziellen Psychoonkologie

Leben mit dem, was nicht veränderbar ist – wie soll das gehen? Auch hier kommt uns die „radikale Realitätsorientierung" entgegen: In unserem Leben gibt es Unverstehbares, Unerklärliches, Unabänderliches. Für mich stellt dies die größte Herausforderung des menschlichen Daseins dar. Verdrängen, Rationalisieren (verstandesmäßiges Erklären) helfen vielleicht oberflächlich, aber nicht wirklich. Hier geht es schlicht und einfach um das Anerkennen und Akzeptieren der Dinge und Situationen, so, wie sie eben sind.

> **Innehalten: Das Leben hat seine eigenen Regeln**
>
> Es gibt einige Lebenssituationen bei meinen Patientinnen und Patienten, die ich als ausgebildete Psychoonkologin mit vielen Stunden eigener therapeutischer Arbeit nur schwer ertragen kann.
>
> Wie soll man damit umgehen? Wie soll ihre Mutter damit umgehen, die alles geben würde für ihre Tochter, sogar ihr eigenes Leben?

Literatur

Albom, M. (2002). *Dienstags bei Morrie. Die Lehre eines Lebens (23. Aufl.).* Goldmann.

18

Erinnern

> **Was Sie in diesem Kapitel erwartet**
>
> Kaum ein Tag, an dem wir uns nicht an etwas Vergangenes in unserem Leben erinnern:
> Menschen, vergangene Liebschaften, Freundschaften, Begebenheiten, Sachen, Dinge, Ausbildungen, Tätigkeiten, Freizeit, Urlaube.
> Das kennen wir alle. Diese Erinnerungen sind vielfältig, schön, bereichernd, das Herz erfüllend. Doch sie können auch ganz schön schmerzhaft sein und nur noch ein Gedankendrehen im Kopf verursachen. Sich an einen verstorbenen Menschen erinnern, mit dem man einige oder viel Zeit des Lebens verbracht hat, fordert viel Energie und Kraft. Oft hilft es, dass wir uns gemeinsam erinnern, indem man einem uns nahen Menschen einfach erzählen darf: immer und immer wieder!

„Ich gehe nicht weg
Hab' meine Frist verlängert
Neue Zeitreise

Offene Welt
Habe dich sicher
In meiner Seele
Ich trag' dich bei mir
Bis der Vorhang fällt
Ich trag' dich bei mir
Bis der Vorhang fällt"
(Herbert Grönemeyer in: *Der Weg*)

18.1 Erinnern – Was heißt das eigentlich?

Was Herbert Grönemeyer in seinem Song in Erinnerung an seine verstorbene Frau formuliert, könnte man besser nicht machen! „Habe dich sicher in meiner Seele – Ich trag dich bei mir, bis der Vorhang fällt."

Er spricht genau dieses In-Verbindung-Bleiben aus, das wir schon kennen gelernt haben. In seinem Song gibt es aber zusätzlich auch das Erinnern an Gemeinsames und an die Persönlichkeit seiner Frau selbst – so die schöne Stelle:

„Du hast jeden Raum
Mit Sonne geflutet
Hast jeden Verdruss
Ins Gegenteil verkehrt"

Schöne, tief gehende Erinnerungen von Grönemeyer an seine Frau.

In einigen Fällen in meiner Sprechstunde werde ich jedoch mit dem Gegenteil von schönen Erinnerungen konfrontiert: Nach der ersten Schockstarre nach dem Tod eines nahen Menschen kommen vielfältigste Gefühle hoch: Häufig sind es tiefe Verletzungen, die in der Zeit der Paarbeziehung immer wieder verdrängt worden sind. Ich sehe oft Hinterbliebene, die an ihren Verletzungen so sehr leiden, dass Trauern über den Verlust des verstorbenen Menschen in der ersten Zeit nicht entstehen kann.

Hier geht es im psychotherapeutischen Gespräch darum, mit der hinterbliebenen Person genau hinzuschauen: Was ist wann, wie passiert? Um welche Gefühle geht es da? Was kommt sonst noch hoch? Häufig braucht es einige Sitzungen, bis der Schmerz der Verletzung bearbeitet werden kann – oft unter langwährenden Phasen der Traurigkeit über das nicht gelebte Leben und mit vielen Tränen.

Erst nach diesem Prozess des Durchgangs durch die vielen Verletzungen kann Trauern hochkommen. In diesem Trauern können nun vielleicht auch schöne Erinnerungen auftauchen!

Im wiederholten Erinnern und Erzählen kann die eigene Lebensgeschichte nochmals aufgerollt werden. In dieser Lebensgeschichte kommen Vergangenes, die Gegenwart und der Blick in die Zukunft zusammen. Durch das Erinnern kann sich das Erlebte verändern. Es können ihm neue Wendungen gegeben werden, um so einen neuen roten Faden gewinnen zu können, der der menschlichen Psyche guttut. Wir haben es schon gesehen, dass Abgeschlossenes, Abgerundetes der Psyche erträglicher ist als Unabgeschlossenes. Doch eben: Auch mit dem Unvollendeten, Nicht-Abgeschlossenen gilt es umzugehen. „Das Leben ist nicht fair", formuliert Herbert Grönemeyer weiter in *Der Weg*.

Schöne Möglichkeiten für Erinnerungsarbeiten im Sinne einer Klientin, die wir als Felicitas bereits kennen gelernt haben (die dies aus freien und intuitiven Stücken von sich aus gemacht hatte), bieten für mich verschiedene Bücher, die Sie bei den Literaturempfehlungen finden.

Diese Bücher bieten vielfältige Möglichkeiten, Ideen und auch Fragestellungen, um mit der verstorbenen Person nochmals in Kontakt zu treten: Erinnernd, von ihrer Person her, aber auch ihre realen oder potenziellen Wünsche an die Hinterbliebenen reflektierend. Die Arbeitsbücher bieten auch Raum dafür, dass die Hinterbliebenen Briefe, Gedichte und anderes schreiben, Collagen anfertigen. So können sie ein Erinnerungsbuch zusammenstellen, das ihnen immer wieder Stütze sein kann in Phasen des Lebens, wo das Trauern wieder einmal mit voller Wucht überhandnehmen sollte.

Aus existenzieller Sicht müssen wir aber auch bedenken, dass nicht alles Leben abgeschlossen, rund, in Minne zu Ende gehen kann. Oft bleiben das Unverstehbare, das unabänderlich Nicht-Gelöste und tiefe Wunden.

18.2 Wiederholtes Erinnern und Erzählen stehen im Dienste des Trauerns

Für Hinterbliebene erachte ich es als besonders hilfreich, wenn sie immer und immer wieder von ihrer verstorbenen Person erzählen dürfen: von gemeinsamen Unternehmungen, Orten, Gesprächen, von der Art ihrer Person, von Macken und Schönheiten. Wichtig dabei ist, dass sie nicht abgeblockt werden mit „Das hast du mir schon so viele Male erzählt". Solche Reaktionsweisen können zur Entfremdung in der Beziehung führen, zum Gefühl, völlig nicht verstanden zu werden, alleine gelassen zu werden.

Mein Lernprozess aus dieser Erfahrung besteht darin, dass ich für Klientinnen/Patientinnen und Klienten/Patienten und für deren Angehörige Raum und Zeit lasse: Dass sie mir jedes Detail ihrer guten und unschönen Erinnerungen erzählen können. Meine Arbeit ist dafür da, Halt, Schutz und Raum geben zu können; zu zeigen, dass jede Person von mir angenommen wird, was sie auch erzählt und wie oft.

Eine mögliche Haltung der existenziellen Psychoonkologie

Erinnerungen sind nicht immer schön!
 Erinnerungen dürfen auch ungut, unschön, schmerzlich sein.
 Erinnerungen sind subjektiv; sie sind so, wie wir das Leben für uns wahrgenommen und empfunden haben.
 Nicht mehr und nicht weniger!

Innehalten: Erinnern

Ich möchte Sie zu einem Experiment einladen:
 Legen Sie eine Schnur oder, wenn Sie haben, ein Seil auf den Boden. Schauen Sie, dass Sie genügend Platz haben. Das Seil oder die Schnur soll von Ihrem Standpunkt ausgehen und ausgezogen an einem Punkt im Raum enden.
 Definieren Sie nun zwei Punkte: Am Anfang des Seiles stellt der erste Punkt Ihre Geburt dar, der zweite Punkt ist Ihre jetzige Situation, also heute. Sie können diese zwei Punkte mit einem Knoten festmachen oder Sie beschriften sie mit einem kleinen Blatt Papier: „Geburt"/„heute".
 Nun beginnen die Reise in Ihre Vergangenheit respektive Ihr Erinnerungsprozess.
 Lassen Sie in Ihrer inneren Vorstellung die Reise nach **Höhepunkten** in Ihrem Leben absuchen.

- Bis zu welchem Zeitpunkt können Sie sich zurückerinnern?
- Woran erinnern Sie sich zuerst, wenn Sie an Schönes in Ihrem Leben denken?
- Sind es Erinnerungen, die mit Ihrer Familie verbunden sind, mit Ihren Freundinnen und Kollegen oder als Sie alleine gewesen sind?

Markieren Sie jeden Punkt in Ihrem Leben bis zum heutigen Tag, wo Sie Schönes, Freudvolles erleben durften. Sie können zum Markieren der Punkte etwas auf ein Blatt

> Papier schreiben, eine Collage anfertigen, die Schnur oder das Seil auch verformen, sodass man die Höhepunkte als solche auch wahrnimmt. Tragen Sie zudem bei jedem Höhepunkt Ihr Alter ein.
>
> Nun kommen wir zu den schlechten, unschönen Erinnerungen – wir können diese auch **Tiefpunkte** in Ihrem Leben nennen: Verfahren Sie mit Ihnen gleich wie mit den schönen Erinnerungen. Schreiben Sie, zeichnen Sie, gestalten Sie. Und tragen Sie auch bei den unguten Erinnerungen Ihr Alter ein.
>
> Zum Schluss – schauen Sie über Ihr vergangenes Leben: Was sagt es Ihnen aufgrund Ihrer Eintragungen am Seil, an der Schnur?
>
> - Erachten Sie Ihr Leben als voll oder eher ereignisarm?
> - Dominieren Höhepunkte oder eher Tiefpunkte?
> - Lassen sich die Höhepunkte und die Tiefpunkte bestimmten Perioden oder Phasen in Ihrem Leben zuordnen?
> - Wenn Sie so über Ihr Leben schauen, was stellen sich für Gefühle und Gedanken ein? Dankbarkeit? Bitterkeit? Anderes?
>
> Wie Sie ja sehen, reicht Ihr Seil oder die Schnur noch in die Zukunft. Vor dem Hintergrund Ihrer bisherigen Lebens-Erfahrungen und Erinnerungen:
>
> - Wo würden Sie in der Zukunft Schwerpunkte setzen?
> - Andere als bisher? Wenn ja, welche?
> - Würden Sie gewisse Dinge anders machen, anders deuten?
> - Was Sind die Schlussfolgerungen aus diesen Ihren Lebens-Erinnerungen?

Gedankenanregung

Ich mag Bahnhofszenen, wo an jedem Tag unzählige Male Abschied genommen wird. Bahnhöfe können daher aber auch Quellen des Erinnerns sein.

Tragen Sie in einem eigens dafür ausgesuchten „Erinnerungs-Büchlein" Ihre Erinnerungen ein (vielleicht malen oder gestalten Sie auch).

Ihre Erinnerungen an ...

- Szenen Ihrer Kindheit und Jugend;
- Erfahrungen und Unternehmungen mit Freundinnen und Kollegen;
- Menschen, zu denen Sie aus bestimmten Gründen keinen Kontakt mehr haben;
- eine Trennung, gewollt oder ungewollt;
- einen Abschied, gewollt oder ungewollt;
- einen lieben Menschen, der verstorben ist.

Achten Sie darauf, Erinnerungen müssen nicht immer ‹gut› sein!

Literatur

Eckardt, J. (2018). *Ich will dich nicht vergessen. Ein Begleiter durch die Zeit der Trauer und des Abschiednehmens.* Gütersloher Verlagshaus.

Kachler, R. (2016). *Für immer in meiner Liebe. Das Erinnerungsbuch für Trauernde.* Patmos Verlag.

19

Faktoren für ein positives Unterstützungssystem

> **Was Sie in diesem Kapitel erwartet**
>
> „Man muss nicht immer alles alleine meistern!" Das ist eine Äußerung, die ich in meinen Sprechstunden immer wieder mache.
>
> Irgendwie haben viele von uns – das ist jedoch sicher auch generationsabhängig – das Erwartungssystem für sich etabliert, alles alleine bewerkstelligen zu müssen. Sonst wäre man ja eine Versagerin oder ein Schwächling.
>
> In diesem Kapitel gehen wir dem nach, was uns selbst Kraft gibt, Unterstützung zu geben, aber was uns auch helfen mag, Unterstützung von außen anzunehmen.

Menschen bewältigen Krisen unterschiedlich. Dafür sind verschiedene Faktoren maßgebend.

19.1 Lebenseinstellung

Die Einstellung respektive Haltung zum Leben ist nach meiner Ansicht einer der wichtigsten Faktoren im Umgang mit Krisen.

Ich meine damit nicht die positive Haltung schlechthin (gemäss der Methode des positiven Denkens), die in jeder Krise eine Chance sehen will. Das chinesische Piktogramm für **Krise** ist eine Kombination von zwei Symbolen, **Gefahr** und **Gelegenheit** – so lerne ich das bei dem uns bereits bekannten Irivin D. Yalom. Er meint aus seiner Erfahrung mit Krebspatientinnen und -patienten, dass viele von ihnen ihre Krankheit als eine Möglichkeit für Wandel nutzten, für eine innere Entwicklung und für Persönlichkeitswachstum:

- Es werden neue Prioritäten gesetzt;
- es werden Dinge getan oder unterlassen;
- das Leben wird mehr auf die Gegenwart gerichtet;
- man lernt auch die kleinen Dinge im Leben schätzen;
- die Kommunikation mit nahen Menschen wird tiefer.

Dies – so sage ich – im besten Fall! *Krankheit als Chance* – so lauten bekannte Buch- und Vortragstitel. Aber nicht nur Autorinnen und Referenten zeigen uns solche Perspektiven. Ich stelle bei Patientinnen und Patienten oft fest, dass sie – quasi als ‹Entgelt› für das schwere Schicksal, das sie zu tragen haben – zumindest meinen und wünschen, durch die Krankheit etwas gelernt zu haben, bewusster wahrzunehmen, das kleine Alltägliche mehr zu schätzen wissen als vor der Diagnose und Erkrankung.

Wenn ein Mensch Reflektiertheit, Souveränität, Gelassenheit aus einer Erkrankung ziehen kann, finde ich das sehr wertvoll. Ich denke jedoch, dass Menschen aber auch das Recht zuzugestehen ist, durch eine schwere Erkrankung nicht ‹weiser› geworden zu sein.

Ich bin der Überzeugung, dass eine schwere Krankheit, wie es eine Krebserkrankung ist, nicht automatisch Sinn machen muss. Sie kann auch einfach un-sinnig sein: keinen Sinn machen, kein Ziel haben, keine Entwicklung beinhalten. Da bleibt oft nur die Leere. Und es bleiben die gossen Fragen nach dem „Warum?" und nach dem „Wozu?", die nach meiner Meinung ohnehin nicht zu beantworten sind.

Wenn ich eine Haltung zum Leben habe, die Unsicherheiten, Unvorhergesehenes, schlimme Erfahrungen, Widersprüchlichkeiten, Unschönes, Böses als Bestandteile zulässt, fällt es mir leichter, mit Krisen umzugehen. Versuche ich hingegen, alles Leiden, negative Erfahrungen von mir fernzuhalten, ja, dann ist Leidvolles, das in mein Leben kommt, wohl weniger aushaltbar.

> **Wichtig**
>
> Ich bin der Überzeugung, dass es Krisen gibt, die weder Sinn noch sonst etwas haben. Sie sind einfach da, um durchzugehen.
>
> Leiden und das Zufällige, Schreckliche, das einem passieren kann, sind unmittelbare Bestandteile des Lebens.

19.2 Bisherige (leidvolle) Erfahrungen

Verläuft ein Leben relativ ruhig, ohne große Einbrüche und Schicksalsschläge, ist es, wenn das Leben einmal so richtig zuschlägt, hart. Diese Menschen geraten dann oft außer sich und werden im wahrsten Sinne aus der Bahn geworfen.

> Je grösser der biografische Rucksack mit Schwerem und Leidvollem, desto besser gelingt der Umgang mit Schicksalsschlägen, auch wenn es dennoch schwierig ist.

19.3 Bisheriger Umgang mit Krisen

Fast jeder Mensch ist Experte im Umgang mit kleineren Krisen. Es müssen ja nicht die weltbewegendsten sein. Aus jedem Umgang mit einer Krise lernen wir, haben wir eine Erfahrung mehr gewonnen. Jeder Umgang mit krisenhaften Situationen ist ein Lernfeld für uns. All dieses Wissen, diese Könnerschaft sind Erfahrungen und Ressourcen, die wir nützen können für eine neu eintretende Krise.

> Aus einer Krise herauszufinden, ist ein Kraftakt. Doch jede und jeder von uns hat es sicher schon einmal geschafft. Nützen wir diese Erfahrung bei einer nächsten auftretenden Krise, die bestimmt kommen wird. Und wenn die eigenen Kräfte nicht reichen dafür, unbedingt externe Unterstützung in Anspruch nehmen!

19.4 Bisherige Erfahrungen von Halt und Schutz

Halt und Schutz zu erhalten, ist das Grundgerüst für unsere psychische Gesundheit. Menschen, die diese Grundfesten in ihrem Leben in ihrer früheren Kindheit nicht erleben durften, geht diese mangelnde Erfahrung meist im späteren Leben nach.

Es ist dann das permanente Gefühl, alleine in der Welt zu stehen, allein gelassen zu sein, das Gefühl, dass einem der Boden unter den Füssen weggezogen wird.

Doch auch im späteren Leben hat man die Chance, Halt und Schutz erfahren zu dürfen, sei es in Liebesbeziehungen und auch in Freundschaften. Aber auch wir selbst können uns Halt und Schutz geben. Oft findet sich eine kleine Ecke in der Wohnung, in der es einem wohl ist. Was brauchen Sie dazu? Eine feine Decke, ein schönes Kissen? Wie ist es mit einem wohlriechenden Bad und einer fein duftenden Bodycrème anschließend? Wie ist es mit einem entspannenden und wohltuenden Tee auf dem Sofa?

> In Krisensituationen ist es für uns Menschen wichtig, dass wir uns gehalten und geschützt fühlen. Wenn wir dies bei den uns umgebenden Menschen nicht finden können, ist es an uns, dies uns selbst zu geben.

19.5 Trost – Unterstützung durch das soziale Umfeld

Der oft größte Wunsch von Menschen in schwierigen Situationen ist, getröstet zu werden. Dass ein anderer Mensch da ist, der den Arm um einen legt, an dessen Schulter man den Kopf anlehnen darf, der vorbehaltlos da ist, nicht wertet, nicht urteilt, einfach nur da ist.

Für viele Menschen bleibt dies ein Wunsch, weil entweder keine tröstende Person zugegen ist oder der Person, die zugegen ist, die „Tröst-Kompetenzen" abgehen.

Vielleicht haben wir als Kind Trost erfahren dürfen, wenn wir uns wehgetan haben, wenn wir traurig waren. Wie schön! Vielleicht konnte uns aber auch niemand trösten. Diese Lücke, diese Verunsicherung tragen wir dann oft ein ganzes Leben lang mit in Form eines Gefühls der Bodenlosigkeit oder einer inneren Leere.

Trost in schmerzlichen Situationen ist das, was Menschen brauchen. Trost kann jedoch nicht nur durch uns nahe Menschen oder durch externe Personen (Fachpersonen, Seelsorgende, Institutionen) gespendet werden, sondern auch wir können uns selbst trösten. Das scheint mir sehr wichtig zu sein! Dies kann sein, indem wir uns ins Kissen kuscheln, eine warme Decke umlegen, uns selbst über die Arme streichen. Aus Studien weiß man, dass auf diese Weise das „Bindungshormon" Oxytocin freigesetzt wird, ohne dass wir eine andere Person brauchen. Das ist doch eine sehr tröstliche Erkenntnis!

Das soziale Umfeld, die eigene und die Herkunfts-Familie, Freundinnen, Kollegen und Bekannte sind die wahre Quelle an Möglichkeiten, Trost und Unterstützung zu erfahren. Wenn Sie das erleben dürfen, sind Sie ein Glückspilz! Das ist aber auch die Ernte aus Ihrem bisherigen Leben: Freund- und Bekanntschaften halten zu können, ist Arbeit und spricht für die betreffende Person.

Es kann aber auch sein, dass sich einige Freundinnen und Kollegen abwenden von Ihnen, das hat dann wohl eher mit deren Disposition und deren Haltung zu Krankheit und Tod zu tun. Kolleginnen und Freunde sortieren sich in Krisenzeiten, das ist leider eine Tatsache.

> Erhält man Unterstützung durch das familiäre und das nähere soziale Umfeld, ist das ein Glücksfall. Denn eine schwere Erkrankung eines nahen Menschen fordert alle in hohem Masse: die Betroffenen wie auch die begleitenden Außenstehenden.

19.6 Bisherige Erfahrungen mit externen Unterstützungssystemen

Externe Unterstützung in Anspruch zu nehmen, erfordert Mut. Für viele Menschen ist dieser Akt damit verbunden, sich eine Schwäche einzugestehen: Die Erkenntnis, dass ich es alleine nicht mehr schaffe. Und das ist mit viel Scham verbunden.

In früheren Generationen war diese Hürde noch viel höher. Da ging man nachts zu später Stunde, damit einen niemanden sieht, zum Pastor klingeln und erzählte vom unerträglichen Leben zu Hause. Wehe, dies hätte jemand mitbekommen! Doch auch heute können wir uns (noch) nicht rühmen: Der Gang in eine Psychotherapie ist immer noch mit großen Hemmungen und Scham gepflastert. „Was? Ich soll in eine Psychotherapie? Ich bin in einer medizinischen Krise, aber doch um Himmels willen nicht psychisch krank!"

Und diese Aussage ist auch ernst zu nehmen: Selten sind Patientinnen und Patienten, die in unsere psychoonkologische Sprechstunde kommen, psychisch krank. Aber die meisten Menschen in einer Krise brauchen emotionalen Support. Wenn sie es in ihrem Umfeld zu wenig erhalten können, dann sind wir dafür da!

> Zögern Sie nicht, externe Unterstützungsangebote in Anspruch zu nehmen. Sie sind meist niederschwellig, praxisnah und bodenständig!

19.7 „Wer ein Warum zum Leben hat, erträgt fast jedes Wie."

Dieses bekannt gewordene Zitat hat Viktor Frankl sehr wahrscheinlich von Friedrich Nietzsche übernommen und es in leichtere Sprache abgeändert.

> **Jane**
>
> In einem eindrücklichen Gespräch berichtete mir Jane, deren Ehemann ich bis zu seinem Tod betreut hatte, unter vielen Tränen, dass sie – selbst an Krebs erkrankt – im Moment mit der Chemotherapie pausiere. Sie hatte schwere Nebenwirkungen zu ertragen und möge nun nicht mehr. Das Schlimmste für sie sei aber, dass sie seit dem Tod ihres Mannes nicht mehr wisse, wozu sie alles mache. Die ersten Zyklen der Chemotherapie hätte Jane noch wegen ihrer Kinder und Enkelkinder gemacht. Diese würden sie nun aber auch verstehen, dass sie nicht mehr möge, nachdem sie ihnen alles erklärt habe.

Während dieses Gesprächs ist mir das Zitat von Viktor Frankl in den Sinn gekommen: Hat man ein Ziel vor Augen, sieht man einen Sinn in der Zukunft, fällt es einem oft einfacher, Strapazen auf sich zu nehmen. Genau dies ist bei Frankl aus seiner Biografie eindrücklich erfahrbar: Er sagte einmal dazu, dass er selbst überzeugt war, dass zu seinem Überleben in mehreren Konzentrationslagern ein verlorenes Manuskript für ein geplantes Buch beigetragen habe, das er nach seinem allfälligen Überleben rekonstruieren wollte.

Ein Ziel, ein Wozu im eigenen Leben zu sehen, hilft sicher über vieles hinweg und lässt einen sehr viel ertragen. Fällt dies aus irgendwelchen Gründen weg, kann Sinn oft nicht gefunden werden.

19 Faktoren für ein positives Unterstützungssystem

> **Jane Fortsetzung**
>
> Jane berichtet mir auch von ihrer Leere, ihrer Einsamkeit, trotz vielen Freundinnen und Bekannten, ihren schweren Stunden im Schmerz angesichts des Todes ihres Mannes.
>
> Dann gibt es eine Wende in ihrem Erzählen: Trotzdem müsse sie sagen, dass sie ein sehr gutes Leben gehabt habe: Mit ihren Kindern, die selbst vieles erreicht haben, dass sie viel mehr Positives in ihrem Leben habe erfahren dürfen, als sie je gedacht habe – so könne auch einmal ein Ende sein.

Wenn irgendeinmal auch ein Ende im Leben sein darf, braucht es nicht mehr unbedingt ein „Wozu?". Dann kann man es sein lassen, so wie es eben nun mal ist. Bei Jane sehen wir, dass wir auch **lebenssatt** sein können.

> **Jane Fortsetzung**
>
> Jane hat ein Gespräch mit ihrer Onkologin in Aussicht. Sie hofft, dass diese ihren Entscheid, auf weitere Chemotherapien zu verzichten, verstehen wird.

Für Medizinerinnen und Mediziner hat das Heilen hohe Priorität. Ist dies nicht mehr möglich, kommen oft lebensverlängernde Maßnahmen zum Tragen, oft auch auf expliziten Wunsch von Patientinnen und Patienten.

Doch: Wer entscheidet, ob lebensverlängernd auch gleichgesetzt werden kann mit lebenswert? Wer entscheidet generell, was lebenswert ist?

Kann es vorkommen, dass Menschen kein „Wozu?" in ihrem Leben mehr sehen? Wie wir gesehen haben, geht Viktor Frankl selbst von einem angeborenen Willen zum Sinn aus. Er ist der Überzeugung, dass jede Situation einen Sinn in sich trägt. Vor diesem Hintergrund kann es wohl nicht sein, dass Menschen den Sinn in ihrem Leben nicht mehr sehen oder nicht mehr finden können.

Ich denke, dass dies vorkommen kann, dass man aufgrund verschiedenster Lebenssituationen einfach keinen Sinn mehr im Leben sehen kann. Obwohl ich für diese Haltung schon öffentlich kritisiert worden bin, erlebe ich es immer wieder bei Patientinnen und Patienten. Ich denke, es DARF sein! Wir können und dürfen niemandem Sinn quasi überstülpen, wenn die Person kein „Wozu?" im Leben mehr findet. Dann ist auch dies anzunehmen.

> **Eine mögliche Haltung der existenziellen Psychoonkologie**
>
> Leidvolle Erfahrungen und Krisen-Zeiten gehören zum menschlichen Leben. Sich mit ihnen auseinanderzusetzen, sich ihnen zu stellen ebenso.
>
> Man kann ihnen zwar aus dem Weg gehen, sich möglichst nicht von ihnen tangieren lassen, sie vermeiden oder verdrängen.
>
> Eine existenzielle Haltung plädiert dafür, ihnen radikal zu begegnen, quasi von Angesicht zu Angesicht. Und: Wir sind nicht alleine. Es bestehen Unterstützungssysteme, die es zu nutzen gilt. Getrauen Sie sich!

> **Innehalten: Krisen-Zeiten**
>
> *Wenn das Leben pflügt* – so der treffende Titel einer sehr lesenswerten und feinen Publikation von Alfried Längle und Dorothee Bürgi.
>
> Normalerweise wird ein Acker gepflügt – mit einem harten Gerät, dem Pflug –, wo keine Scholle auf der anderen bleibt. So kann es sich auch in einer großen Krise anfühlen. Etwas Messerscharfes sticht in unsere Seele, nimmt uns den Boden unter den Füssen, lässt uns in unend-

19 Faktoren für ein positives Unterstützungssystem

liche Tiefen fallen – immer und immer tiefer. Das Fallloch scheint kein Ende zu haben. Es herrscht tiefe Dunkelheit.

So waren auch die Träume einer Klientin: endlose Ebenen, von der Sonne gesengt, dürr, ohne Sicht auf etwas Lebendiges.

Wer sich in einer tief greifenden existenziellen Krise befindet, für die oder den klingen jeder wohl gemeinte Zuspruch und Rat wie Hohn und Spott. Es scheint in dieser Situation auch keine Aussicht auf Besserung zu bestehen.

Menschen in solchen Krisen, angesichts einer schweren Krebserkrankung oder auch angesichts ihres bevorstehenden Todes, begegne ich vielen. Was tun?

Menschen in schweren Krisen sollten nicht alleine gelassen werden. Wenn Sie als Bezugsperson merken, dass mit Ihrer Freundin oder Ihrem Kollegen, Ihrem nahen Menschen etwas nicht ‹stimmt›, bieten Sie Unterstützung an. Wenn es Ihnen gelingt, versuchen Sie die betroffene Person dazu zu bewegen, sich professionelle Unterstützung zu holen.

Doch auch wir, die sogenannten „Professionellen", sind oft ratlos. Es geht dann zuerst darum, diagnostisch zu klären, ob die Krise einen Krankheitswert hat, also psychiatrisch/psychotherapeutisch behandelt werden muss. Oder ob es ein ‹normaler› Tiefgang aufgrund einer schrecklichen Erfahrung ist, der zwar unermesslich schmerzt, aber zum menschlichen Leben gehört und auch gemeistert werden kann. Menschen haben sich in der Regel sehr große Ressourcen und Bewältigungsstrategien angelegt. Ist Letzteres der Fall, heißt es:

- da zu sein;
- nicht zu werten und zu urteilen;
- zu schützen;
- einen sicheren Raum anzubieten;
- nicht davon zu laufen angesichts des großen Leidens;
- stabil zu bleiben.

20

Brauche ich externe Hilfe?

Was Sie in diesem Kapitel erwartet

„Ich hätte nie gedacht, dass ich einmal zu einer Psychologin gehen muss!" Das höre ich nicht selten. Ich kann das sehr gut nachvollziehen, haftet dem Beruf der Psychologin, des Psychologen leider immer noch etwas Unsicheres, Unberechenbares an. „Was macht sie oder er mit mir?" „Be- oder verurteilt sie mich?" „Schaut er gar in mich hinein?"

Nichts dergleichen wird passieren! Sie werden ankommen und so angenommen, wie Sie sind, in Ihrer speziellen Situation, in der Sie sich gerade befinden, in Ihrem Leben. Es darf auch einmal nur um Sie gehen, ohne Bewertungen und Verurteilungen. Sie dürfen da sein, in Ihrem ganzen Leiden. Einfach so. Es ist aber jemand da, die oder der Ihr Erzählen strukturiert, Ihnen Halt gibt, Ihnen Fragen stellt und mit Ihnen die weiteren Schritte vorbereitet.

In diesem Kapitel schauen wir uns das genauer an.

Hilfe in herausfordernden Situationen in Anspruch zu nehmen, ist nicht so einfach. Es braucht oft einigen Mut, um selbst anzuerkennen und auszusprechen, dass man auf Unterstützung angewiesen ist, sei es ‹nur› von einer Nachbarin oder einem Kollegen.

Noch schwieriger ist es für viele Menschen, professionelle Hilfe von externen Diensten in Anspruch zu nehmen – sei es für Hausarbeiten, sei es für die medizinische Betreuung von Angehörigen und anderem mehr.

Zudem: Sich psychologische Unterstützung zu holen, ist auch noch im 21. Jahrhundert mit vielen Vorbehalten und Vorurteilen verbunden. Und dies trotz dem Trend des „sick style", nach dem sich junge Menschen mit ihren psychischen Krankheiten und Krisen in den sozialen Netzwerken inszenieren (nzz.ch; gesehen am 07.02.2020). Oft höre ich: „Nein, DAS brauche ICH nicht – ich ‹spinne› doch nicht!" Oder: „Sehen Sie, so weit ist es mit mir gekommen, dass ich zu einer Psychologin gehen muss. Das hätte ich nie gedacht, dass mir das passiert in meinem Leben!"

Auch Freundinnen und Kollegen oder nahestehende Personen sind oft nicht unterstützend: „Du brauchst doch keine Psychologin, dir geht es doch gut!" „Kann die dir überhaupt helfen?" „Und was macht ihr denn da? Du hast ja mich!" So getrauen sich einige meiner Klientinnen und Klienten den Angehörigen nicht zu sagen, dass sie in die psychoonkologische Sprechstunde gehen.

20.1 Missverständnisse, die es aufzuklären gilt

Wer psychoonkologische Beratung und/oder Therapie in Anspruch nimmt, hat in den meisten Fällen keine psychische oder psychiatrische Erkrankung. Bei Betroffenen ist es oft der Schock über die Diagnose, den es zu bearbeiten gilt, dann aber auch der lange Weg der Therapien, der erst einmal verdaut werden will. Oft kommt dazu, dass das Leben womöglich durch die Krankheit limitiert ist und daraus Ängste und Unsicherheiten erfolgen.

Für die Angehörigen sind es oft Themen der Überforderung und Überbelastung, die es gemeinsam anzugehen gilt. Oft stehen auch Aspekte im Zentrum über das, was durch die Krankheit des angehörigen Menschen verlustig gegangen ist. Und, ist die Krankheit nicht heilbar, geht es um die virulenten Fragen, wie alles in der Zukunft noch kommen mag.

Sich psychologische Unterstützung zu holen zeugt weder von Schwäche noch von Scheitern, sondern von Mut und Offenheit für Veränderungen – aber auch vom Wunsch, dass es im eigenen Leben wieder bessere Zeiten geben darf.

Dass der Gang zur Psychologin oder zum Psychotherapeuten immer noch nicht als so natürlich gesehen wird wie beispielsweise eine Konsultation bei der Ärztin der beim Arzt, ist wohl Ausdruck davon, dass körperliche Erkrankungen in unserer Gesellschaft als ‹zulässig› erachtet werden. Aber wehe, wenn die Seele leidet: Dann stoßen wir nach wie vor auf viel Unverständnis und Tabuisierung. Da nützt auch die jugendliche Zur-Schau-Stellung von psychischen Krankheiten in den sozialen Medien wenig, wenn sie einzig auf Selbstinszenierung und Heldentum hinausläuft.

20.2 Unterstützung durch Nachbarinnen und Kollegen

Sprechen Sie jeweils konkret aus, wofür Sie Hilfe brauchen. Je genauer die unterstützenden Personen wissen, was Sie von ihnen brauchen, desto einfacher ist es für sie.

Auch die unterstützenden Personen befinden sich oft in einer schwierigen Situation, in der sie oft auch selbst unsicher sind.

Formulieren Sie Ihre Erwartungen und Wünsche klar. Denn normalerweise können die Unterstützenden weder Wünsche von Ihren Augen noch von Ihren Lippen ablesen geschweige hellsehen.

20.3 Wenn man psychologische Unterstützung braucht

Für viele Menschen ist es nach wie vor eine große Hemmschwelle oder ein Makel, vielleicht auch eine persönliche Niederlage, sich Unterstützung bei einer Psychologin oder einem Psychologen zu holen. Am liebsten würde man einen großen Bogen um die Leute dieser Berufsgruppe machen.

Wie wir gesehen haben, war in früheren Zeiten die „Versorgung" der Psyche oft den Pastoren anvertraut – oft im Versteckten.

Heutzutage scheint man vordergründig gegenüber dem psychologischen Metier gegenüber offener zu sein. Doch auch im Hospiz erlebe ich es ab und an immer noch, dass mich jemand freundlich zu sich ins Zimmer einlädt und wir ein Gespräch beginnen. Nach einer Weile fragt mich die Patientin oder der Patient (sofern ich es nicht gleich bei meiner Vorstellung getan habe), in welcher Funktion ich da sei. Wenn ich sage, dass ich Psychologin sei, höre ich in einigen Fällen: „Ja, dann kannst du wieder gehen – das brauche ich nicht; ich bin nicht psychisch krank!" Da haben es unsere Physiotherapeuten und die Fachfrau für Lymphdrainage oft einfacher … Das verstehe ich allerdings sehr gut, denn eine Erleichterung der körperlichen Beschwerden ist genauso wichtig wie das psychische Befinden.

Auch Angehörige haben oft eine Hemmschwelle, psychologische Unterstützung anzunehmen. Sie leben vielfach nach persönlichen (rigiden) Normvorstellungen, alles alleine schaffen zu müssen. Sich Hilfe und Unterstützung zu holen, sei sie auch ganz konkret und ohne psychologischen Firlefanz, liegt oft außerhalb ihrer Vorstellungskraft. Diese Haltung kann aber leider in eine verheerende Selbstüberforderung, ja ins Burnout respektive in eine Depression (die Grenzen zwischen diesen beiden Krankheitsbildern sind fließend) führen.

Gehen wir nun einmal davon aus, dass Sie einer psychologischen Unterstützung in Ihrer schwierigen Situation als Angehörige eines erkrankten Menschen positiv gegenüber eingestellt sind: Was erwartet Sie da?

Ich kann in diesem Fall ehrlicherweise nur für mich sprechen. Natürlich kenne ich das Menschenbild und die Haltung meiner Teamkolleginnen und -kollegen; doch ist es von Therapeutin zu Therapeut verschieden.

> **Psychologische Unterstützung**
>
> Sie werden eine Atmosphäre antreffen, in der man Sie als Angehörige vorbehaltslos in Ihren Aufgaben und Ihrem Leiden, in Ihrer allfälligen physischen und psychischen Überforderung annimmt.
> Sie werden Schutz, Raum und Halt erfahren dürfen.
> Sie dürfen und können alles erzählen, was Sie bewegt – bis ins kleinste Detail. Sie dürfen alles auch mehrmals erzählen – niemand wird Ihnen sagen, dass Sie das schon einmal erzählt haben.
> Sie dürfen erfahren, dass die Ihnen gegenübersitzende Person ob Ihrer Erzählungen und Ihrer Berichte nicht erschrickt und Ihnen allenfalls noch sagt, dass diese Themen keinen Platz haben. Die Sie unterstützende Psychologin oder der Psychologe wird nicht

> zusammenbrechen, sie oder er wird Ihre Erzählungen, Ihre Situation, Ihre Gedanken und Ihre Gefühle mit-aushalten können.

In der Psychoonkologie werden wir auf vielfältigste Weise mit Leiden konfrontiert. Dieses Leiden gilt es auszuhalten, mitzutragen und anzunehmen. Denn Leiden gehört zum Leben. Leiden ist im Leben immer zugegen.

Elisa

Die Frage nach dem Sinn ihrer Krankheit wollte eine gut 50-jährige Patientin mit einem Seelsorger klären, vielleicht gebe ihr die Religion eine Antwort. Denn ich konnte Elisa offenbar dabei nicht helfen. Auf ihre Fragen, warum es Krankheit, Unglück und Not auf dieser Welt gibt – und noch so ungerecht verteilt –, konnte ich und kann ich ihr keine Antwort geben. Vielleicht deshalb, weil es bei dieser Frage um die ‹letzte› Sinnfrage geht, für die ich mich nicht verantwortlich zeigen kann, und auf die es wohl auch keine Antwort gibt, außer man sei sehr eng mit einer Religion verbunden.

Ob Elisa in der Religion ihre für sie stimmigen Antworten gefunden hat, weiß ich nicht.

Eine mögliche Haltung der existenziellen Psychoonkologie

Eine existenzielle Haltung definiert sich unter anderem durch ihren Gegenwartsbezug, durch das Angehen der sich stellenden Themen im Hier und Jetzt.

Fühlen Sie sich schlecht, wenig unterstützt, gilt es, dies ernst zu nehmen. Das heißt, scheuen Sie sich nicht, externe Hilfe in Anspruch zu nehmen. Hilfe annehmen zu lernen, ist eine Entwicklungsaufgabe in unserem Leben.

Innehalten: „Muss ich mir helfen lassen?"

Wie wir gesehen haben, ist der der Gang zur Psychotherapeutin, zum Psychologen oder zu einer Psychiaterin auch im 21. Jahrhundert (leider) immer noch keine Selbstverständlichkeit. Lieber macht man einen Bogen um diese Berufsgruppe.

Sich bei einer Psychotherapeutin oder einem Psychologen Hilfe zu holen, beinhaltet wohl andere Faktoren, als sich generell Hilfe angedeihen zu lassen, zum Beispiel von einer Ärztin oder einem Arzt. Dem Gang in die Psychotherapie haftet wohl etwas anderes an: Scham darüber, was andere über einen denken könnten, Scham darüber, nicht alles alleine meistern zu können, schwach zu sein, Angst, von der Fachperson mit einem Röntgenblick ‹durchleuchtet› zu werden.

Die Annahme von genereller Unterstützung fällt aus meiner Erfahrung vielen Menschen schwer, weil

- sie ein gewisses Maß an Kontrolle abgeben müssen;
- sie merken, dass gewisse Dinge durch Alter und/oder Krankheit nicht mehr gehen;
- sie – das ganze Leben auf Leistung getrimmt – merken, dass sie schwächer und langsamer werden;
- sie Angst davor haben, nutzlos zu sein;
- sie Sorge haben, anderen zur Last zu fallen.

21

Zum Schluss: Der Alltag einer Psychoonkologin

Wie kommt man eigentlich zum Beruf als Psychoonkologin?
Das ist natürlich sehr individuell. Der geradlinige Weg führt über ein abgeschlossenes Psychologiestudium mit anschließender umfassender Ausbildung in Psychotherapie und einer nachfolgenden Weiterbildung in Psychoonkologie.

Ich selbst habe zuerst Erziehungswissenschaften studiert und hatte danach einige Anstellungen im pädagogischen Bereich inne. Mein Weg war überhaupt nicht geradlinig. Doch ich wusste immer, dass ich Psychotherapeutin werden möchte, da mich existenzielle Fragestellungen betreffend des menschlichen Daseins schon seit meinem 16. Lebensjahr extrem interessierten. Der psychoonkologische Bereich war dann eine Folge daraus. Ich finde es wunderbar, dass ich dieser seit rund 40 Jahren mich leitenden inneren Stimme nun folgen darf.

Gibt es biografische Prägungen?
Eine Prägung oder ein förderliches familiäres Milieu eigens für die Psychoonkologie würde ich nicht sagen – jedoch für die existenziellen Bedingungen des Menschseins, ja.

Meine Eltern hatten beide schwere persönliche Schicksale zu tragen, die unser Familienleben beeinflusst haben. Das Selbstverständliche des Leben-Könnens und -Dürfens war bei uns schon immer infrage gestellt. Bereits als Kind wurde ich mit der menschlichen Zerbrechlichkeit konfrontiert. Mit dem Akzeptieren der Realität, so wie sie eben ist, bin ich aufgewachsen.

Wir hatten auch ein sehr offenes Haus. Alle Menschen, die wollten, wurden empfangen und auch zu Tisch eingeladen, vor allem von meiner Mutter. Jeder Mensch, egal welcher Herkunft, war bei meinen Eltern willkommen.

Bereits als Kind wurde ich auch mitgenommen zu Besuchen ins Alten- und Pflegeheim, ins Krankenhaus und auch in die Psychiatrische Klinik. Ich denke, dies alles ist der Hintergrund für mein Berufsmotto: „Man muss Menschen mögen!"

Wie kann man als Therapeutin ein ‹normales› Leben führen angesichts von so viel Leid?
Wenn ich unbekannten oder bekannten Menschen von meinem Beruf erzähle, den ich um alles in der Welt gerne ausübe, höre ich vielfach: „Ach, da musst du aber viel aushalten. Wie kannst du das nur? Du bist ja täglich mit so viel Trauer und Elend konfrontiert!" Das stimmt! Ich befasse mich täglich mit viel Leid und dem Leiden von Menschen. Dabei hilft mir meine Lebens-Haltung, dass Leiden zum Leben unmittelbar dazugehört. Das gibt mir auch die Kraft, andere Menschen zu unterstützen, sie in ihrem Leid anzunehmen und mit ihnen den schweren Weg zu gehen, so weit mir das möglich ist. Zudem werde ich oft – vor allem im Hospiz – mit der Endlichkeit

unseres Lebens konfrontiert. Doch: Leben IST endlich. Ob wir wollen oder nicht.

Was sind besonders schwierige Situationen?
Auch für mich gibt es schwierige und schwere Momente: Momente, in denen ich es fast nicht ertragen kann, wie Menschen – noch in vollem Bewusstsein – es aushalten müssen, dass medizinisch in heilendem Sinne nichts mehr getan werden kann für sie. In vollem Bewusstsein dem eigenen bevorstehenden Ende entgegenzusehen, ohne Angabe darüber, ob es noch Tage, Wochen oder Monate dauert. Da frage ich mich oft: Wie hält man das nur aus? Wie gestaltet man das wenige Leben in der Vorschau auf den nahenden Tod? Mache ich noch Dinge, sofern es körperlich drin liegt, die ich schon immer tun wollte? Wie fülle ich die Zeit noch aus? Oder warte ich einfach ab?

Matthias

Matthias, ein von mir im Hospiz betreuter Patient, Anfang fünfzig, kommt verunsichert und enttäuscht von der Besprechung der Bildgebung mit dem Chefarzt der ihn bislang behandelnden Klinik zurück ins Hospiz. Er hatte gehofft, dass man ihm weitere Therapie-Optionen anbieten könnte. Der Arzt habe Matthias aber klar gesagt, dass man aufgrund des raschen Fortschreitens seiner Krankheit nichts mehr machen könne. Dies war noch der letzte Hammerschlag in der Krankheitsgeschichte des Patienten.

In unseren nachfolgenden Gesprächen geht es vor allem um die erneute Verarbeitung der sehr traurigen Nachricht. Fragen und Ängste tauchen auf, wie sein Ende aussehen würde, was man Matthias im Hospiz noch anbieten kann. Fragen, wie er die Zeit noch ausfüllt, denn seine Kräfte sind am Schwinden.

Matthias entscheidet sich, die Kunsttherapie im Hause in Anspruch zu nehmen, wo er eine wundervolle, eindrückliche Lebensgeschichte malt in biografischem Rückblick.

Die Gespräche haben aber auch seine Herkunftsfamilie zum Inhalt, denn Matthias möchte sich möglichst gut verabschieden.

Diesem Patienten gegenüber empfinde ich eine tiefe Hochachtung, wie er – angesichts des nahenden Todes – sein verbleibendes Leben gestalten will.

Alternative Heilmethoden?
Stellen wir uns vor, eine Patientin oder ein Patient möchte von Ihnen Ihre Meinung hören zu einer alternativen (etwas anderes als die klassisch-medizinische) oder einer komplementären (zusätzlichen) Behandlung.

Hier muss ich mich klar an meine Rolle und Funktion als Psychoonkologin halten. Ich bin keine Medizinerin und habe auch keinerlei Befugnisse, medizinische Auskünfte zu erteilen. Wenn jemand jedoch nach meiner ganz persönlichen Meinung fragt, dann verlasse ich mich auf die Erkenntnisse der onkologischen ärztlichen Kolleginnen und Kollegen, dass gut begründete und für den konkreten Fall ausgewählte komplementäre – also zusätzlich zur klassisch-medizinischen Behandlung – Methoden unterstützend sein können. Von alternativen Heilmethoden rate ich ab. Und: Auch die Komplementärmedizin sollte sich nach dem Ziel der Verbesserung der Lebensqualität und des Wohlergehens der Patientinnen und Patienten richten.

Wie steht es um eigene Ängste? Gibt es Ängste vor bestimmten Themen, zum Beispiel dem Tod?
Stehen wir denn nicht alle vor unserem Ende? Leben ist ja immer Leben zum Tode hin. Wir nehmen es einfach nicht jeden Augenblick wahr – und das ist auch gut so. Unsere Psyche schützt uns davor. Jeden Moment bewusst im Angesicht des Todes zu leben, würde Leben verunmöglichen. Dass wir uns aber immer mal wieder darauf besinnen, dass wir eben sterblich sind, kann uns jedoch nur guttun!

21 Zum Schluss: Der Alltag einer Psychoonkologin

Sich der Tatsache unserer Endlichkeit bewusst zu sein, macht mir keine Angst, sondern gibt mir eine gewisse Gelassenheit dem Leben gegenüber. Leben so gut es geht im Moment, den Blick weniger starr in die Zukunft gerichtet im Wissen darum, dass wir diese ohnehin nicht kontrollieren respektive voraussagen können; Leben im Bewusstsein, dass in einer Sekunde alles anders sein kann. Ich lerne jeden Tag mehr, eine Demut dem Leben gegenüber zu entwickeln – und ich bin immer noch im Lernprozess.

In vielen Selbsterfahrungsstunden lernen wir als Psychotherapeutinnen und Psychotherapeuten, mit unseren Ängsten einen besseren Umgang zu finden, aber immer mal wieder – je nach Situation – überkommen sie einen halt wieder.

Doch wovor ängstige ich mich? Ich denke viel darüber nach, ob das Unterstützen von Patientinnen und Patienten bis kurz vor ihr Lebensende oder im Hospiz bis unmittelbar davor, mir die Angst vor Krankheit, Leiden und Sterben nimmt oder sie dadurch eher stärker wird, im Angesicht dessen, was ich mitbekomme. Meine Erfahrung ist: Die Erlebnisse und Gegebenheiten im Hospiz trösten mich in meinen Ängsten: Hier gelingt es meist – durch den palliativen Ansatz –, dass die kranken Menschen gut schmerzeingestellt sind, keine Angst vor dem Ersticken haben müssen und in aller Regel ruhig sterben können.

Die Angst, an einer unheilbaren Krankheit zu erkranken, die ist auch bei mir da. Wie ich es dann schaffen werde, wenn es so weit ist, kann ich nicht vorhersagen. Früher, noch in der vollen Kraft des Lebens stehend, dachte ich, man müsse sich nur genügend mit Krankheit, Sterben, der eigenen Vergänglichkeit auseinandersetzen, dann sei man bestens vorbereitet und handle souverän. Immer mehr merke ich jedoch, dass dem nicht so ist. Was dann, wenn man unmittelbar selbst betroffen ist, passieren kann, wie man dann selbst reagieren wird, kann man nicht sagen. Ich meinte, das wäre auch überheblich.

Wie ist es mit der Angst vor dem gleichen Leiden wie das der Patientinnen und Patienten?
Große Ängste und Schwere erlebe ich auch immer wieder bei Menschen mit aggressiven Hirntumoren und deren Angehörigen. Auch auf mich überträgt sich diese Schwere. Denn es ist grausam, mitzuerleben, wie einem ein geliebter Mensch zusehends entschwindet und geistig umnachtet. Doch auch hier kann man mit einer guten palliativen Versorgung viel Leiden abwenden.

Kann man angesichts dieser schweren Themen überhaupt noch glücklich sein?
Ja, das ist eine oft gestellte Frage. Doch: Stellen Sie sich vor, Sie würden nur Schönes und Freudvolles erleben? Bald würde das zum Maß und Mittelmaß reduziert werden. Ich bin überzeugt, Glück kann man nur empfinden, wenn man auch die Untiefen des Lebens erkundet hat. Auch wenn das nicht immer angenehm ist.

Wie geht eine Psychoonkologin mit Niederlagen um, die ja in einem Hospiz unweigerlich dazugehören?
Das ist wirklich eine Herausforderung. In einer Gesellschaft der Machbarkeit, dem Gefühl der menschlichen Omnipotenz, der Effektivität könnte man schon einem solchen Denkansatz verfallen. Fulbert Steffensky hat dazu in seiner bedenkenswerten Publikation *Mut zur Endlichkeit. Sterben in einer Gesellschaft der Sieger* eindrückliche Gedanken geäußert: Wir würden in einer Gesellschaft leben, in der berufliche und private Niederlagen nicht vor-

gesehen sind, meint er. Da jedoch in dem Hospiz, wo ich arbeite, der Tod zum Leben gehört und das ganze Haus danach lebt und arbeitet, sehe ich in meiner Arbeit keine Niederlage, wenn ein Mensch nicht mehr gesund werden kann und stirbt.

Steffensky macht noch einen anderen, mir wichtig erscheinenden Gedankengang: Er meint, dass gerade Menschen, die behindert sind, chronisch erkrankt sind, sterbende Menschen, uns vor Augen führen, dass der Mensch einfach da sein darf, nicht definiert durch Leistung, Erfolg und Effektivität. Von dieser Tatsache können wir lernen.

Wie geht der eigene Verarbeitungsprozess? Wo holt sich eine Psychoonkologin Unterstützung?
Für den eigenen Verarbeitungsprozess ist sicher die persönliche Lebens-Haltung von Bedeutung. Für mich ist das Leben zerbrechlich, unsicher und mit Risiken behaftet, oft absurd und auch ungerecht und meist nicht versteh- noch absehbar. Vor diesem Hintergrund kann ich die unglaublichen menschlichen Schicksale besser ertragen.

An meinen Arbeitsstellen haben wir Fallbesprechungen und interdisziplinären Austausch. Aber auch der kurze Austausch zwischendurch, im Hospiz vor allem mit meiner Vorgesetzten, der Leitenden Ärztin, ist von großer Wichtigkeit und entlastend.

Wenn mir Schicksale aus mir unklaren Gründen (zu) nahe gehen, suche ich mir selbst eine Fachperson zur Unterstützung. Denn auch wir Therapeutinnen und Therapeuten sind auch einfach nur Menschen.

Wie arbeiten Sie, wenn es Ihnen selbst nicht gut geht?
Das ist tatsächlich eine schwierige Sache. Wenn es mir psychisch nicht gut geht und von den Klientinnen und Klienten Themen angesprochen werden, mit denen ich

selbst einen einigermaßen guten Umgang habe, ist es für mich gut machbar. Sind es jedoch Themen, mit denen ich – als Alltagsmensch – auch gerade beschäftigt bin, wird es schon schwieriger. Kommen solche Themen auf den Tisch, dann muss ich mir selbst Unterstützung holen, ansonsten ich das in meiner Berufstätigkeit nicht mehr kompetent angehen kann.

Zum Schluss ein Zitat, das mir in meiner Haltung sehr entspricht:

„Es ist, wie es ist,
   as long as it lasts."
   (nach Kathryn Schneider-Gurewitsch)

> **Innehalten: Den Gedanken freien Lauf lassen**
>
> Zwei Aussichten sind es, in denen ich meinen Gedanken freien Lauf lassen kann.
>
> Die eine ist hoch oben über der Stadt, in der ich lebe, wo ich ab und an mit dem Bus hinfahre und mir von einem stillen Platz aus die ganze Stadt von oben anschaue:
> die Stadt mit den vielen Hochhäusern, den vielen Industrieplätzen, aber auch einfach das Meer von Häusern und der See. Von oben hat man eine andere Perspektive. Ich erinnere mich noch gut, wie uns der Englischlehrer im Gymnasium die Topografie der Städte mit dem sozialen Status der Bewohnerinnen und Bewohner vergleichen ließ: Wie in der Literatur oft beschrieben, sei es auch in den realen Städten. Inmitten der Stadt, an den höhenmäßig niedersten Punkten, würden die ärmeren sozialen Schichten wohnen, je höher man steige, werde die Aussicht freier und besser – gleichziehend mit dem sozialen Status der Bewohnerinnen und Bewohner. Daran denke ich immer wieder, wenn ich die Aussicht über die Stadt genieße an diesem Ort. Da kann ich meinen Gedanken freien Lauf lassen:

21 Zum Schluss: Der Alltag einer Psychoonkologin

- Was geschieht wohl gerade jetzt in diesen anonymen Wohnungen, Häusern?
- Sind die darin wohnenden Menschen gut zueinander, streiten sie sich?
- Wie viel Krankheit und Mühsal versteckt sich wohl hinter den Fassaden?
- Was geht wohl gerade jetzt in dieser Stadt ab?

Die andere Situation hat sich Ende des Jahres 2018 zugetragen, in einer der für mich so mystisch beginnenden Raunächte.

Ich bin im Bus über Land gefahren, in der Gegend, wo meine verstorbenen Eltern aufgewachsen sind. Eine unglaublich liebliche, schöne Gegend, nahe der deutschen Grenze. Diese Strecke bin ich unzählige Male mit meinen Eltern im Auto gefahren. Danach – nach dem Tod meines Vaters – mit dem öffentlichen Verkehr mit meiner Mutter. Viele Erinnerungen tauchen auf, Gedanken und Gefühle mischen sich, Gedanken an meine Kindheit und Jugend, an meine Eltern, an das, was unwiderruflich vorbei ist, ich aber in mir trage und immer dafür dankbar sein werde.

Literatur

Steffensky, F. (2007). *Mut zur Endlichkeit. Sterben in einer Gesellschaft der Sieger.* RADIUS.

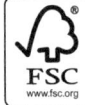

MIX
Papier aus verantwortungsvollen Quellen
Paper from responsible sources
FSC® C105338

If you have any concerns about our products,
you can contact us on
ProductSafety@springernature.com

In case Publisher is established outside the EU,
the EU authorized representative is:
**Springer Nature Customer Service Center GmbH
Europaplatz 3, 69115 Heidelberg, Germany**

Printed by Libri Plureos GmbH
in Hamburg, Germany